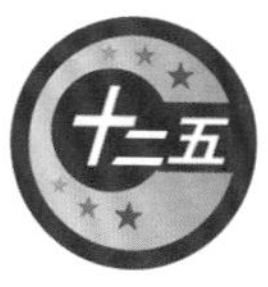

全国中医药行业高等教育“十二五”规划教材
全国高等中医药院校规划教材（第九版）

医学免疫学

（供中西医临床医学、中医学、针灸推拿学、骨伤、康复等专业用）

主　编　冷　静（广西中医药大学）
　　　　高永翔（成都中医药大学）
副主编　郝　钰（北京中医药大学）
　　　　刘文泰（河北中医学院）
　　　　司传平（济宁医学院）
　　　　朱诗国（上海中医药大学）
　　　　万红娇（江西中医药大学）

中国中医药出版社
·北　京·

图书在版编目（CIP）数据

医学免疫学/冷静，高永翔主编.—北京：中国中医药出版社，2016.1
全国中医药行业高等教育“十二五”规划教材
ISBN 978-7-5132-3015-5

Ⅰ.①医… Ⅱ.①冷…②高… Ⅲ.①免疫学-中医药院校-教材 Ⅳ.①R392

中国版本图书馆CIP数据核字（2015）第312901号

中国中医药出版社出版
北京市朝阳区北三环东路28号易亨大厦16层
邮政编码 100013
传真 010 64405750
廊坊成基包装装潢有限公司印刷
各地新华书店经销
*
开本 787×1092 1/16 印张 17.75 字数 396千字
2016年1月第1版 2016年1月第1次印刷
书 号 ISBN 978-7-5132-3015-5
*
定价 59.00元
网址 www.cptcm.com

社长热线 010 64405720
购书热线 010 64065415 010 64065413
微信服务号 zgzyycbs
书店网址 csln.net/qksd/
官方微博 http://e.weibo.com/cptcm
淘宝天猫网址 http://zgzyycbs.tmall.com

全国中医药行业高等教育“十二五”规划教材
全国高等中医药院校规划教材（第九版）
专家指导委员会

全国中医药行业高等教育“十二五”规划教材
全国高等中医药院校规划教材（第九版）

《医学免疫学》

主　编　冷　静（广西中医药大学）
　　　　高永翔（成都中医药大学）
副主编　郝　钰（北京中医药大学）
　　　　刘文泰（河北中医学院）
　　　　司传平（济宁医学院）
　　　　朱诗国（上海中医药大学）
　　　　万红娇（江西中医药大学）
编　委（以姓氏笔画为序）
　　　　王启辉（广西医科大学）
　　　　边育红（天津中医药大学）
　　　　朱　兵（中国中医科学院）
　　　　刘永琦（甘肃中医药大学）
　　　　刘维庆（南阳张仲景国医学院）
　　　　许冬青（南京中医药大学）
　　　　运晨霞（广西中医药大学）
　　　　杨胜辉（湖南中医药大学）
　　　　杨燕萍（上海中医药大学附属龙华医院）
　　　　张天娥（成都中医药大学）
　　　　张晓燕（复旦大学）
　　　　周　宏（长春中医药大学）
　　　　官　妍（安徽中医药大学）
　　　　施京红（陕西中医药大学）
　　　　徐建青（复旦大学）
　　　　徐晓军（北京大学）
　　　　梅　雪（河南中医学院）
　　　　董　燕（广州中医药大学）
　　　　韩妮萍（云南中医学院）
　　　　程东庆（浙江中医药大学）
　　　　雷　萍（辽宁中医药大学）
　　　　蔡文辉（黑龙江中医药大学）

前　言

“全国中医药行业高等教育‘十二五’规划教材”（以下简称：“十二五”行规教材）是为贯彻落实《国家中长期教育改革和发展规划纲要（2010—2020）》《教育部关于“十二五”普通高等教育本科教材建设的若干意见》和《中医药事业发展“十二五”规划》的精神，依据行业人才培养和需求，以及全国各高等中医药院校教育教学改革新发展，在国家中医药管理局人事教育司的主持下，由国家中医药管理局教材办公室、全国中医药高等教育学会教材建设研究会，采用“政府指导，学会主办，院校联办，出版社协办”的运作机制，在总结历版中医药行业教材的成功经验，特别是新世纪全国高等中医药院校规划教材成功经验的基础上，统一规划、统一设计、全国公开招标、专家委员会严格遴选主编、各院校专家积极参与编写的行业规划教材。鉴于由中医药行业主管部门主持编写的“全国高等中医药院校教材”（六版以前称“统编教材”），进入2000年后，已陆续出版第七版、第八版行规教材，故本套“十二五”行规教材为第九版。

本套教材坚持以育人为本，重视发挥教材在人才培养中的基础性作用，充分展现我国中医药教育、医疗、保健、科研、产业、文化等方面取得的新成就，力争成为符合教育规律和中医药人才成长规律，并具有科学性、先进性、适用性的优秀教材。

本套教材具有以下主要特色：

1. 坚持采用“政府指导，学会主办，院校联办，出版社协办”的运作机制

2001年，在规划全国中医药行业高等教育“十五”规划教材时，国家中医药管理局制定了“政府指导，学会主办，院校联办，出版社协办”的运作机制。经过两版教材的实践，证明该运作机制科学、合理、高效，符合新时期教育部关于高等教育教材建设的精神，是适应新形势下高水平中医药人才培养的教材建设机制，能够有效解决中医药事业人才培养日益紧迫的需求。因此，本套教材坚持采用这个运作机制。

2. 整体规划，优化结构，强化特色

“‘十二五’行规教材”，对高等中医药院校3个层次（研究生、七年制、五年制）、多个专业（全覆盖目前各中医药院校所设置专业）的必修课程进行了全面规划。在数量上较“十五”（第七版）、“十一五”（第八版）明显增加，专业门类齐全，能满足各院校教学需求。特别是在“十五”“十一五”优秀教材基础上，进一步优化教材结构，强化特色，重点建设主干基础课程、专业核心课程，增加实验实践类教材，推出部分数字化教材。

3. 公开招标，专家评议，健全主编遴选制度

本套教材坚持公开招标、公平竞争、公正遴选主编的原则。国家中医药管理局教材办公室和全国中医药高等教育学会教材建设研究会，制订了主编遴选评分标准，排除各种可能影响公正的因素。经过专家评审委员会严格评议，遴选出一批教学名师、教学一线资深教师担任主编。实行主编负责制，强化主编在教材中的责任感和使命感，为教材质量提供保证。

4. 进一步发挥高等中医药院校在教材建设中的主体作用

各高等中医药院校既是教材编写的主体，又是教材的主要使用单位。“‘十二五’行规教材”，得到各院校积极支持，教学名师、优秀学科带头人、一线优秀教师积极参加，凡被选中参编的教师都以高涨的热情、高度负责、严肃认真的态度完成了本套教材的编写任务。

5. 继续发挥教材在执业医师和职称考试中的标杆作用

我国实行中医、中西医结合执业医师资格考试认证准入制度，以及全国中医药行业职称考试制度。2004 年，国家中医药管理局组织全国专家，对“十五”（第七版）中医药行业规划教材，进行了严格的审议、评估和论证，认为“十五”行业规划教材，较历版教材的质量都有显著提高，与时俱进，故决定以此作为中医、中西医结合执业医师考试和职称考试的蓝本教材。“十五”（第七版）行规教材、“十一五”（第八版）行规教材，均在 2004 年以后的历年上述考试中发挥了权威标杆作用。“十二五”（第九版）行业规划教材，已经并继续在行业的各种考试中发挥标杆作用。

6. 分批进行，注重质量

为保证教材质量，“十二五”行规教材采取分批启动方式。第一批于 2011 年 4 月，启动了中医学、中药学、针灸推拿学、中西医临床医学、护理学、针刀医学 6 个本科专业 112 种规划教材，于 2012 年陆续出版，已全面进入各院校教学中。2013 年 11 月，启动了第二批“‘十二五’行规教材”，包括：研究生教材、中医学专业骨伤方向教材（七年制、五年制共用）、卫生事业管理类专业教材、中西医临床医学专业基础类教材、非计算机专业用计算机教材，共 64 种。

7. 锤炼精品，改革创新

“‘十二五’行规教材”着力提高教材质量，锤炼精品，在继承与发扬、传统与现代、理论与实践的结合上体现了中医药教材的特色；学科定位更准确，理论阐述更系统，概念表述更为规范，结构设计更为合理；教材的科学性、继承性、先进性、启发性、教学适应性较前八版有不同程度提高。同时紧密结合学科专业发展和教育教学改革，更新内容，丰富形式，不断完善，将各学科的新知识、新技术、新成果写入教材，形成“十二五”期间反映时代特点、与时俱进的教材体系，确保优质教材进课堂。为提高中医药高等教育教学质量和人才培养质量提供有力保障。同时，“十二五”行规教材还特别注重教材内容在传授知识的同时，传授获取知识和创造知识的方法。

综上所述，“十二五”行规教材由国家中医药管理局宏观指导，全国中医药高等教育学会教材建设研究会倾力主办，全国各高等中医药院校高水平专家联合编写，中国中医药出版社积极协办，整个运作机制协调有序，环环紧扣，为整套教材质量的提高提供了保障，打造“十二五”期间全国高等中医药教育的主流教材，使其成为提高中医药高等教育教学质量和人才培养质量最权威的教材体系。

“十二五”行规教材在继承的基础上进行了改革和创新，但在探索的过程中，难免有不足之处，敬请各教学单位、教学人员及广大学生在使用中发现问题及时提出，以便在重印或再版时予以修正，使教材质量不断提升。

国家中医药管理局教材办公室
全国中医药高等教育学会教材建设研究会
中国中医药出版社
2014 年 12 月

编写说明

本教材作为中西医临床医学专业基础教材用书，定位于既要体现出“医学免疫学”知识的基础性、系统性、现代性，又要考虑到中医药专业免疫学课程学时有限的实际，重点阐述作为中医药院校学生应该掌握的最基本的免疫学知识，同时考虑到中医药院校本科专业教学的需要，尽量体现中医药院校的办学特点，发挥免疫学考究平衡，注重调节，与传统中医“阴阳平衡”和“整体”观念有交叉融合之处的特点，在编写过程中注重寻找交汇点，力求编写出体现中西医有机结合、系统理念交融、传统与现代相互印证的特色教材。

本教材除绪论外，主体分四个部分，分别是免疫系统、免疫应答、临床免疫和中医药与免疫。教材编写得到了来自全国22所中医药院校和4所综合类院校共29位编委老师的大力支持。冷静、高永翔、王启辉老师在绪论中介绍了国内外免疫学发展的历史，选用一些通俗易懂的实例让学生了解机体免疫系统及免疫应答的过程，希望呈现免疫系统和功能的概貌并引起学生对免疫学的兴趣，绪论的编写得到了运晨霞老师的协助。第一部分免疫系统，为第一章至第六章，分别由施京红、万红娇、雷萍、周宏、蔡文辉、程东庆、杨胜辉、董燕老师编写。第二部分免疫应答，为第七章至第十章，分别由许冬青、运晨霞、韩妮萍、徐晓军、刘文泰老师编写。第一、第二部分系统介绍了免疫学的基本概念、基础理论。第三部分临床免疫。为第十一章至第十八章，分别由梅雪、官妍、郝钰、徐建青、朱诗国、杨燕萍、边育红、刘维庆老师编写，系统介绍了免疫学与疾病的关系及其临床应用等内容。第四部分中医药与免疫，为第十九章至第二十一章，分别由张天娥、高永翔、刘永琦、朱兵老师编写，主要论述对中医、中药及针灸与免疫的关系的认识。教材编写过程中编委之间多次交叉审稿，有的章节是两位甚至多位老师参与；冷静老师反复统稿，重点审核第一至第三部分，高永翔老师重点审核第四部分，因此最终呈现的《医学免疫学》教材是编委们共同努力的结果。

本书的绘图工作，司传平、张晓燕老师给予了技术上的指导及细心的审核，后期的制图修图还得到广西中医药大学现代教育技术中心潘家英、凌泽农、陈中全、王斌、唐孙茹老师的协助，图片精美，便于学生对相关知识点的理解；运晨霞老师作为主编助理，在编写过程中做了大量工作。本教材在编写过程中得了广西中医药大学的经费资助。在此一并致谢！

现代免疫学发展迅速，受限于编者学识与水平，本书在内容、文字、编排、图表等方面难免存在疏漏和错误之处，敬请读者提出宝贵意见，以便再版时修订提高。

冷静　高永翔

2015年5月

目　录

第一部分　免疫系统

第二部分　免疫应答

第三部分 临床免疫

第四部分　中医药与免疫

绪　论

免疫（Immunity）一词源于拉丁语，意为免除税赋或徭役，被引申为免除瘟疫，即机体抵御传染病的能力。很长一段时期内，抗感染成为免疫相关研究的重点。免疫学（Immunology）是一门古老而又新兴的学科，主要研究人体免疫系统组成及功能、免疫应答规律及效应、免疫功能异常所致疾病及其发生机制，以及基于免疫学原理和策略而诊断、预防与治疗疾病。

第一节　免疫学发展史简介

在人们尚未认知机体免疫系统之前，即已开始应用免疫学方法预防传染病。其历史可追溯至我国古代中医学对免疫学的认识和实践。此后，免疫学经历了经典免疫学、近代免疫学和现代免疫学三个阶段。

一、中国古代对免疫学的认识和实践（公元150年~18世纪末）

中国传统医学发展历史过程中，"免疫"一词的出现晚于西方医学，其含义也与现代免疫概念不尽相同。但是，传统中医文献较常见"疫"，一般指流行性疾病。自先秦时期起，中医即已开始研究"疫"的防治方法，并总结出某些迄今仍行之有效的预防和诊治传染病的方法。

现存最早的中医学专著《黄帝内经》，其《素问遗篇·刺法论》即有"正气存内，邪不可干"的朴素免疫学概念描述。宋·洪迈《夷坚志·西志》记载，"江吴之俗，指伤寒疾为疫病"，意指东汉建安年间，南阳流行大疫。张仲景把此类传染病归于伤寒病一类，治则以"扶正祛邪"为主，贯以"扶阳气、存阴液"，意在调整人体阴阳平衡，提高机体抗病能力。因此，汉代张仲景被认为是发现和治疗传染病的先驱，亦是免疫学概念的实践者。

东晋时期葛洪《肘后备急方》中记载，"杀所咬犬，取脑敷之，后不复发"，用于治疗狂犬咬伤。此疗法以中医"以毒攻毒"理论为指导，通过人工轻度感染某种病原体，以获得对该传染病的抵抗力。这一朴素的免疫学思想，对其后免疫学创立和发展具有重要启迪。我国古代医学家应用狂犬脑组织治疗狂犬病，首次提出"预防接种"的免疫概念，可被视为中国预防免疫思想的萌芽。

我国古代医者在医治天花（一种烈性传染病）的长期实践中，发现愈后的患者或曾穿过沾染患者痘痂的衣服的个体不再罹患天花，随即尝试将患者天花痂皮碾成粉末吹入正常人鼻孔，以此预防天花，可被视为世界上最早的原始疫苗。这种人痘苗在唐代开元年间（公元713～741年）即已出现，至16世纪初（明隆庆年间）已在许多地区应用。1628年《种痘心法》正式记载种痘法，且明确人痘苗有时苗（即致病力强的生苗）和种苗（即致病力弱的熟苗）之分；1741年成书的《医宗金鉴》进一步指出，种痘"水苗为上，旱苗次之，痘衣多不应验，痘浆太涉残忍"，此与现代疫苗选择与应用的科学内涵相吻合，为后人发明牛痘苗和减毒活疫苗提供了可资借鉴的宝贵经验。

二、免疫学兴起及经典免疫学时期（18世纪末～20世纪中叶）

中国的人痘苗法于15世纪传到中东，当地人将鼻孔吹入法改良为皮内接种法，免疫效果更加显著。1721年，英国驻土耳其大使夫人Mary Montagu将皮内接种法传入英国，继而在欧洲大陆被应用。这种经验性的人痘苗虽有一定免疫效果，但其效果并不稳定可靠，且有人工感染的危险，故未能被普遍接受。1796年Jenner发现，患过牛痘的挤奶女工不再患天花，遂发明牛痘苗并接种于人体，从而成功预防了人类天花。牛痘苗不仅可弥补人痘苗的不足，且可在实验室大量制备。1798年Jenner发表了有关牛痘苗预防人类天花的论著，成为免疫学的起端。疫苗和预防接种的英文术语vaccine，即起源于Jenner的种痘法（vaccination）。

18世纪末至20世纪中叶是经典免疫学时期，主要的成果和进展如下。

（一）经典疫苗的研制及人工主动免疫的发展

Pasteur在此领域取得开创性成果：①利用细菌的陈旧培养物首先获得减毒鸡霍乱杆菌、炭疽杆菌等的菌苗，并利用减毒狂犬病毒疫苗接种，成功防治人狂犬病；②建立了免疫预防的原则，即在接种过程中首先使用彻底减毒的细菌以保证安全性，然后用低毒细菌加强免疫以增强免疫原性，创造性地发展了人工主动免疫方法。

（二）抗毒素/补体的发现及人工被动免疫的发展

Behring和Kitasato应用白喉外毒素给动物免疫，发现在其血清中出现一种能中和外毒素的物质，称为抗毒素（抗体）。将这种免疫血清注射给正常动物可发挥中和外毒素的作用，并很快将其应用于临床治疗。Behring于1891年应用来自动物的免疫血清成功治疗了一名白喉患者，从而开创了人工被动免疫疗法。

继抗毒素后，19世纪末又在血清中发现补体：Pfeiffer首先发现免疫溶菌现象；Bordet随后发现，新鲜免疫血清被加热60℃ 30分钟即丧失溶菌能力。他认为，在新鲜免疫血清内存在两种参与溶菌作用的物质：一种为特异性、对热稳定的物质，称为溶菌素即抗体；另一种是存在于正常血清中、对热不稳定的非特异性物质，称为补体。

（三）吞噬细胞的发现及经典免疫学理论的形成

Metchnikoff首先发现，用玫瑰刺海星时，玫瑰刺四周围绕一群游走细胞，联想到人手指被扎进了刺而未被及时拔掉，刺的四周会出现红、肿、热、痛，甚至出脓，同时血液中的游走细胞也会集聚在刺的周围，这些游走细胞具有吞噬细菌的特性，故被命名为“吞噬细胞”，由此提出细胞免疫学说。

提出抗体“侧链”学说的 Ehrlich 证实，毒素或非毒素物质均可诱导机体产生抗体，所产生的抗体与相应诱导原可在体外出现结合反应，从而发生凝集或沉淀等现象，据此他认为，抗体是一种机体的免疫应答现象，从而确立了体液免疫学说。1903 年，Wright 和 Douglas 把细胞免疫学说和体液免疫学说统一起来，指出体液中抗体可增强吞噬细胞对细菌的吞噬。

（四）超敏反应及免疫病理概念的提出

Koch 在进行免疫治疗的实验中发现，给患结核的豚鼠皮下接种结核杆菌，可导致局部组织坏死；Riehet 用海葵浸液给狗二次注射，结果并未能显示保护作用，反而出现急性休克死亡；其他学者也陆续发现血清病、Arthus 现象等。据此，Von Pirquet 提出变态反应（超敏反应）的概念，既免疫所致病理过程。

（五）经典血清学技术的建立

在抗毒素发现后的 10 余年间，基于抗原与抗体特异性结合的特点，建立了一系列体外检测抗原、抗体的血清学试验方法，如凝集反应、沉淀试验、补体结合反应等。

三、近代免疫学时期（20 世纪中叶～70 年代）

至 20 世纪中叶，逐渐明确免疫系统“自身识别”是免疫识别的基础，免疫学开始突破抗感染免疫的束缚，过渡到近代免疫学时期。此期取得的主要进展如下述。

（一）免疫系统的研究

Glick 首先发现禽类腔上囊（bursa）是 B 细胞发源地；Good 和 Miller 明确胸腺（thymus）是 T 细胞发育成熟的器官；Tiselius 和 Kabat 用电泳方法发现抗体属 γ 球蛋白；Porter 和 Edelman 阐明抗体分子的四肽链结构，并于 1968 年将含四肽链结构的分子命名为免疫球蛋白；Tonegawa 阐明免疫球蛋白多样性的基因重排机制。

（二）免疫学重大学说和理论的建立

Owen 发现，异卵双生牛存在天然免疫耐受现象，在此基础上 Burnet 提出免疫耐受理论；Medawar 建立了小鼠移植模型，证实了胚胎期耐受形成理论；Jerne 提出天然抗体选择学说，并最终完成免疫网络学说；Burnet 和 Talmage 进一步完善克隆选择学说，确立了免疫系统识别“自己”与“非己”的概念。

（三）免疫遗传学研究

Snell、Dausset、Benacrraf 明确了主要组织相容性复合体（MHC）与免疫的关系，其后陆续阐明 MHC 的基因结构、分布和功能等。

（四）深入阐明免疫应答机制

Claman 等发现，T、B 细胞间相互作用；Doherty 和 Zinkernagel 揭示细胞免疫识别的机制（MHC 限制性）；陆续阐明免疫细胞个体发育的机制（阳性选择和阴性选择），抗原提呈细胞（树突状细胞、巨噬细胞等）提呈抗原的作用和机制，T 细胞激活的双信号理论，免疫细胞活化、凋亡及失能，免疫效应细胞与效应分子对靶细胞作用的机制等。

（五）免疫学技术和应用的突破

Yalow 等建立放射免疫技术；Kohler 和 Milstein 创立单克隆抗体杂交瘤技术，从而成功制备均一、仅针对单一抗原决定基的单克隆抗体（McAb）；Murray 和 Thomas 成功开展器官/细胞移植；多种细胞因子及其受体基因陆续被克隆；进一步完善现代免疫检测及免疫生物治疗。

四、现代免疫学研究与应用展望

上世纪 80 年代以来，随着分子生物学、遗传学的发展，免疫学进展日新月异，基础免疫学理论出现新的突破，新型免疫学技术不断涌现，同时免疫学与其他生命科学与医学学科的交叉更加深入，从而阐明了诸多临床疾病免疫学发病机制，免疫学理论和技术在疾病诊断和防治中也得到广泛应用。此时期取得的重大成果和进展如下述。

（一）基础免疫学

基础免疫学的研究成果主要集中在：①阐明免疫细胞生成、分化、发育的条件与调控机制；②发现一系列新的免疫细胞、免疫分子并阐明其功能；③阐明免疫细胞识别抗原及相关信号转导的机制；④阐明免疫分子间、免疫细胞间、免疫系统与机体各系统间的相互作用与调控机制；⑤建立免疫相关疾病模型并对其机制进行研究。

（二）临床免疫学

临床免疫学研究涵盖的内容极为广泛，含诸多分支学科，主要涉及免疫相关疾病（感染性疾病、肿瘤、自身免疫病、超敏反应性疾病及器官移植排斥等）发病机制、诊断、病程动态观察和预后分析、治疗与预防策略等。例如：①鉴定、分离致病抗原及其编码基因，研制和开发新型疫苗；②诱导抗原特异性免疫耐受，为治疗自身免疫病、超敏反应性疾病及防治移植排斥等提供新的治疗手段；③研发新型免疫生物制剂（如免疫治疗细胞、人源抗体、药物等），为治疗免疫缺陷病、肿瘤、感染等提供新手段；④借助抗体 cDNA 表达文库、噬菌体显示文库及蛋白组学等技术，用于临床诊断、治疗、药物开发；⑤中医药与免疫，以期在应用中医药防治感染性疾病、自身免疫病、肿瘤及生殖系统免疫性疾病等方面取得突破。

（三）应用免疫学

应用免疫学研究借助免疫学原理和免疫学技术，研制疫苗、单克隆抗体、基因工程细胞因子等，用于疾病诊断和防治。

综上所述，经历漫长的发展历程，免疫学已被公认为是了解生命本质、与防治疾病密切相关的重要学科，并与神经生物学、遗传学共同被视为 21 世纪生命学科的三大前沿领域。

第二节　免疫系统和免疫应答概述

免疫系统是机体执行免疫功能的物质基础。机体免疫系统可将入侵的病原体及其产物，以及体内损伤、衰老、变性和突变的组织细胞视为“非己”物质，通过免疫应答清除此类“非己”物质。免疫应答（immune response）指机体免疫系统识别和有效清除“非己”物质所发生一系列生物学效应的整个过程。可启动免疫应答的物质被称为免疫原（immunogen）或抗原（antigen，Ag）（详见第七章）。

一、免疫系统及其功能

免疫系统由免疫器官、免疫细胞和免疫分子组成（见表 0－1），是执行免疫功能的组织系统。

表 0－1　免疫系统的组成

免疫器官		免疫细胞		免疫分子	
中枢	外周	固有免疫	适应性免疫	膜型分子	分泌型分子
胸腺 骨髓 法氏囊（禽类）	脾脏 淋巴结 黏膜/皮肤相关淋巴组织	吞噬细胞 树突状细胞 NK 细胞 NKT 细胞 γδT 细胞 其他细胞（嗜酸粒细胞、嗜碱粒细胞、肥大细胞等）	T 淋巴细胞 B 淋巴细胞	TCR BCR CD 分子 黏附分子 MHC 分子 细胞因子受体	免疫球蛋白 补体 细胞因子

免疫系统的重要生理功能是识别“自己”和“非己”。正常状态下，免疫系统对“非己”产生免疫应答，对“自己”形成免疫耐受。免疫系统具有如下功能：①免疫防御，以抵御外来微生物侵袭；②免疫稳定，以清除自身损伤、衰老、死亡的细胞；③免疫监视，以清除突变细胞。

二、免疫应答的类型

表 0－2　固有免疫与适应性免疫的主要特征比较

	固有免疫	适应性免疫
获得形式	先天获得，无需抗原刺激	后天抗原刺激后获得
发挥作用时相	即刻至 96 小时内	96 小时后
特异性	非特异性或泛特异性	高度特异性
刺激应答物质	病原体相关分子模式 损伤相关分子模式	非己抗原
识别分子	模式识别受体	特异性抗原识别受体
免疫记忆	无	有，产生记忆细胞
主要组成	皮肤、黏膜屏障；吞噬细胞、NK 细胞、NK 细胞、T 细胞、γδT 细胞、B1 细胞、肥大细胞；模式识别受体（PRR）；补体，抑菌、杀菌物质，炎症因子等	T、B 淋巴细胞；抗原识别受体（TCR、BCR）；抗体

依据识别特点、作用特征及效应机制，可将免疫应答分为固有免疫（innate immunity）和适应性免疫（adaptive immunity）。二者相互协作、互为补充，共同维护机体内环境平衡和稳定。免疫应答是免疫学的核心内容，本教材第二部分重点介绍各类免疫应答的过程、转归、功能及其调控。

固有免疫与适应性免疫的主要特征见表 0－2。

（一）固有免疫应答

固有免疫是生物在长期种系发育与进化过程中逐渐形成的，其特征是：与生就有，应答迅速，作用广泛而无针对性和记忆性，亦称天然免疫（natural immunity）或非特异性免疫（non－specific immunity）。固有免疫可对入侵的病原体或体内损伤、衰老及突变的细胞迅速产生应答，同时也参与适应性免疫应答的启动和效应过程。执行固有免疫效应的成分包括固有免疫屏障、固有免疫细胞和固有免疫分子。

1. 固有免疫屏障 包括皮肤黏膜屏障和内部屏障，是机体抵御病原体入侵的第一道防线。

皮肤黏膜屏障主要包括机体体表完整的皮肤、黏膜及其分泌的杀菌/抑菌物质、共生的正常微生物群，是防御各种病原体侵袭的首道屏障（详见第八章）。

内部屏障主要包括血脑屏障和血胎屏障，在防止病原体、细胞或毒性分子侵入特定区域中发挥关键作用（详见第八章）。

2. 固有免疫细胞 主要包括吞噬细胞（单核/巨噬细胞、中性粒细胞）、NK 细胞、树突状细胞（DC）、固有类淋巴细胞（γδT 细胞、NKT 细胞、B1 细胞）、肥大细胞、嗜碱粒细胞、嗜酸粒细胞等。

在外来“非己”物质越过固有免疫屏障而进入体内以及体内出现衰老、损伤、突变细胞等情况下，固有免疫细胞可立即破坏和清除此类“非己”物质或细胞。固有免疫细胞表达一类模式识别受体（pattern recognition receptor，PRR），可识别病原体所表达的病原相关分子模式（pathogen associated molecule pattern，PAMP），也可识别损伤的组织细胞所释放的内源性模式分子，即损伤相关分子模式（damage associated molecule pattern，DAMP）。PRR 不仅是机体识别“自己”和“非己”的关键分子，同时也是启动固有免疫和适应性免疫的重要分子基础（分别详见第八章和第二章）。

3. 固有免疫分子 主要包括正常体液中可识别或攻击病原体及促进损伤组织修复的可溶性分子，如补体、细胞因子、抗菌肽、溶菌酶、乙型溶素等（分别详见第四章、第六章和第八章）。

4. 固有免疫应答的作用时相

（1）即刻固有免疫阶段　发生于感染 0～4 小时内，由保护性屏障和某些预存的效应分子（如补体、趋化因子、炎性细胞因子、抗菌肽及抗菌蛋白等）即刻发挥防御作用，绝大多数病原体感染通常终止于此时相。

（2）早期诱导固有免疫阶段　发生于感染后 4～96 小时，在病原体动员和激发下，多种固有免疫细胞（如巨噬细胞、NK 细胞、B1 细胞等）被激活，通过识别 PAMP 而启动炎症反应，从而清除病原体，在早期抗感染免疫中发挥效应。

（3）适应性免疫应答启动阶段　发生于感染 96 小时后，此时未被清除的病原体进入外周淋巴器官和组织，被淋巴细胞识别，机体启动适应性免疫应答，最终特异性清除病原体（见图0-1）。

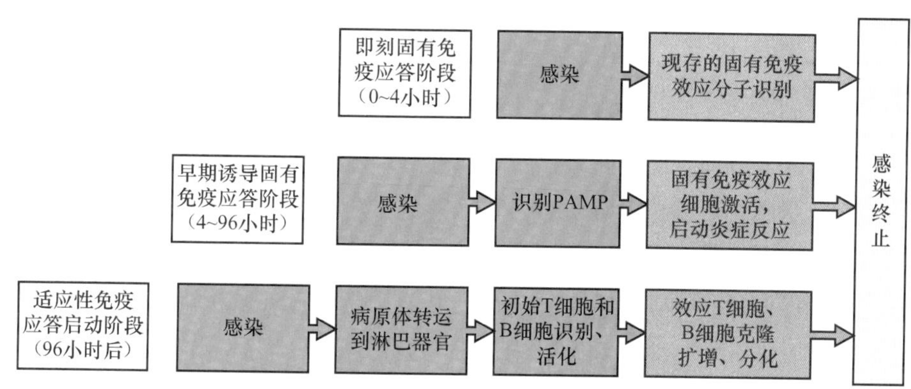

图0-1 固有免疫和适应性免疫的作用时相

（二）适应性免疫应答

适应性免疫是机体出生后适应生存环境、接受特定抗原刺激后所产生、仅针对该特定抗原而发生的一系列反应全过程，亦称获得性免疫（acquired immunity）或特异性免疫（specific immunity）。适应性免疫主要由定居于外周淋巴器官（淋巴结、脾脏等）、表面具有特异性抗原识别受体的淋巴细胞（T细胞和B细胞）承担，在机体免疫效应机制中起主导作用。

1. 适应性免疫的主要特征

（1）特异性　特定的（表达特异性抗原识别受体）淋巴细胞克隆仅能识别特定抗原；应答产生的效应细胞和效应分子仅能与诱导其产生的特定抗原发生反应。特异性的基础是淋巴细胞抗原受体具有多样性，即其分子结构显示高度异质性，可识别自然界存在的任何抗原物质并与之反应。

（2）记忆性　T细胞和B细胞初次接触特定抗原并产生应答后，可形成特异性记忆细胞，以后再次接受相同抗原刺激，可产生快速、更强烈的再次免疫应答，该现象称为记忆性。免疫系统的记忆特性对机体抵御病原体及其他抗原性异物多次入侵具有重要意义，也是预防接种的免疫学基础。

（3）耐受性　在T、B淋巴细胞发育成熟过程中，机体通过多种机制保证淋巴细胞获得识别“自己”和“非己”的能力：机体对“非己”产生免疫应答而清除之；对“自己”则不产生应答，形成耐受，以保护自身组织免受攻击。自身免疫耐受一旦被打破，免疫系统可攻击自身成分而导致自身免疫病发生。

2. 适应性免疫的类型　依据参与的组分（细胞、分子）及效应机制不同，适应性免疫可分为体液免疫和细胞免疫。

体液免疫由B细胞介导，主要通过产生抗体（antibody，Ab）（详见第三章）而发挥效应。由于抗体存在体液中，故B细胞（抗体）介导的应答称为体液免疫应答，其主要参与清除胞外感染病原体及其他胞外抗原性异物（详见第九章）。

细胞免疫由T细胞介导，主要通过效应T细胞的细胞毒作用和所分泌的细胞因子发挥效应。细胞免疫主要清除胞内寄生病原体（如病毒）及体内突变的肿瘤细胞（详见第九章）。

3. 适应性免疫应答的时相

（1）抗原识别阶段　抗原提呈细胞（antigen presenting cell，APC）提呈抗原和T、B细胞特异性识别抗原。

（2）活化、增殖、分化阶段　T、B细胞识别抗原后活化、增殖、分化，产生效应T细胞、浆细胞和记忆淋巴细胞。

（3）效应阶段　效应细胞和效应分子清除异物抗原，机制为：浆细胞分泌抗体，执行体液免疫功能；效应T细胞（如Th1细胞、Th2细胞等）分泌细胞因子等效应分子，介导单个核细胞浸润，产生炎症反应和迟发型超敏反应等；细胞毒性T细胞（CTL）发挥特异性细胞毒效应（见图0-2）。

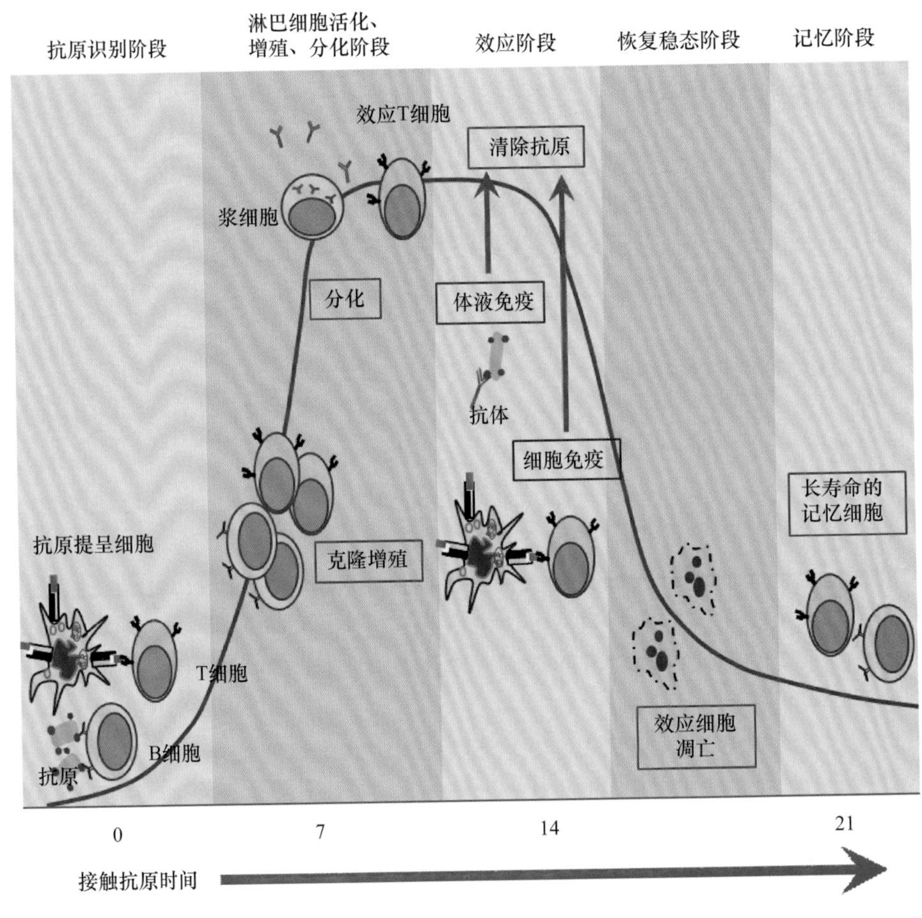

图0-2　适应性免疫应答的时相

（4）恢复稳态和记忆阶段　效应细胞清除抗原后，大部分发生凋亡，以维持免疫自稳。少量T、B细胞存留，可分化为长寿命的记忆细胞，机体再次接触相同抗原刺激后，可迅速增殖分化为新的效应细胞和记忆细胞，高效而持久地发挥特异性免疫效应并维持免疫记忆（见图0-2）。

（三）固有免疫与适应性免疫的相互关系

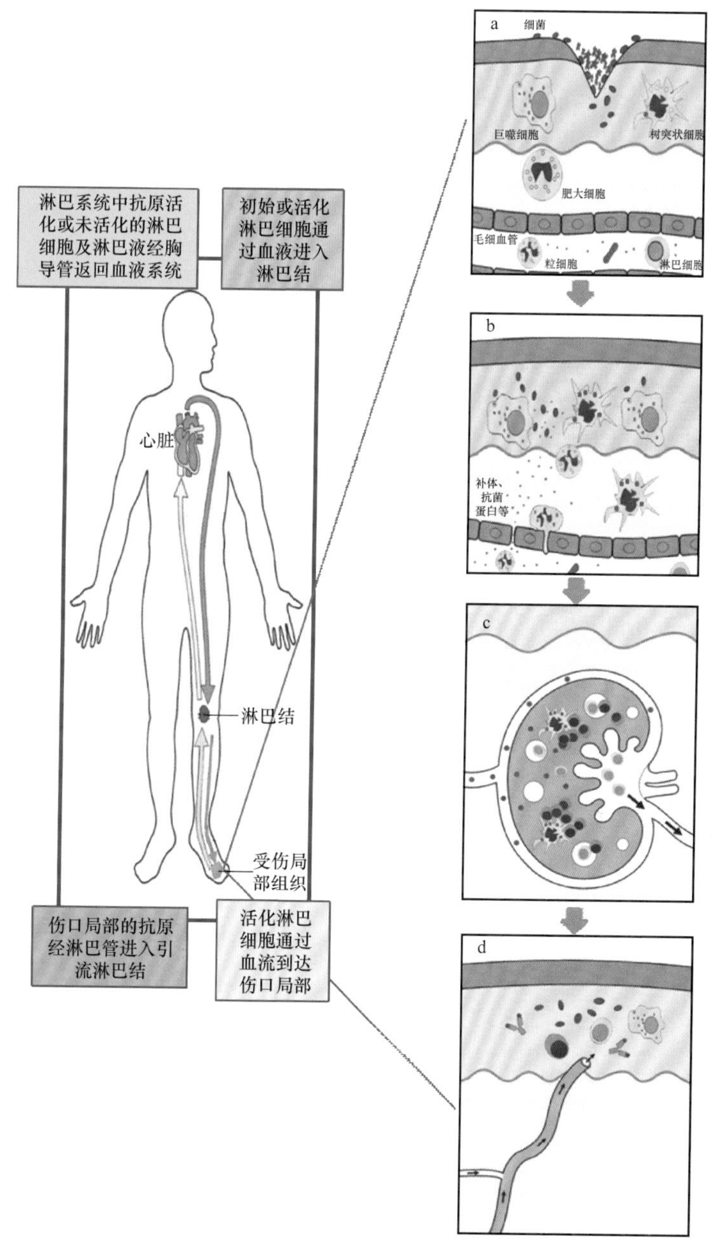

图0-3　固有免疫和适应性免疫的防御过程

注：以脚面受伤为例，若伤口沾染含有细菌的污物，则先后启动固有免疫和适应性免疫应答，二者相辅相成，共同抗击细菌的进攻并清除之。a. 组织损伤和细菌感染导致局部敏感细胞释放趋化因子和血管活性物质，引起局部血流增加和血管通透性增加。b. 补体活化、细胞因子、趋化因子产生；巨噬细胞、中性粒细胞活化，趋化至炎症部位吞噬入侵的细胞；树突状细胞捕获抗原后，迁移到局部淋巴结内，启动适应性免疫。c. 在淋巴组织中，细菌被捕获和吞噬，树突状细胞提呈抗原给T细胞，T细胞活化增殖，形成效应T细胞；在活化的T细胞辅助下，B细胞活化分化为浆细胞，发挥适应性免疫效应。d. 特异性抗体结合病原体，效应T细胞活化吞噬细胞，增强其吞噬杀伤能力，细胞毒性T细胞特异杀伤病原体，最终病原体被清除，伤口愈合。

固有免疫是最原始、古老的防御方式，存在于所有多细胞植物和动物，而适应性免疫则是进化相对较晚的防御功能，仅见于脊椎动物。就应答时效性而言，固有免疫处于第一线，其无需事先激活即能随时应对病原体入侵。若固有免疫不足以清除入侵者，则机体启动适应性免疫应答，通过一系列特异性免疫效应，协同固有免疫清除入侵者。固有免疫可通过识别病原体和其他抗原异物信息而启动固有免疫效应，同时也广泛参与适应性免疫的启动、效应和调节。因此，固有免疫可视为适应性免疫的先决条件和启动因素，适应性免疫产生的效应分子也可有效促进固有免疫效应，二者相辅相成，密不可分，共同维护机体内环境稳定（见图0－3）。

三、病理性免疫应答

免疫应答是一把双刃剑：一方面，正常的免疫应答可履行其生理功能，对机体发挥免疫保护作用；另一方面，免疫应答失调（过高或过低），或对自身成分产生应答及免疫调节功能紊乱，也可对机体造成免疫病理损伤，导致多种免疫相关疾病发生。病理性免疫应答的常见类型为：对外源性抗原产生过强应答，导致机体组织细胞损伤或功能紊乱，发生超敏反应性疾病；将自身成分视为“非己”而进行攻击，导致自身免疫病；先天（遗传）或后天因素所致免疫系统组分缺陷，导致免疫缺陷病；免疫监视功能障碍，导致肿瘤及慢性病毒感染发生；机体对医源性植入的器官、组织、细胞及人工材料（关节、血管、支架等）产生排斥反应（详见第十一章至第十六章）。正常情况下，机体免疫系统通过精细而严密的调控机制，可将免疫应答的强度和类型控制在适度范围内，既有效清除病原体等“非己”物质，也维持内环境稳定，避免免疫病理过程的发生。

四、中医药与免疫

我国是世界上最早应用免疫学原理预防传染病的国家之一，许多中医古籍也可见类似近现代免疫学中人工免疫法、疫苗保存法、超敏反应及传染病获得性免疫的论述。

（一）阴阳失调是一切疾病发生的根本原因和具体体现

中医学所指“阴平阳秘，精神乃治”，“阴阳协调平衡，人体健康”，类似于现代医学的免疫自稳。一旦阴阳失和，使阴阳相互促进、互为根本的功能遭破坏，则机体防御功能可发生缺损，极易患感染性疾病。

（二）人体是以“五脏”为中心的整体

藏象学说主要研究人体各个脏腑的生理功能、病理变化及其相互关系。随着中西医基础研究的深入，已发现中医“脏腑”的功能与免疫细胞、器官、系统的构成和功能密切相关。例如：肾“藏精，主骨生髓，主生殖”，与免疫细胞的生成及“垂体－肾上腺皮质系统”关系密切；脾“主运化”，“脾旺不受邪”，可保障机体营养功能和能量代谢正常，从而维持免疫系统功能正常；肺“主治节”，“外合皮毛”，“肺气通于卫”，与现代免疫学的抗感染免疫功能相当；“肺与大肠相表里”与现代医学中呼吸道、胃肠道黏膜组织相关，是产生免疫应答的重要场所。

（三）“气血津液”学说

中医学认为：气，是构成人体的最基本物质。如《医门法律》云：“气聚则形成，气散则形亡。”气又是维持人体生命活动的基础物质。血，是红色的液态样物质，主要由营气和津液所组成，亦是构成人体生命活动的基本物质之一，具有营养和滋润全身等重要生理功能，还是机体精神活动的主要物质基础。由此可见，中医“气血”学说，包含了现代医学免疫系统中诸多免疫细胞和免疫分子，它们是执行免疫系统功能的物质基础。

（四）“邪正学说”

“邪正学说”是中医病机学说的主要内容之一，“正气存内，邪不可干”，“邪之所凑，其气必虚；邪之所在，皆为不足”。正气指对疾病的抵抗能力，即机体的免疫防御功能；邪气是一切致病因素的总称；无论内邪、外邪，只要正气（即免疫力）强大，机体即可保持健康。

适度的免疫应答是维持机体正常生理功能的重要机制，“正气”可维持机体内环境相对稳定性，提高抗病能力，抵御病原体侵袭，发挥免疫监视作用，清除突变细胞。若正气不足或阴阳失调，即可导致免疫应答异常和免疫功能紊乱：免疫应答过强可导致超敏反应性疾病和自身免疫病；免疫应答过低，可致反复感染和肿瘤发生。

（五）“调整阴阳”的治疗原则

中医的治疗强调“以平为期”。基本“治法”是以“汗、吐、下、和、温、清、消、补”为代表的“八法”，是指导遣药组方与针灸配穴的主要原则，其实质是扶正与祛邪，从而提高或稳定机体免疫系统，增强免疫功能及机体抗病能力，达到消灭或抑制病邪的目的。

数千年来，中医应用传统方药与针灸等手段防治疾病，使机体达到“阴平阳秘，精神乃治”的状态。例如：针灸可通过调节免疫细胞、免疫分子和神经－免疫网络而发挥疗效；中药所含复杂成分作为外源性物质进入机体，可刺激免疫系统，产生免疫增强、免疫抑制或双向调节的效应，达到“扶正祛邪”的治疗目的。另一方面，中药作为外源性化合物，使用不当也可造成机体免疫功能紊乱，主要表现为免疫应答异常增强或免疫功能被过度抑制，从而产生免疫毒性作用。

中医学具有独特的理论与临床辨证论治体系，其指导思想、基础理论及临床实践均与现代免疫学具有高度统一性。

小结

免疫学在人类与烈性传染病的斗争过程中逐渐发展，其经历了经典免疫学、近代免疫学和现代免疫学三个阶段。免疫系统是执行免疫功能的物质基础，包括免疫器官、免疫细胞和免疫分子。机体免疫系统主要履行免疫防御、免疫稳定和免疫监视三大功能。免疫应答可分为固有免疫和适应性免疫。免疫应答是双刃剑，适度免疫应答可保护机体，异常免疫应答则可导致多种免疫相关疾病。中医学具有独特的理论与临床辨证论治体系，其指导思想、基础理论及临床实践均与现代免疫学具有高度统一性。

免疫学与诺贝尔奖

获奖时间	获奖者	国籍	主要成就
1901 年	Emil von Behring	德国	发现抗体及建立血清疗法
1905 年	Robert Koch	德国	对结核病及结核杆菌的研究
1908 年	Paul Ehrlich	德国	抗体形成侧链学说
	Elie Metchnikoff	俄罗斯	免疫细胞学说 - 吞噬细胞的作用
1913 年	Charles Richet	法国	过敏反应的研究
1919 年	Jules Bordet	比利时	补体及补体结合反应
1930 年	Karl Landsteiner	美国	人血型抗原
1951 年	Max Theiler	南非	发现抗黄热病疫苗
1957 年	Daniel Bordet	比利时	抗组织胺药物治疗变态反应
1960 年	F. M. Burnet	澳大利亚	克隆选择学说
	Peter. B. Medawar	英国	获得性免疫耐受
1972 年	Rosalyn Yallow	美国	抗体结构的研究
	Gerald. M. Edelman	美国	抗体结构的研究
1977 年	Rosalyn Yallow	美国	建立放射免疫分析技术
1980 年	Baruj Bencerraf	美国	免疫应答基因
	Jean Dausset	法国	人 HLA 的发现
	George Snell	美国	小鼠 H-2 的发现
1984 年	Cesar Milstein	美国	单克隆抗体技术及 Ig 遗传学研究
	Georges. F. Kohler	德国	单克隆抗体技术
	Niels. Jerne	英国 - 丹麦	天然选择学说，免疫网络学说
1987 年	Susumn Tonegawa	日本	抗体基因及抗体多样性遗传学基础
1990 年	Joseph E. Murray	美国	肾移植
	E. Donnall Thomas	美国	骨髓移植
1996 年	Peter. Doherty	澳大利亚	MHC 生物学功能
	Rolf. Zinkernagel	瑞士	MHC 生物学功能
2011 年	Bruce A. Beutler	美国	Toll 样受体生物学功能
	Jules A. Hoffmann	法国	发现先天免疫机制的激活
	Ralph M. Steinman	加拿大	树突状细胞生物学功能

第一部分 免疫系统

第一章 免疫器官与组织

免疫系统（immune system）由免疫器官与组织、免疫细胞及免疫分子组成，执行机体的免疫功能。本章重点介绍免疫器官和免疫组织的结构与功能。

免疫器官根据其功能不同，可分为中枢免疫器官（central immune organ）和外周免疫器官（peripheral immune organ）两大类（见图 1－1），两者通过血液循环及淋巴循环互相联系，构成免疫系统的完整网络。

第一节 中枢免疫器官

中枢免疫器官又称为初级免疫器官（primary immune organ），是免疫细胞发生、分化、发育和成熟的场所，包括人或其他哺乳动物的骨髓、胸腺和禽类的法氏囊。

一、骨髓

骨髓（bone marrow）是各类血细胞（包括免疫细胞）的发源地，也是人类和其他哺乳动物 B 细胞发育成熟的场所。

骨髓中含有高度自我更新和分化潜能的造血干细胞（hematopoietic stem cell，HSC），属于一群存在于造血组织中的原始造血细胞，血细胞包括免疫细胞均由其分化而来，因此又称为多能造血干细胞（pluripotent hematopoietic stem cell，PHSC）。它们并

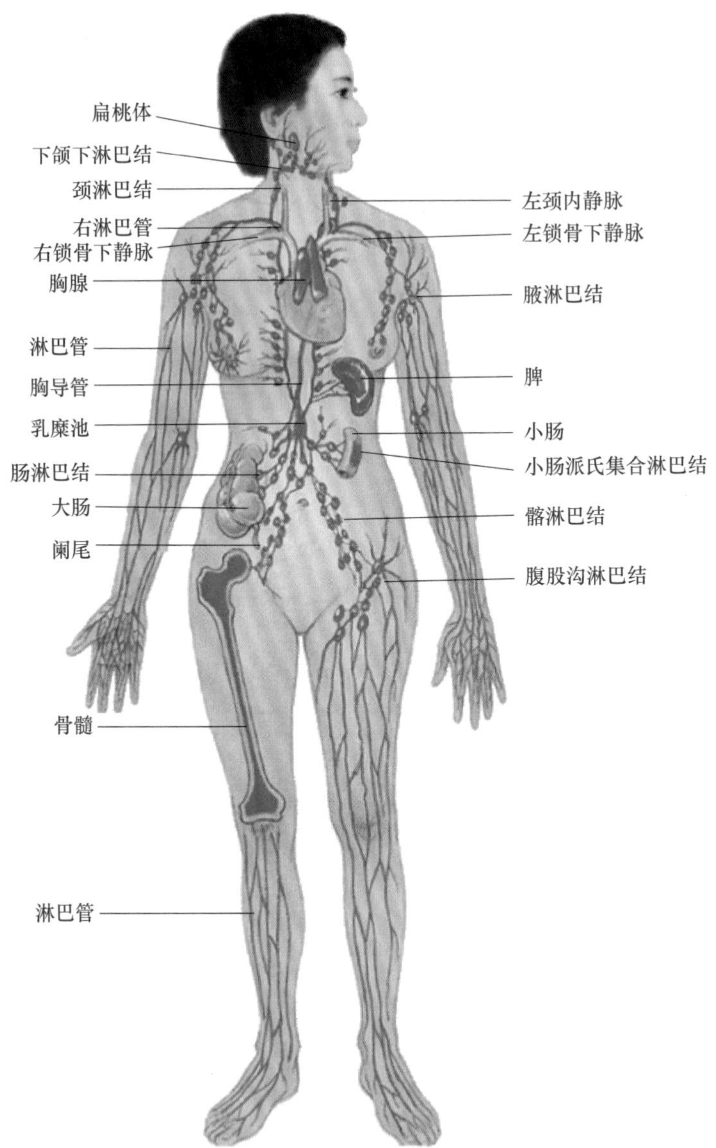

图 1－1 人体的免疫器官与组织

非固定的组织细胞，可存在于造血组织及血液中。HSC 在人体胚胎 2～3 周时可出现于卵黄囊，第 2～3 个月开始转移至胚肝，继而入脾，肝和脾是胚胎第 3～7 个月的主要造血器官。随后，HSC 又迁至骨髓，使骨髓成为胚胎末期以及出生后的造血场所。

（一）骨髓的结构与骨髓微环境

骨髓位于骨髓腔中，主要由红骨髓和黄骨髓组成。红骨髓具有活跃的造血功能，由造血组织和血窦构成。造血组织主要包括造血细胞和基质细胞。

骨髓微环境由骨髓基质细胞、多种分子（细胞因子、黏附分子等）、骨髓微血管系统及末梢神经所组成，为造血干细胞和各类祖细胞发生、分化、发育提供必备环境，称为造血诱导微环境（hematopoietic inductive microenvironment，HIM）。

（二）骨髓的功能

1. 造血功能 血细胞在骨髓中生长、分裂及分化的过程称为造血（hematopoiesis）。HSC 在骨髓微环境中分化为形态和功能不同的髓样干细胞和淋巴样干细胞。髓样干细胞最终分化成熟为红细胞系、粒细胞系、单核－巨噬细胞系和巨核细胞系等；淋巴样干细胞发育成淋巴细胞系。一部分淋巴样干细胞可随血流进入胸腺发育为成熟 T 淋巴细胞，另一部分在骨髓继续分化为成熟 B 细胞和 NK 细胞（见图 1－2）。HSC 在造血组织中所占比例极低，形态学上难以与其他单个核细胞相区别，人 HSC 的主要表面标志为 CD34 和 CD117，不表达各种成熟血细胞谱系相关的表面标志。

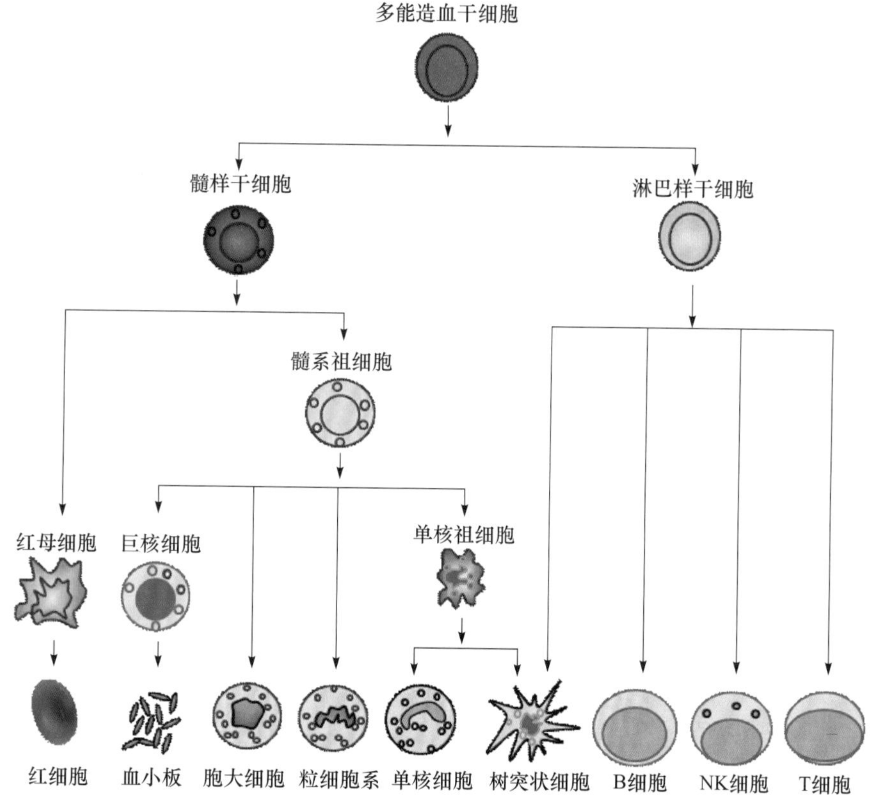

图 1－2 造血干细胞的分化

2. B 细胞和 NK 细胞分化成熟的场所 骨髓中淋巴样干细胞在骨髓继续分化为 B 细胞或 NK 细胞。人和哺乳动物的 B 细胞在骨髓中的发育，经历了祖 B 细胞（pro B cell）、前 B 细胞（pre B cell）、未成熟 B 细胞（immature B cell）和成熟 B 细胞（mature B cell）四个阶段。成熟 B 细胞随血液循环迁移并定居于外周免疫器官。

B 细胞在分化成熟过程中须经历阴性选择与阳性选择。阴性选择发生于中枢免疫器官，处于未成熟阶段的 B 细胞其抗原受体若表现出与自身抗原的高亲和性，则细胞克隆将因凋亡而遭清除，称为克隆删除（clone deletion）。阳性选择在外周免疫器官进行，成熟 B 细胞经抗原刺激，发生高频体细胞突变，各突变克隆经抗原选择后，保留高亲和性克隆，即为阳性选择。

3. 再次体液免疫应答发生的场所 骨髓兼有中枢免疫器官和外周免疫器官的双重功能，是发生再次体液免疫应答的主要部位。记忆性 B 细胞在外周免疫器官受相同抗原刺激后活化，经血液和淋巴液返回骨髓，在骨髓中分化成熟为浆细胞，产生大量抗体，并释放至血液循环。虽然在脾和淋巴结等外周免疫器官中也发生再次免疫应答，但抗体产生速度快，持续时间短；而在骨髓所发生的再次免疫应答，则缓慢而持久地产生大量抗体（主要是 IgG，其次是 IgA）。因此，骨髓是再次免疫应答血清抗体的主要来源。

骨髓功能缺陷时，不仅会严重损害机体的造血功能，而且导致严重的细胞免疫和体液免疫功能缺陷。如大剂量放射线照射可使机体的造血功能和免疫功能同时受到抑制或丧失，这时只有植入正常骨髓才能重建造血和免疫功能。将免疫功能正常个体的造血干细胞或淋巴样干细胞移植给免疫缺陷个体，使后者的造血及免疫功能全部或部分得到恢复，可治疗免疫缺陷和白血病。

二、胸腺

胸腺（thymus）是 T 细胞分化、发育、成熟的场所。

（一）胸腺的结构

人胸腺位于胸骨后、心脏上方，胸腺于胚胎第 9 周出现，20 周发育成熟，是发育最早的免疫器官。分左右两叶，由胚胎期第Ⅲ、Ⅳ对咽囊的内胚层分化而来，其表面有结缔组织形成的被膜，伸入胸腺实质形成许多小梁，将胸腺实质分隔成若干小叶。每个小叶的外层为皮质区（cortex），可分为浅、深两层。深部为髓质区（medulla），相邻小叶的髓质彼此相通（见图 1－3）。

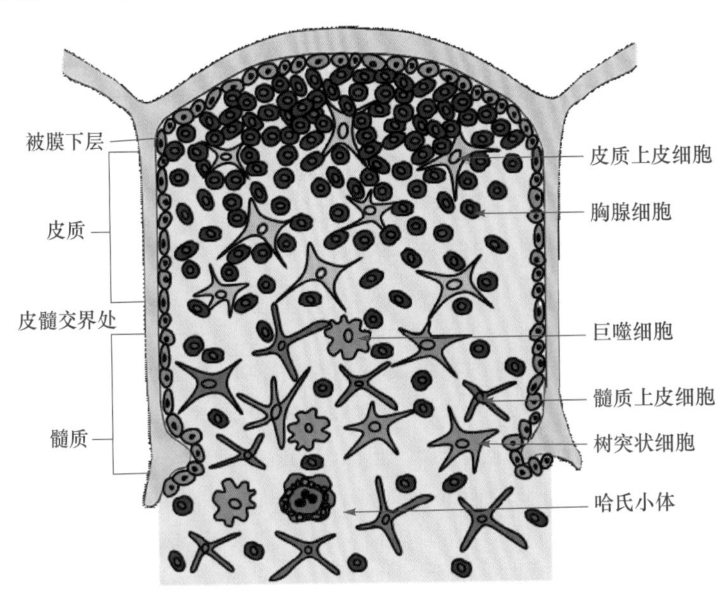

图 1－3 胸腺的结构

胸腺的结构和大小随年龄增长而发生变化。出生时重量约 10～15g，出生后两年内迅速增大，青春期达 30～40g。青春期后胸腺开始缓慢退化，老年期胸腺明显缩小，皮质和髓质被脂肪组织所取代，胸腺微环境改变，T 细胞发育成熟减弱。胸腺随年龄增长而萎缩的现象，被称为生理性胸腺萎缩，导致老年个体免疫功能减退，故容易发生感染和罹患癌症等疾病。

（二）胸腺微环境

胸腺实质由胸腺细胞和胸腺基质细胞（thymus stromal cells，TSC）组成。胸腺细胞是处于不同分化阶段的未成熟 T 细胞。TSC 包括胸腺上皮细胞（thymus epithelial cells，TEC）、巨噬细胞（macrophage，MΦ）、树突状细胞（dendritic cells，DC）和成纤维细胞等。胸腺上皮细胞呈星形，其突起相互连接成网状，间隙中充满胸腺细胞和少量其他细胞。从皮质浅层进入深层再到髓质，T 细胞逐渐发育成熟。

胸腺微环境（thymic microenvironment）主要由胸腺基质细胞（如胸腺上皮细胞、巨噬细胞及胸腺树突状细胞等）、细胞外基质及局部活性因子组成，是决定 T 细胞分化、增殖和选择性发育的重要条件。胸腺上皮细胞是胸腺微环境最重要的组分，以两种方式影响胸腺细胞的分化、发育及成熟。

1. 分泌细胞因子和胸腺肽类分子　胸腺上皮细胞可产生多种细胞因子（SCF、IL－1、IL－2、IL－6、IL－7、TNF－α、GM－CSF 和趋化因子等），通过与胸腺细胞表面相应受体结合，调节胸腺细胞的发育。胸腺上皮细胞还分泌胸腺肽类分子，包括胸腺素（thymosin）、胸腺肽（thymulin）、胸腺生成素（thymopoietin）等，促进胸腺细胞分化、发育和增殖。

2. 细胞－细胞间相互接触　胸腺上皮细胞与胸腺细胞间可通过细胞表面分子的相互作用，诱导和促进胸腺细胞的分化、发育和成熟。

（三）胸腺的功能

1. T 细胞分化、发育和成熟的场所　由骨髓迁移至胸腺的祖 T 细胞（pro－T），经被膜下层→皮质→髓质移行，在胸腺微环境中，分别经过阳性选择和阴性选择过程，约 90% 以上的胸腺细胞凋亡，只有少部分胸腺细胞获得自身免疫耐受和 MHC 限制性，发育成熟为初始 T 细胞，经血循环到达外周免疫器官。早期主要形成 γδT 细胞，移出胸腺后主要分布于皮肤、黏膜，参与固有免疫应答。胚胎晚期并延续终生则主要形成 αβT 细胞，在胸腺发育成熟后经血液循环输送并定居在外周免疫组织器官，成为适应性免疫应答的关键细胞。若胸腺发育不全或缺失，则导致 T 细胞缺乏。如迪格奥尔格综合征（DiGeorge syndrom）患儿因先天性胸腺发育不全，缺乏 T 细胞，极易反复发生病毒性和真菌性感染，死亡率很高。

2. 免疫调节作用　胸腺上皮细胞产生的多种细胞因子和胸腺肽类分子，不仅可调控胸腺细胞的分化、发育，而且对外周免疫器官和免疫细胞也具有调节作用（如其缺陷则外周免疫器官发育不良）。

3. 自身耐受的建立　T 细胞在胸腺发育过程中，自身反应性 T 细胞通过其抗原受体（TCR）与胸腺基质细胞表面上的自身抗原肽－MHC 复合物发生高亲和力结合，引发阴性选择，启动细胞程序性死亡，消除或抑制自身反应性 T 细胞克隆，形成 T 细胞对自身抗原的中枢耐受。若胸腺基质细胞缺陷，阴性选择机制发生障碍，无法消除或抑制自身反应性 T 细胞克隆，出生后易患自身免疫病。

第二节 外周免疫器官与组织

外周免疫器官（peripheral immune organ）又称为次级免疫器官（secondary immune organ)，是成熟淋巴细胞定居的场所，也是 T、B 淋巴细胞对外来抗原产生免疫应答的主要部位。外周免疫器官与组织包括淋巴结、脾脏和黏膜相关淋巴组织。

一、淋巴结

淋巴结（lymph node）是结构最完备的外周免疫器官，广泛分布于全身非黏膜部位的淋巴通道汇集处。形态似豆形，大小为 1 ~ 25mm。人体约有 500 ~ 600 个淋巴结。身体浅表部位的淋巴结常位于凹陷隐蔽处（如颈部、腋窝、腹股沟等）；内脏的淋巴结多成群分布于器官门附近，与血管并列，如肺门淋巴结。淋巴结分布处是易受微生物或其他抗原性异物侵入的部位。淋巴结通过淋巴输入管及输出淋巴管构成淋巴细胞的再循环。并经集合淋巴管运至锁骨下静脉胸导管处注入血液循环分布全身。

（一）淋巴结的结构

淋巴结分为皮质和髓质两部分（见图 1 –4）。

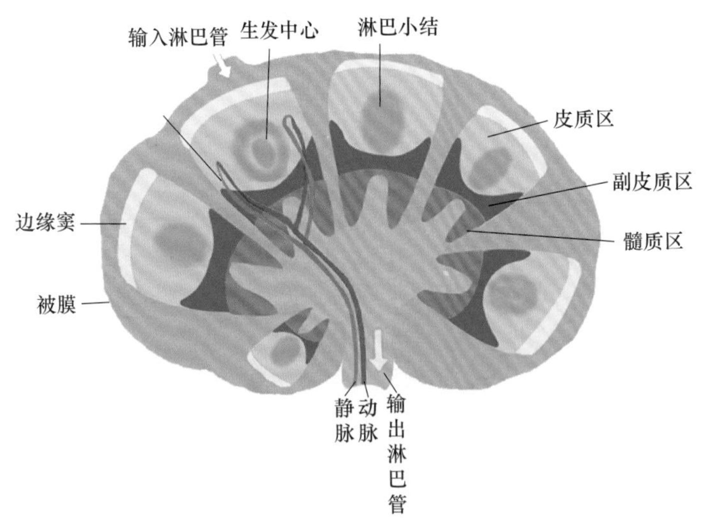

图 1 –4 淋巴结的结构

1. 皮质 皮质分为浅皮质区和深皮质区。被膜下层为浅皮质区，是 B 淋巴细胞定居的场所，称为非胸腺依赖区（thymus – independent area）。该区由大量 B 细胞聚集形成淋巴滤泡（primary lymphoid follicle），又称淋巴小结（lymph nodule），主要含未受抗原刺激的初始 B 细胞。受到抗原刺激后，即增殖发展为生发中心（germinal center,

GC），称次级淋巴滤泡（secondary lymphoid follicle），由大量增殖分化的 B 淋巴母细胞组成，并向内转移至淋巴结中心部髓索（medullary cord），分化为浆细胞并产生抗体。B 细胞缺陷时，皮质缺乏初级淋巴滤泡和生发中心。

深皮质区位于浅皮质区与髓质之间，又称副皮质区（paracortex），是 T 细胞定居的场所，称为胸腺依赖区（thymus – dependent area）。深皮质区中的毛细血管后微静脉（post – capillary venule，PCV），也称高内皮微静脉（high endothelial venule，HEV），由内皮细胞组成，是沟通血液循环和淋巴循环的重要通道，血液中的淋巴细胞由此部位可进入淋巴结。内皮细胞上有能识别淋巴细胞归巢受体的配体，又称血管地址素，可与淋巴细胞结合，在淋巴细胞再循环中起重要作用。

2. 髓质　髓质由髓索和髓窦组成。髓索由致密的淋巴细胞组成，主要为 B 细胞和浆细胞，也有部分 T 细胞及 MΦ。髓窦含有大量 MΦ，有较强捕捉、清除病原体的作用。

（二）淋巴结的功能

1. T 细胞、B 细胞定居与免疫应答发生的场所　淋巴结是成熟 T 细胞、B 细胞的主要定居部位。其中，T 细胞约占淋巴结淋巴细胞总数的 75%，B 细胞约占 25%。T 细胞、B 细胞在淋巴结中接受抗原刺激后，淋巴细胞增殖分化，产生免疫应答效应。例如 T 淋巴细胞分化成细胞毒性 T 细胞，B 淋巴细胞则转化为浆细胞产生抗体，执行特异性免疫功能。

2. 参与淋巴细胞的再循环　淋巴结深皮质区的 HEV 在淋巴细胞再循环中发挥重要作用。随血流而来的淋巴细胞穿越 HEV 进入淋巴结，再迁移至髓窦，经淋巴结的输出淋巴管汇入胸导管，最终经左锁骨下静脉返回血液循环，从而保持淋巴细胞在周身的循环。T 淋巴细胞再循环一周需 18～24 小时，B 淋巴细胞需 30 小时。淋巴细胞的再循环，使淋巴细胞能在体内各淋巴组织合理分布，增加淋巴细胞与相应抗原的接触机会，有利于发挥免疫应答作用，对维护机体免疫稳定起到重要的作用。

3. 过滤作用　侵入机体的病原微生物、毒素及其他有害物质，通常随淋巴液进入局部淋巴结，窦内 MΦ 吞噬、杀伤病原微生物，清除异物，从而起到净化淋巴液、防止病原体扩散的作用。

二、脾脏

脾脏（spleen）是胚胎时期的造血器官，自骨髓开始造血后，脾脏演变成体内最大的实体外周免疫器官，也是血液循环中的一个滤过器官，但无输入淋巴管，也无淋巴窦，有大量的血窦。

（一）脾脏的结构

脾脏外有结缔组织被膜，被膜向下伸展形成若干小梁。脾实质分为白髓和红髓两部分（见图 1－5）。

1. 白髓　白髓（white pulp）为密集的淋巴组织，由围绕中央动脉而分布的动脉周围淋巴鞘（periarteriolar lymphoid sheath，PALS）、脾小结（splenic nodule）和边缘区（marginal zone）组成，相当于淋巴结的皮质。进入脾内的动脉分支，在贯穿白髓的脾小

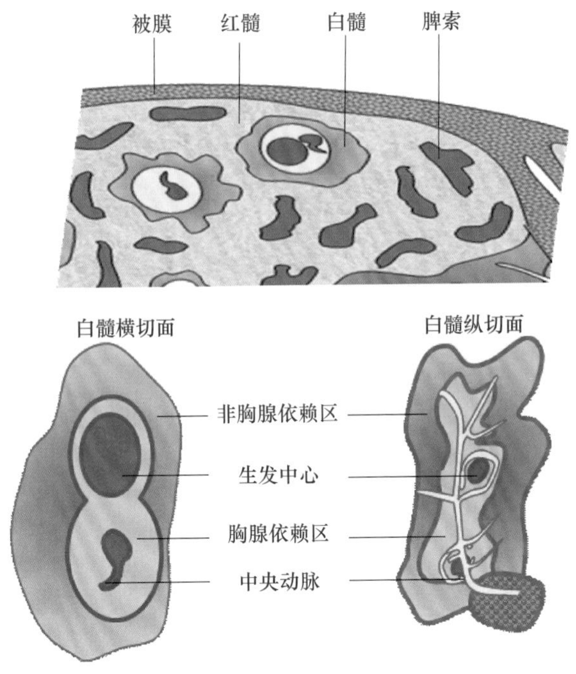

图 1－5　脾脏的结构

梁中形成中央动脉。中央动脉周围被 T 淋巴细胞包围，称为动脉周围淋巴鞘（PALS），是厚层弥散淋巴组织，由密集的 T 细胞、少量 DC 和 MΦ 组成，为 T 细胞区。PALS 的旁侧有脾小结，内含大量 B 细胞及少量 MΦ 和 FDC，为 B 细胞区。未受到抗原刺激时脾小结为初级淋巴滤泡，受到抗原刺激后形成生发中心，为次级淋巴滤泡。

白髓与红髓交界的狭窄区域为边缘区，内含 T 细胞、B 细胞和较多 MΦ。中央动脉的侧支末端在此处膨大形成边缘窦。边缘窦内皮细胞之间存在间隙，是淋巴细胞由血液进入淋巴组织的重要通道。

2. 红髓　包围白髓和边缘区的区域为红髓，量多，分布广，由脾索和脾血窦组成。脾索为索条状组织，主要含 B 细胞、浆细胞、MΦ 和 DC。髓索围成无数脾血窦，窦内为循环的血液，侵入血中的病原体等异物可被髓索内的巨噬细胞和树突状细胞捕捉、吞噬并加工提呈抗原，刺激 T 及 B 淋巴细胞增殖分化，产生免疫应答。

（二）脾脏的功能

1. T 细胞和 B 细胞定居的场所　脾脏是成熟淋巴细胞定居的场所。T 细胞约占脾脏中淋巴细胞的 40%，B 细胞约占 60%。脾脏与淋巴结相同点是都是各类免疫细胞居住的场所。

2. 免疫应答发生的场所　脾脏也是淋巴细胞接受抗原刺激发生免疫应答的重要部位。脾脏与淋巴结产生免疫应答的区别在于：脾脏是对血源性抗原产生免疫应答的主要场所，而淋巴结主要对淋巴液中的抗原产生免疫应答。脾脏是机体产生抗体的主要器官，在防御、免疫应答中具有重要地位。

3. 合成免疫活性物质　脾脏可合成如干扰素、补体、细胞因子等重要免疫活性物质。

4. 过滤功能 大约机体循环血液的90%流经脾脏，脾内的MΦ和DC均有较强的吞噬作用，可清除侵入血液循环中的病原体、免疫复合物、发生突变和衰老死亡的自身细胞以及其他异物，从而发挥过滤、净化血液的作用。

三、黏膜相关淋巴组织

黏膜相关淋巴组织（mucosa associated lymphoid tissue，MALT）又称为黏膜免疫系统（mucosal immune system，MIS），主要指呼吸道、消化道及泌尿生殖道黏膜固有层和上皮细胞下散在的淋巴组织，包括鼻相关淋巴组织、支气管相关淋巴组织和肠相关淋巴组织，是执行局部特异性免疫功能的主要场所。

黏膜是病原体等抗原性异物入侵机体的主要途径，人体黏膜表面积约为400m^2，机体约50%的淋巴组织位于黏膜，因此MALT构成了机体重要的防御屏障。

（一）MALT的组成

1. 鼻相关淋巴组织 鼻相关淋巴样组织（nasal – associated lymphoid tissue，NALT）包括咽扁桃体、腭扁桃体、舌扁桃体及鼻后淋巴组织，主要作用是防御经空气传播的病原微生物感染。NALT由淋巴小结及弥散淋巴组织构成。淋巴小结主要含B细胞，受抗原刺激后增殖，形成生发中心。

2. 支气管相关淋巴组织 支气管相关淋巴组织（bronchus – associated lymphoid tissue，BALT）主要分布于支气管上皮下，其结构与派氏集合淋巴结相似，滤泡中淋巴细胞受抗原刺激后增殖，形成生发中心，其中主要是B细胞，产生免疫应答。

3. 肠相关淋巴组织 肠相关淋巴组织（gut – associated lymphoid tissue，GALT）是位于肠黏膜下的淋巴组织，包括派氏集合淋巴结、阑尾、孤立淋巴滤泡、上皮内淋巴细胞和固有层弥散淋巴细胞等，其主要作用是抵御肠道病原微生物感染。其中，派氏集合淋巴结和上皮内淋巴细胞在摄取肠道抗原及黏膜免疫应答中发挥重要作用。

（二）MALT的功能及其特点

1. 行使黏膜局部免疫应答 MALT在呼吸道、消化道和泌尿生殖道黏膜构成了一道免疫屏障，是局部特异性免疫应答的主要场所，在黏膜局部抗感染免疫防御中发挥关键作用。

2. 产生分泌型IgA MALT中的B细胞多为产生分泌型IgA（SIgA）的B细胞。黏膜表面的SIgA在消化道、呼吸道、泌尿生殖道局部黏膜抵御病原体侵袭中发挥关键作用，SIgA也是通过母乳使婴儿获得被动免疫的关键成分。

第三节 淋巴细胞归巢与再循环

淋巴细胞经血液循环和淋巴循环进出外周免疫器官和组织，构成免疫系统的完整网络。既能及时动员免疫细胞，使之聚集于局部病原体等抗原存在部位，又能使这些部位的抗原经抗原提呈细胞摄取并携带至相应外周免疫器官或组织，进而活化T细胞和B细胞，从而发挥特异性免疫应答及效应。

一、淋巴细胞归巢

淋巴细胞归巢（lymphocyte homing）是指成熟淋巴细胞离开中枢免疫器官后，经血液循环趋向性迁移并定居于外周免疫器官或组织特定区域的过程。如 T 细胞定居于副皮质区，B 细胞定居于浅皮质区；不同功能的淋巴细胞亚群也可选择性地迁移至不同淋巴组织，如产生 SIgA 的 B 细胞定向分布于黏膜相关淋巴组织。

淋巴细胞归巢现象，是淋巴细胞表面表达的归巢受体（homing receptor）与外周免疫器官内皮细胞表面表达的相应黏附分子——血管地址素（vascular addressin）相互作用的结果。如初始 T 细胞表面表达的 L－选择素与 HEV 内皮细胞表面表达的 CD34 和 GlyCAM－1 相互作用，促使 T 细胞黏附于 HEV，继而迁移至外周免疫器官的 T 细胞区。

二、淋巴细胞再循环

淋巴细胞再循环（lymphocyte recirculation）是指定居于外周免疫器官的淋巴细胞，可由输出淋巴管经淋巴干、胸导管或右淋巴导管进入血液循环；淋巴细胞随血液循环到达外周免疫器官后，可穿越 HEV，并重新分布于全身淋巴器官和组织。简言之，淋巴细胞再循环是淋巴细胞在血液、淋巴液、淋巴器官或组织间反复循环的过程。参与再循环的淋巴细胞主要是 T 细胞，约占 80% 以上，其次为 B 细胞。

淋巴细胞再循环有多条途径。①淋巴结：淋巴细胞可随血液循环进入深皮质区，穿过 HEV 进入相应区域定居，随后再移向髓窦，经输出淋巴管汇入胸导管，最终由左锁骨下静脉返回血液循环；②脾脏：随脾动脉进入脾的淋巴细胞穿过血管壁进入白髓，然后移向脾索，再进入脾血窦，最后由脾静脉返回血液循环，只有少数淋巴细胞从脾输出淋巴管进入胸导管返回血液循环；③其他组织：随血液进入毛细血管的淋巴细胞可穿过毛细血管壁进入组织间隙，随淋巴液回流至局部引流淋巴结后，再经输出淋巴管进入胸导管和血液循环（见图 1－6）。

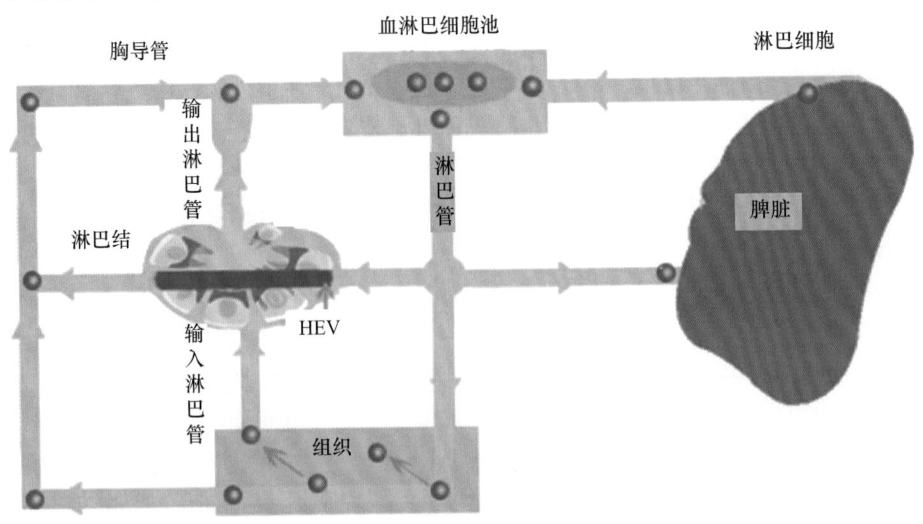

图 1－6　淋巴细胞再循环模式图

淋巴细胞再循环有重要的生物学意义：①增加淋巴细胞与抗原及抗原提呈细胞（APC）接触的机会，有利于适应性免疫应答的产生。②将免疫信息传递给全身各处的淋巴细胞和其他免疫细胞，有利于动员各种免疫细胞及效应细胞迁移至病原体、肿瘤或其他抗原性异物所在部位，从而发挥免疫效应。③淋巴组织可从反复循环中补充新的淋巴细胞，保证淋巴细胞在组织中均衡合理分布，有助于增强整个机体的免疫功能。因此，淋巴细胞再循环使机体所有免疫器官和组织联系成为一个有机整体，是维持机体正常免疫应答发挥免疫功能的必要条件。

小结

免疫系统由免疫器官和组织、免疫细胞及免疫分子组成，是机体执行免疫功能的物质基础。免疫器官可分为中枢免疫器官和外周免疫器官。中枢免疫器官由骨髓和胸腺组成，是免疫细胞发生、分化、发育和成熟的场所。骨髓既是各种血细胞和免疫细胞的来源，也是B细胞与NK细胞等发育、分化、成熟的场所。胸腺是T细胞分化、发育、成熟的场所。骨髓、胸腺微环境对B、T细胞的分化、增殖和选择性发育起着决定性作用。外周免疫器官包括淋巴结、脾脏和黏膜相关淋巴组织等，是成熟T、B细胞等免疫细胞定居的场所，也是发生免疫应答的部位。成熟淋巴细胞可通过淋巴细胞再循环运行于全身，以增强机体的免疫应答和免疫效应。

发现胸腺免疫功能的故事

胸腺免疫功能的发现是免疫学史上的一个里程碑。

300年前，人们不知道胸腺是免疫系统的一个重要组成部分，把胸腺和阑尾一样看待，认为是演化过程中的一个退化器官。如果一个孩子胸腺肿大的话，会被带到医院用X线照射破坏。

19世纪末20世纪初，有一大批学者认真地探索着，期待揭开胸腺的神秘面纱。直到20世纪60年代初，澳大利亚免疫学家米勒（Miller）和美国著名医生古德（Good）分别用切除新生小鼠和家兔胸腺的方法证明了胸腺的免疫功能。其过程是相当曲折而艰辛的。

1951年，一位54岁反复患肺炎的患者引起了古德的注意。进一步检查发现，病人患有胸腺良性肿瘤和无丙种球蛋白血症。患者巨大的胸腺肿瘤是否是产生无丙种球蛋白血症的原因呢？古德决定用实验证明。他切除了成年家兔的胸腺，用牛血清白蛋白免疫家兔，却没有获得成功的结果。50年代美国格立克（Glick）教授发现只有在鸟类生长发育的早期切除法氏囊，才能严重损害机体的免疫功能。古德了解到这一事实后深受启发，切除新生期家兔胸腺，重新进行实验获得了有意义的结果。

1958年米勒大学毕业后进行白血病发病机制的研究。他原是研究胸腺在小鼠白血病发病中的作用，并不知道格立克对法氏囊的研究，凭着青年人的敏锐直觉，应用了切除新生期小鼠胸腺的方法，结果没有发现胸腺对白血病的影响，却意外发现小鼠的免疫功能严重缺陷。

第二章　免疫细胞

免疫细胞是泛指所有参与免疫应答或与免疫应答有关的细胞及其始祖细胞。绝大多数免疫细胞由造血干细胞分化而来。根据功能，免疫细胞可分为固有免疫细胞和适应性免疫细胞。

第一节　固有免疫细胞

固有免疫细胞主要包括单核/巨噬细胞、树突状细胞、NK 细胞、NKT 细胞、γδT 细胞、B1 细胞、中性粒细胞、嗜酸性粒细胞、嗜碱性粒细胞和肥大细胞等（见图 2－1，表 2－1）。固有免疫细胞不表达特异性抗原识别受体，可通过吞饮、吞噬和模式识别受体或有限多样性抗原识别受体对病原体及其感染细胞、衰老损伤和畸变细胞表面某些共有的特定表位分子进行识别结合等方式摄取抗原（详见第八章），产生非特异性抗感染、抗肿瘤等免疫保护作用，同时参与适应性免疫应答的启动和效应过程。

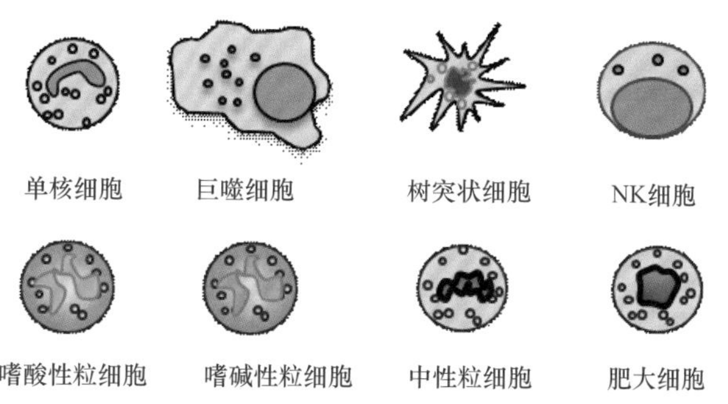

图 2－1　固有免疫细胞

一、单核/巨噬细胞

单核细胞（monocyte）约占血液中单个核细胞总数的 3%～8%，胞质富含溶酶体颗粒，其内含过氧化物酶、酸性磷酸酶和溶酶菌等多种酶类物质。

表 2-1 固有免疫细胞

细胞类型	来源及分化	分布	表面标志	生物学功能
单核细胞/巨噬细胞	来源于骨髓造血干细胞	血液/全身各组织器官	MHC 分子、黏附分子（LFA-3、ICAM-1 等）、共刺激分子（B7、CD40）、补体受体（CR1、CR3、CR4 等）、Fc 受体（FcγR 等）、细胞因子受体（IL-1R、IL-2R、TNFR、M-DSFR、IFNα/βR）	1. 吞噬消化功能 2. 抗原提呈功能 3. 免疫调节作用 4. 参与炎症反应
树突状细胞	主要由骨髓中髓样干细胞分化而来，部分由淋巴样干细胞分化而来	分布较广，分布于淋巴滤泡、淋巴细胞胸腺依赖区、表皮和胃肠上皮层内、输入淋巴管内等	抗原提呈分子（MHC-Ⅰ和 MHC-Ⅱ）、共刺激因子（CD80/B7-1、CD86/B7-2、CD40、CD40L 等）、黏附因子（ICAM-1、ICAM-2、ICAM-3、LFA-1、LFA-3）等	提呈抗原并激活初始 T 细胞启动适应性免疫应答
自然杀伤细胞	来源于骨髓淋巴样干细胞，在骨髓或胸腺中分化成熟	主要分布于骨髓、外周血、肝脏、脾脏、肺脏和淋巴结	$CD16^+$、$CD56^+$、CD57、CD59、CD11b、CD94、LAK-1、TCR、mIg 等	1. 抗感染作用 2. 杀伤肿瘤细胞 3. 免疫调节作用
自然杀伤 T 细胞	在胸腺或胚肝中分化发育	主要分布于骨髓、肝脏和胸腺，少量在脾脏、淋巴结和外周血中	$CD56^+$、TCRαβ-CD3 复合体	1. 杀伤某些肿瘤和病原体感染的靶细胞 2. 参与体液免疫应答或细胞免疫应答，增强机体抗感染和抗肿瘤作用
γδT 细胞	在胸腺中分化发育	主要分布于肠道、呼吸道及泌尿生殖道等黏膜和皮下组织	$CD4^-$、$CD8^-$、$CD8^+$	1. 杀伤病毒感染细胞和肿瘤细胞 2. 介导炎症反应或参与免疫调节
B1 细胞	主要在胎肝中发育，少部分由成人骨髓产生	主要分布于胸膜腔、腹膜腔和肠道固有层中	$CD5^+$、$mIgM^+$	1. 早期抗感染免疫 2. 清除变性的自身抗原
中性粒细胞	来源于髓样干细胞	分布于外周血中	IL-8R、IgGFcR 和补体 C3R、C5aR	1. 具有很强趋化和吞噬能力，吞噬杀伤病原体 2. 通过调理作用或 ADCC 作用参与炎症反应
嗜酸性粒细胞	来源于髓样干细胞	主要分布于呼吸道、消化道和泌尿生殖道黏膜组织中，少量分布于外周血中	免疫球蛋白 Fc 片断和补体 C3 的受体	1. 参与抗寄生虫感染 2. 在Ⅰ型超敏反应中发挥负调节作用 3. 选择性吞噬抗原抗体复合物

续表

细胞类型	来源及分化	分 布	表面标志	生物学功能
嗜碱性粒细胞	来源于髓样干细胞	分布于外周血中	补体 C3aR、C5aR、C567R、IgEFcR	1. 释放活性介质，引起Ⅰ型超敏反应 2. 可能参与机体抗寄生虫免疫应答 3. 也参与机体抗肿瘤免疫应答
肥大细胞	来源于髓样干细胞	分布于结缔组织和黏膜上皮内	IgEFcR（FcεR）、MHC 分子、协同刺激分子（B7－1 和 B7－2）、CD40、CD40L	1. 释放活性介质，引起Ⅰ型超敏反应 2. 加工、提呈抗原，启动免疫应答 3. 分泌细胞因子及趋化因子，参与免疫调节

（一）单核/巨噬细胞的来源、分化和组织分布

在骨髓中造血干细胞经单核母细胞，在某些细胞因子（M－CSF 及单核细胞生长因子）的作用下，发育成前单核细胞，并分化成单核细胞。单核细胞离开骨髓到达血液，在血液中短暂停留（12～24 小时）后，进入表皮棘层分化为朗格汉斯细胞，或穿越血管内皮细胞移行到全身各组织器官，发育成熟为巨噬细胞（macrophages，MΦ）。在组织器官中定居的 MΦ 寿命较长，能存活数天至数月不等。流经肝、脾、淋巴结和结缔组织等处，局部定居下来的 MΦ 具有不同的名称和功能，如肝脏中的库谱弗细胞（Kuffer cell）、肺脏中的肺泡巨噬细胞、骨组织中的破骨细胞和中枢神经系统中的小胶质细胞等，在机体免疫反应中发挥着重要作用。

（二）巨噬细胞表面受体

MΦ 表面具有多种模式识别受体、调理性受体和细胞因子受体，发挥着重要生物学功能，如 MHC 分子、黏附分子（LFA－3、ICAM－1 等）、共刺激分子（B7、CD40）、补体受体（CR1、CR3、CR4 等）、Fc 受体（FcγR 等）、细胞因子受体（IL－1R、IL－2R、TNFR、M－DSFR、IFNα/βR）等，这些表面受体不仅参与细胞黏附及对颗粒物的摄取、提呈，也介导相应配体触发的跨膜信号转导，促使细胞活化和游走，并影响细胞分化和发育等。

（三）巨噬细胞的主要生物学功能

1. 吞噬消化功能 MΦ 具有强大的吞噬功能，可将病原体等大颗粒抗原摄入胞内，形成吞噬体，再与溶酶体融合形成吞噬溶酶体，通过氧依赖性和氧非依赖性系统，在多种酶的作用下，杀伤清除病原体，杀伤胞内寄生菌和肿瘤等靶细胞，在抗感染、自身稳定和抗肿瘤免疫中发挥重要作用。

2. 抗原提呈功能 MΦ 是一类重要的专职抗原提呈细胞（APC），可经吞噬、胞饮

或受体介导的胞吞作用摄取抗原。进入 MΦ 胞内的抗原被加工处理，所形成的抗原肽 - MHC 分子复合物表达于细胞膜表面，提呈给 $CD4^+$ T 细胞，增强适应性免疫应答。

3. 免疫调节作用 MΦ 对免疫应答具有双向调节作用。IL - 1、IL - 6、IL - 12 和 IFN - γ 激活 T 细胞增强免疫应答为正调节，相反，MΦ 在过度活化时可分泌 TGF - β、PGE、氧自由基分子等免疫抑制性物质，抑制免疫细胞的活化，从而抑制免疫应答为负调节，维持机体免疫功能的平衡。

4. 参与炎症反应 MΦ 是炎症反应的中心效应细胞和调节细胞，感染部位产生的 MCP - 1、GM - CSF 和 IFN - γ 等细胞因子可募集和活化 MΦ；活化的 MΦ 又可以通过分泌 MIP - 1α/β、MCP - 1、IL - 8 等趋化因子、IL - 1 等促炎细胞因子或其他炎性介质参与和促进炎症反应。

二、树突状细胞

树突状细胞（dendritic cell，DC）是目前所知提呈抗原功能最强的专职性抗原提呈细胞（antigen - presenting cell，APC），因成熟细胞具有许多树突样突起而得名。与其他 APC 不同的是能够刺激初始 T 细胞增殖，而 MΦ、B 细胞则仅能刺激已活化的或记忆性 T 细胞，故 DC 是机体免疫应答的启动者。

（一）树突状细胞的来源、分化和组织分布

DC 主要由骨髓中髓样干细胞分化而来。与单核 - 吞噬细胞有共同的前体细胞，这些髓系来源的 DC 称为髓样 DC（myeloid DC，MDC）。部分 DC 由淋巴样干细胞分化而来，与淋巴细胞有共同的前体细胞，此类淋巴系来源的 DC 称为淋巴样 DC（lymphoid DC，LDC）。

DC 的分布较广，如定位于淋巴滤泡的称为滤泡树突细胞（FDC），定位于淋巴细胞胸腺依赖区者称为并指状细胞（IDC），位于表皮和胃肠上皮层内的称朗格汉斯细胞（LC），分布于输入淋巴管内的称为隐蔽细胞（VC）等。

（二）DC 的主要生物学功能

DC 能提呈抗原并激发免疫应答，尤其是能激活初始 T 细胞，启动适应性免疫应答。DC 主要通过吞饮、吞噬和受体（Fc 受体、甘露糖受体等）介导的内吞作用摄取抗原。外来抗原物质被 DC 摄取后，在细胞内酶（溶酶体酶）的作用下降解为小分子肽段，与 MHC - Ⅱ类分子结合，形成复合物表达于 DC 表面，再提呈给 $CD4^+$ T 淋巴细胞，完成抗原提呈功能。此外，在胸腺内 DC 是对 T 细胞在发育过程中进行阴性选择最重要的细胞，通过排除自身应答性 T 细胞克隆，参与中枢耐受的诱导。DC 分泌多种细胞因子（如 IL - 1、IL - 6、IL - 8、IL - 12、IFN - α 及 GM - CSF 等），能调节免疫细胞分化、发育、活化及迁移等。

三、自然杀伤细胞

自然杀伤（natural killer，NK）细胞具有细胞毒效应，无需抗原预先致敏就能自发地杀伤靶细胞，故名。

（一）NK 细胞的来源、组织分布和表面标志

自然杀伤细胞来源于骨髓淋巴样干细胞，在骨髓或胸腺中分化成熟，主要分布于骨髓、外周血、肝脏、脾脏、肺脏和淋巴结。目前将具有 TCR^-、mIg^-、$CD56^+$、$CD16^+$ 表型的淋巴样细胞鉴定为人 NK 细胞；NK1.1 和 Ly49 是小鼠 NK 细胞表面特征性标志。NK 细胞不表达 T、B 细胞特有的 TCR、BCR、CD4 和 CD8 分子，目前将具有典型的 NK 样活性的 $CD3^-$、$CD56^+$、$CD57^+$、$CD16^+$ 淋巴样细胞鉴定为 NK 细胞。NK 细胞具有识别正常自身组织细胞和体内异常组织细胞的能力，表现为仅杀伤病毒感染细胞和突变的肿瘤细胞，而对宿主正常组织细胞一般无细胞毒作用。

（二）NK 细胞的表面受体

NK 细胞表面具有两类受体：一类是可激发 NK 细胞杀伤作用的受体，称为杀伤细胞活化受体（killer activatory receptor，KAR）；另一类是能够抑制 NK 细胞杀伤作用的受体，称为杀伤细胞抑制受体（killer inhibitory receptor，KIR）（见图 2-2）。KAR 与靶细胞表面相应糖类配体结合后，通过免疫受体酪氨酸活化基序（ITAM）信号转导途径介导杀伤效应；KIR 与靶细胞表面自身 MHC-Ⅰ类分子结合，可启动杀伤抑制信号，该信号在胞内起主导作用，能阻断杀伤信号的传递。宿主组织细胞表面均表达自身 MHC-Ⅰ类分子，正常情况下 KIR 介导的抑制性作用占主导地位，表现为 NK 细胞失活，对自身组织细胞产生耐受。

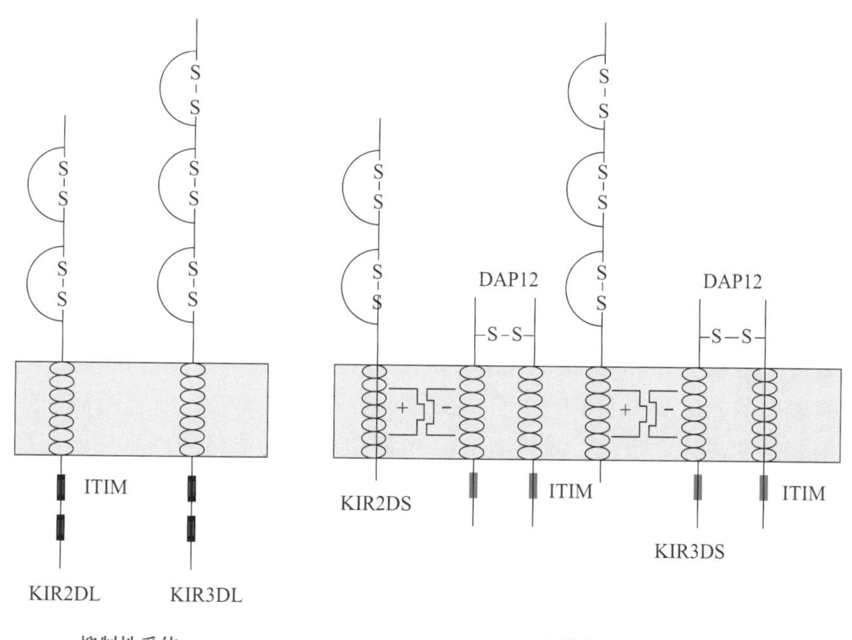

图 2-2　KIR 的抑制性受体和活化性受体结构

（三）NK 细胞的主要生物学功能

1. 抗感染作用　NK 细胞具有杀伤病毒感染的细胞、杀伤胞内寄生菌、杀伤真菌作

用。通过释放各种细胞因子溶解被病毒感染的细胞，同时，NK 细胞通过分泌、释放多种细胞因子（如 IFN－γ 和 IFN－α 等）干扰病毒复制。

2. 杀伤肿瘤细胞 NK 细胞具有广谱抗肿瘤效应，也可通过 ADCC 效应杀伤被特异性抗体包被的肿瘤细胞，通过释放穿孔素、颗粒酶等机制杀伤靶细胞。

3. 免疫调节作用 NK 细胞通过释放多种细胞因子（如 IFN、GM－CSF 等）对机体免疫功能进行调节，增强机体抗感染能力。

四、固有样淋巴细胞

NKT 细胞、γδT 细胞和 B1 细胞是一类介于固有免疫细胞和适应性免疫细胞之间的固有样淋巴细胞（innate－like lymphocytes，ILLs）。此类细胞存在于某些特殊部位，其抗原识别受体（TCR 或 BCR）为有限多样性，可直接识别某些靶细胞或病原体所共有的特定表位分子，并在未经克隆扩增条件下，通过趋化募集、迅速活化发生应答，产生免疫效应。

（一）自然杀伤 T 细胞（NKT 细胞）

NKT 细胞是指既表达 NK 细胞表面标志 CD56（小鼠 NK1.1）又表达 T 细胞表面标志 TCRαβ－CD3 复合体的淋巴细胞。NKT 细胞在胸腺或胚肝中分化发育，主要分布于骨髓、肝脏和胸腺，在脾脏、淋巴结和外周血中也有少量存在。NKT 细胞可直接识别靶细胞表面 CD1 提呈的磷脂和糖脂类抗原，并迅速活化产生应答；也可被 IL－12 和 IFN－γ 等细胞因子激活迅速产生应答。活化 NKT 细胞可通过分泌穿孔素、颗粒酶或 Fas/FasL 途径杀伤某些肿瘤和病原体感染的靶细胞；也可通过分泌 IL－4 或 IFN－γ，分别诱导初始 T 细胞向 Th2 或 Th1 细胞分化，参与体液免疫应答或细胞免疫应答，增强机体抗感染和抗肿瘤作用。

（二）γδT 细胞

γδT 细胞在胸腺中分化发育，主要分布于肠道、呼吸道及泌尿生殖道等黏膜和皮下组织，在皮肤、黏膜免疫过程中起重要作用，具有抗感染、抗肿瘤、免疫监视和免疫调节作用，维持免疫耐受。γδT 细胞不识别 MHC 分子提呈的抗原肽，可直接识别：①某些肿瘤细胞表面的 MICA 和 MICB 分子；②某些病毒蛋白或感染细胞表面的病毒蛋白；③感染细胞表达的热休克蛋白；④感染细胞表面 CD1 分子提呈的糖脂或磷脂类抗原等。活化 γδT 细胞可通过释放穿孔素、颗粒酶和表达 FasL 等方式杀伤病毒感染细胞和肿瘤细胞；还可分泌 IL－17、IFN－γ 和 TNF－α 等细胞因子介导炎症反应或参与免疫调节。

（三）B1 细胞

B1 细胞在个体发育过程中出现较早，主要在胎肝中发育，少部分由成人骨髓产生。B1 细胞主要分布于胸膜腔、腹膜腔和肠道固有层中，是具有自我更新能力的 $CD5^+$、$mIgM^+$ B 细胞。B1 细胞表面 BCR 缺乏多样性，可直接识别结合某些病原体或变性自身成分所共有的抗原表位分子，迅速活化产生应答。B1 细胞识别的抗原主要包括：①某些细菌表面共有的多糖类 TI 抗原，如细菌脂多糖、细菌荚膜多糖和葡聚糖等；②某些变性的自身抗原，如变性 Ig 和变性单股 DNA 等。B1 细胞介导的体液免疫应答具有以下特点：①接受细菌多糖或变性自身抗原刺激后，48 小时内即可产生以 IgM 为主的低亲和力抗体，这对机体早期抗感染免疫和清除变性自身抗原具有重要作用；②增殖、分化过程中一般不发生 Ig 类别转换；③无免疫记忆，再次接受相同抗原刺激后，其抗体效价与初次应答无明显差别。

五、其他固有免疫细胞

（一）中性粒细胞

中性粒细胞（neutrophils）来源于髓样干细胞，约占外周血单个核细胞总数的 60% ~ 70%。中性粒细胞的胞浆中含有大量分布均匀的颗粒，这些颗粒多是溶酶体，内含髓过氧化酶、溶菌酶、碱性磷酸酶和酸性水解酶等丰富的酶类，与中性粒细胞的吞噬和消化功能密切相关。

中性粒细胞消化和杀伤病原体的过程通过氧依赖性和氧非依赖性机制完成。氧依赖性杀伤机制主要由呼吸爆发完成。中性粒细胞吞噬异物后随之活化，在短时间内耗氧量显著增加，这一现象称为呼吸爆发（respiratory burst），随即激活细胞膜上的氧化酶——还原型辅酶Ⅰ（NADH）和还原型辅酶Ⅱ（NADPH），催化分子氧还原为超氧阴离子（O_2^-）、游离羟基（OH^-）、过氧化氢（H_2O_2）和单态氧（$^1O_2$）等反应性氧中间物（ROI），这些 ROI 具有很强的氧化和细胞毒作用，可有效杀伤病原体。在中性粒细胞和单核细胞中，过氧化氢还能与卤化物、髓过氧化物酶（MPO）组成 MPO 杀菌系统，产生强大杀菌效应。反应性氮中间物（RNI）杀伤系统中，中性粒细胞等活化后产生的一氧化氮合酶（NOS）在 NADPH 或四氢生物蝶呤（tetrahydrobiopterin）存在条件下，催化 L-精氨酸产生 NO，发挥杀菌和细胞毒作用。氧非依赖性机制主要通过细胞内的酸性 pH 环境、溶菌酶和防御素（defensin）及细胞分泌的 TNF-α 导致靶细胞破坏。中性粒细胞还可以通过补体依赖性（CDC）和抗体依赖性（ADCC）途径发挥吞噬和杀伤效应，为适应性免疫启动赢得足够的时间。

（二）嗜酸性粒细胞

嗜酸性粒细胞（eosinophil）在正常人体外周血中，其绝对值为（0.05 ~ 0.5）$\times 10^9$/L，组织中嗜酸性粒细胞的数量是外周血中的 100 倍左右，主要分布于呼吸道、消化道和泌尿生殖道黏膜组织中。细胞内嗜酸性颗粒中含有多种酶类，如过氧化物酶、酸性磷酸酶、组胺酶、芳基硫酸酯酶、磷脂酶 D、血纤维蛋白溶酶、碱性组蛋白酶等。

在超敏反应和寄生虫感染时，嗜酸性粒细胞会被募集到炎症或感染部位，导致局部组织和外周循环中的嗜酸性粒细胞明显增多。嗜酸性粒细胞主要参与抗寄生虫感染；在Ⅰ型超敏反应中，嗜酸性粒细胞可分泌某些酶类等活性物质，发挥负调节作用。此外，嗜酸性粒细胞对组胺和淋巴因子有一定的反应性。嗜酸性粒细胞具有吞噬能力，主要是选择性吞噬抗原抗体复合物，但吞噬缓慢。其溶酶体可对吞噬物进行酶解，补体和抗体能够加强其吞噬功能。在慢性炎症中主要参与表皮增生和纤维生成。嗜酸性粒细胞分泌的 IL-1α、IL-6、IL-8、TNF-α、TGF-α 和 TGF-β 均在急性和慢性炎症反应中发挥作用。

（三）嗜碱性粒细胞

嗜碱性粒细胞（basophil）是正常人外周血中含量最少的单个核细胞，其绝对值为（0.001～0.1）×10^9/L。嗜碱性粒细胞膜表面表达补体C3a、C5a、C567受体，以及IgE的Fc受体（FcεRⅠ）。

变应原与已结合在嗜碱性粒细胞表面FcεRⅠ上的特异性IgE抗体结合导致FcεR的交联，可触发细胞脱颗粒，释放出多种生物活性介质，在Ⅰ型超敏反应中发挥重要作用。过敏毒素C3a、C5a与嗜碱性粒细胞膜表面受体结合也可触发嗜碱性粒细胞脱颗粒。非免疫学因素包括物理化学因素如高温、电离辐射、毒素等和内源性介质如组织蛋白酶、阳离子蛋白等亦可诱发嗜碱性粒细胞脱颗粒。另外，近年来研究表明，嗜碱性粒细胞可能参与机体抗寄生虫免疫应答。病原体感染引起嗜碱性粒细胞非特异性地分泌大量的IL－4、IL－13，可能是机体Th2类免疫应答重要的触发因素。嗜碱性粒细胞也参与机体抗肿瘤免疫应答，肿瘤灶局部除淋巴细胞和巨噬细胞浸润外，也有嗜碱性粒细胞，且浸润程度与患者预后相关。

（四）肥大细胞

肥大细胞（mast cell）来源于骨髓造血干细胞，在祖细胞时期便迁移至外周组织中，就地发育成熟。肥大细胞表面表达大量IgE Fc受体（FcεR），每个肥大细胞表面FcεRⅠ的数目约4万～10万。胞内含有大量颗粒，在IgE抗体介导下可发生脱颗粒，释放出颗粒中预合成的介质和新合成的介质（组胺、蛋白水解酶、肝素和趋化因子），释放的介质立即直接作用于靶细胞、靶组织、靶器官，引起Ⅰ型超敏反应。

另外，肥大细胞还具有吞噬功能。近年来发现，肥大细胞表达MHC分子、协同刺激分子（B7－1和B7－2），功能上可作为APC，能加工、提呈抗原，启动免疫应答。此外，肥大细胞还表达CD40和CD40L，促进T、B细胞和APC的活化。肥大细胞能分泌细胞因子IL－1、IL－3、IL－4、IL－5、IL－6、IL－8、IL－10、IL－12、IL－13、GM－CSF、TNF及趋化因子等，参与免疫调节，发挥免疫效应功能。色素性荨麻症即是一种肥大细胞病；肥大细胞还可能参与风湿性关节炎的发生发展。

第二节　适应性免疫细胞

适应性免疫细胞是指在适应性免疫应答中发挥特异性识别抗原和发挥效应的细胞。T淋巴细胞和B淋巴细胞是执行适应性免疫应答的关键细胞，二者表面有特异性抗原受体，在识别抗原的基础上可发生克隆扩增和分化，故也称为免疫活性细胞。

一、T淋巴细胞

T淋巴细胞（T lymphocyte）简称T细胞，起源于骨髓中的淋巴样干细胞，随血流到达胸腺，在胸腺中发育成熟。T细胞在外周血中占淋巴细胞的65%～75%，在胸导管中可高达95%以上。成熟的T细胞离开胸腺后经血流分布于外周免疫器官，主要介导细胞免疫应答、调节机体的免疫功能等。

（一）T细胞的分化发育

1. T细胞在胸腺中的发育 来源于骨髓的淋巴样前体细胞经血液到达胸腺，称为前T细胞，从胸腺的浅皮质区向深皮质区、髓质区移行，并在胸腺微环境中多种因素的共同作用下分化、成熟，故又称为胸腺依赖性淋巴细胞（thymus - dependent lymphocyte）。T细胞在胸腺内的分化发育需经历3个时期：①双阴性期：前T细胞表面既不表达CD4分子，也不表达CD8分子，称为双阴性细胞（double negative cell，DN细胞）；②双阳性期：DN细胞先表达出CD8分子，后表达出CD4分子，形成$CD4^+CD8^+$双阳性细胞（double positive cell，DP细胞）；③单阳性期：DP细胞在胸腺中经历阳性选择和阴性选择后，分化为$CD4^+CD8^-$或$CD4^-CD8^+$ T细胞，即单阳性细胞（single positive cell，SP细胞），然后迁移出胸腺，进入外周免疫器官或外周血中。

2. T细胞抗原受体（TCR）的发育 TCR是T细胞的抗原受体（T cell receptor，TCR），是所有T淋巴细胞的表面标志，它与CD3分子以非共价键结合的方式形成稳定的TCR - CD3复合物。T细胞通过TCR特异性识别抗原，并通过CD3分子向细胞内传递抗原信号。在T细胞的胸腺发育过程中，TCR的发育和成熟是核心。每个T细胞表面约有3000～30000个TCR，TCR分子通过二硫键将两条肽链连接形成异二聚体，两条肽链可分别由α链和β链，或者γ链和δ链组成。约95%的成熟T细胞的TCR是由α链和β链二条肽链组成，其中β链的重排是TCR发育的关键所在。在双阴性期TCR的β链开始基因重排，β链重排成功则T细胞继续发育，否则T细胞发生凋亡。β链表达成功后诱导和促进前T细胞α链的前体pTα与β链组成pTα：β受体，即前受体（pTCR）。在IL - 17等细胞因子的诱导下，在前T细胞增殖活跃的基础上，配合CD8与CD4表达，促进α链的基因重排与表达，pTα表达关闭，最后细胞表达功能性的αβTCR。

3. T细胞的胸腺选择过程 T细胞在胸腺中的发育需要经历两次选择过程，获得识别抗原的MHC限制性和自身耐受性才能发育为成熟的T细胞。

（1）阳性选择 DP细胞在胸腺皮质中，与胸腺上皮细胞表达的抗原肽 - MHC分子复合物相互结合，可继续分化为$CD4^+$或$CD8^+$单阳性细胞。若与MHCⅠ类分子以适度亲和力结合，DP细胞的CD8表达增高，CD4表达逐渐降低并关闭；若与MHCⅡ类分子以适度亲和力结合，DP细胞的CD4表达增高，CD8表达逐渐降低并关闭，从而分化为$CD4^-CD8^+$或$CD4^+CD8^-$的SP细胞，此过程称为胸腺的阳性选择。如果DP细胞和所有MHCⅠ类分子或MHCⅡ类分子均不能结合，则发生细胞凋亡而被清除，凋亡细胞占DP细胞的95%以上阳性选择的生物学意义是使T细胞在识别抗原时获得了MHC限制性。

（2）阴性选择 经历了阳性选择的T细胞，继续向胸腺的皮、髓质交界处及髓质区移行。此时，若T细胞的TCR能与该处胸腺树突状细胞、巨噬细胞表达的MHC分子与自身肽形成的自身肽 - MHC分子复合物以高亲和力结合，则相应的T细胞发生克隆凋亡，以保证外周免疫器官中不含有针对自身成分的T细胞。而不能识别该复合物的T细胞则继续发育为成熟的T细胞，此即阴性选择。阴性选择的生物学意义是清除自身反应性T细胞，使T细胞获得对自身抗原的耐受性。T细胞的胸腺选择过程见图2 - 3。

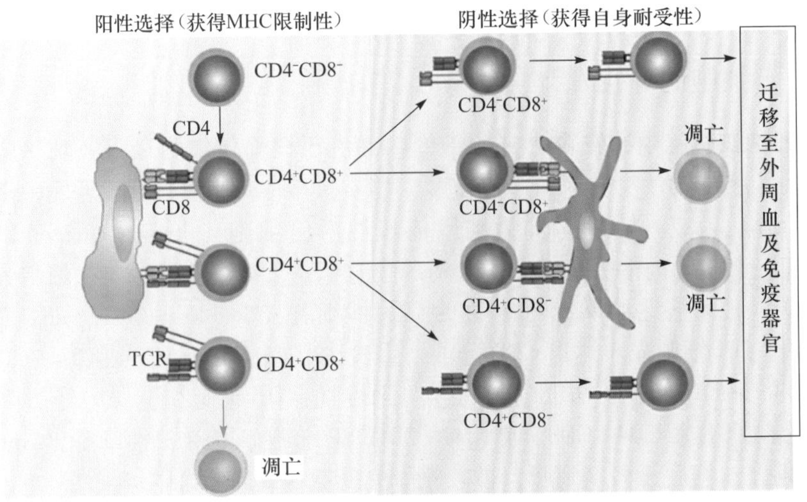

图 2－3 T 细胞的胸腺选择过程

（二）T 细胞的表面分子

机体发生免疫应答是一个非常复杂的过程，需要 T 细胞与其他免疫细胞共同协调作用才能完成。T 细胞表面许多重要的膜分子，就是 T 细胞识别抗原以及与其他免疫细胞相互作用、接受信号刺激并产生免疫应答的物质基础。

1. TCR－CD3 复合体 TCR－CD3 复合体是 T 细胞抗原受体（T cell receptor，TCR）与 CD3 分子以非共价键方式结合形成的复合体。TCR 特异性识别抗原，产生的信号通过 CD3 分子转导入细胞内。TCR 是由两条不同的肽链构成的异二聚体。除少数 T 细胞（约 5%）的 TCR 是由 γ 链、δ 链组成外，大多数 T 细胞的 TCR 均是由 α 链和 β 链组成的二聚体。TCR 的两条肽链均由胞外区、跨膜区、胞浆区三个部分组成，胞外区又分为可变区（V 区）与恒定区（C 区）。V 区是抗原结合的部位，具有多样性。TCR 只能识别经 MHC 分子提呈的抗原肽。

CD3 表达于所有成熟 T 细胞的表面，是 T 细胞的重要分子。它是由 γ、δ、ε、ξ 和 η 链五种肽链以非共价键形式结合组成的复合分子，由胞外区、跨膜区和胞浆区组成。其中胞浆区含有免疫受体酪氨酸活化基序（ITAM），可转导细胞的活化信号。TCR 与 CD3 分子总是以 TCR－CD3 复合体的形式出现在 T 细胞膜上。TCR 特异性地识别抗原分子中的 T 细胞表位，通过 CD3 将特异性信号转导至细胞内。TCR－CD3 复合体的结构见图 2－4。

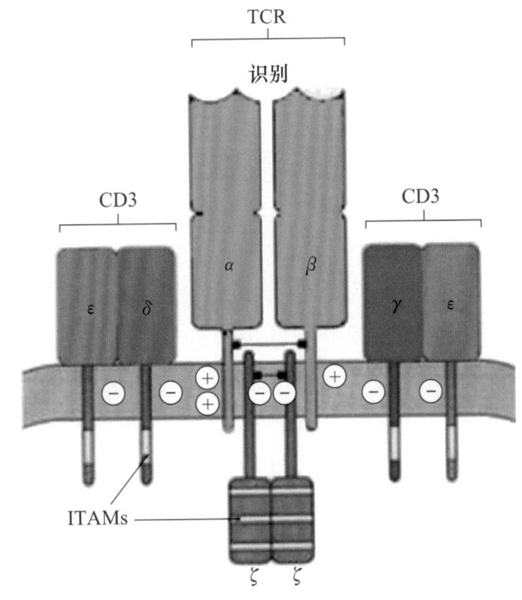

图 2－4 TCR－CD3 复合体

2. TCR 的共受体——CD4、CD8　CD4 和 CD8 均是 T 细胞的共受体，但分别表达在不同的 T 细胞亚群上，即成熟的 T 细胞只表达 CD4 或 CD8 分子，两种 T 细胞分别称为 $CD4^+$ T 细胞或 $CD8^+$ T 细胞。CD4 和 CD8 分子可分别与 MHC Ⅱ类分子和 MHC Ⅰ类分子结合，增强 T 细胞与抗原提呈细胞或靶细胞之间的相互作用，并辅助 TCR 识别抗原。CD4 分子是一种单链跨膜蛋白，胞外区有 4 个 Ig 样结构域，其中远端的 2 个结构域可与 MHC Ⅱ类分子的非多态区（β2 结构域）结合；而 CD8 分子是由 α 链和 β 链组成的异二聚体，α 链和 β 链的胞外区各有一个 Ig 样结构域，可与 MHC Ⅰ类分子的 α3 功能区结合。CD4 和 CD8 分子的主要功能是辅助 TCR 识别抗原和参与 T 细胞活化信号的转导。

3. 共刺激分子——CD28、CD154、CD2　T 细胞的活化需要有两个活化信号刺激，不仅需要由 TCR－CD3 复合物提供第一活化信号，还必须有共刺激信号（第二活化信号）。在 T 细胞膜上已发现有多种与共刺激信号有关的分子，称之为共刺激分子。与 T 细胞活化有关的主要共刺激分子包括：①CD28：CD28 可表达于所有的 $CD4^+$ T 淋巴细胞和 50% 的 $CD8^+$ T 淋巴细胞的表面，与 B7 分子家族（CD80、CD86）结合后，为 T 细胞的活化提供第二信号；②CD154：又称 CD40 配体（CD40L），主要表达于活化的 T 细胞表面，能与 B 细胞表面的相应受体 CD40 结合，是 B 细胞活化的共刺激信号，同时又可通过增强 APC 上 B7 的表达及分泌 T 细胞分化相关的细胞因子进一步促进 T 细胞活化；③CD2：又称淋巴细胞功能相关抗原 2（lymphocyte function associated antigen－2，LFA－2）或绵羊红细胞受体（SRBCR），表达于成熟 T 细胞，其配体为 APC 或靶细胞上的 CD58 分子。CD2 与配体结合可加强 T 细胞与 APC 或靶细胞间的黏附，促进 T 细胞的活化。

4. 负调节分子——CD152、PD－1　CD152 也称为细胞毒性 T 细胞活化抗原－4（CTL activation antigen－4，CTLA－4），结构上与 CD28 分子高度同源，主要表达于活化的 $CD4^+$ T 细胞及 $CD8^+$ T 细胞上，是典型的负调节分子。CD152 的胞浆区有免疫受体酪氨酸抑制基序（immunoreceptor tyrosine－based inhibition motif，ITIM），与 B7 分子结合后，可向活化的 T 细胞传递抑制信号。当 T 细胞活化后，CD152 表达并与 CD28 分子竞争 B7 分子，如此可防止 T 细胞过度活化，对 T 细胞的活化发挥负向调节作用。PD－1 与配体结合后，可抑制 T 细胞的增殖及 IL－2 和 IFN－γ 等细胞因子产生，并抑制 B 细胞的增殖分化和 Ig 产生。

5. 细胞因子受体　T 细胞表面还存在细胞因子的受体，如 IL－1R、IL－2R、IL－4R、IL－6R 及 IL－7R 等，与相应细胞因子结合可参与调节 T 细胞的活化、增殖与分化。

6. 丝裂原结合分子　丝裂原（mitogen）也称为有丝分裂原，是能刺激细胞进行有丝分裂的物质。T 细胞上可表达多种结合丝裂原的膜分子，即丝裂原受体，与刺激 T 细胞增殖的丝裂原结合可刺激 T 细胞增殖。T 细胞丝裂原包括刀豆蛋白 A（ConA）、植物血凝素（PHA）和美洲商陆（PWM）等。

另外，T 细胞膜上还可表达整合素家族成员（如 LFA－1）、凋亡相关分子（CD95）、Fc 受体、补体受体、MHC 分子，以及激素、神经递质和神经肽的受体等。

（三）T细胞亚群及功能

T细胞为高度不均一的细胞群体，根据其分化状态、细胞表面膜分子、TCR类型及介导功能的不同，可将T细胞分成许多不同的类别和亚群。

1. 根据分化状态分类 根据T细胞的分化状态不同，可将其分为初始T细胞（naive T cell，Tn）、效应T细胞（effector T cell，Te）和记忆T细胞（memory T cell，Tm）。

（1）初始T细胞 是指从未接受过抗原刺激的成熟T细胞。在胸腺中发育成熟的T细胞转移到淋巴结、脾脏等外周免疫器官，在接触到特异性抗原以前处于相对静止状态。初始T细胞可表达CD45RA和高水平L-选择素（CD62L），参与淋巴细胞再循环。

（2）效应T细胞 是由初始T细胞受到抗原刺激后活化、分化而来并执行免疫效应功能的细胞。它表达高水平的IL-2受体、黏附分子（整合素和CD44）和CD45RO。与初始T细胞不同的是，效应T细胞并不参与淋巴结细胞再循环，而是通过向外周炎症组织迁移，并分泌细胞因子（$CD4^+$ T细胞）或直接杀伤靶细胞（$CD8^+$ T细胞）而发挥免疫效应。

（3）记忆T细胞 是机体维持免疫记忆的T细胞。记忆T细胞处于细胞周期的G0期，存活时间长，可长达几年甚至几十年，也表达CD45RO和黏附分子。它介导再次免疫应答，当接受相同抗原的刺激后可迅速活化，并分化为效应T细胞，发挥迅速而强大的特异性免疫应答。

2. 根据T细胞膜上CD分子分亚群 根据T细胞膜上CD分子的不同，可将成熟T细胞分为$CD4^+$ T细胞和$CD8^+$ T细胞两类。

（1）$CD4^+$ T细胞 $CD4^+$ T细胞的CD表型主要为$CD3^+CD4^+CD8^-$。$CD4^+$ T细胞识别由13~17个氨基酸残基组成的外源性抗肽原，在识别和活化过程中受MHCⅡ类分子的限制。活化并分化成的效应细胞主要是辅助性T细胞（Th），其可通过分泌细胞因子，促进B细胞、T细胞和其他免疫细胞的增殖与分化。近年来的研究发现，部分$CD4^+$ T细胞也具有杀伤功能和免疫抑制作用。

（2）$CD8^+$ T细胞 $CD8^+$ T细胞的CD表型主要为$CD3^+CD4^-CD8^+$。$CD8^+$ T细胞识别由8~10个氨基酸残基组成的内源性抗原肽，在识别和活化过程中受MHC I类分子限制。活化并分化成的效应细胞主要为细胞毒性T细胞（CTL或Tc），有细胞毒作用，可特异性地杀伤靶细胞。

3. 根据TCR类型分类 根据TCR类型的不同，可将T细胞分为αβT细胞和γδT细胞。在外周血中，约90%~95%的成熟T细胞均为αβT细胞，为单阳性的$CD4^+$或$CD8^+$细胞，即一般意义上的T细胞，是适应性免疫应答的主要细胞。γδT细胞主要分布在皮肤和黏膜上皮中，表型多为$CD4^-$和$CD8^-$双阴性，部分细胞可为CD8单阳性。γδT细胞主要发挥固有免疫功能。

4. 根据T细胞功能分亚群 根据T细胞在免疫应答中的不同功能，可将其分为辅助性T细胞（helper T lymphocyte，Th）、细胞毒性T细胞（cytotoxic T lymphocyte，CTL或cytotoxic T cell，Tc）和调节性T细胞（regulatory T cell，Treg）。

（1）Th细胞 Th细胞是能辅助T、B细胞应答的功能亚群。多为$CD4^+$ T细胞，按激活后所分泌的细胞因子不同，Th 细胞又进一步分为 Th1、Th2、Th17 等细胞亚群。Th 细胞的前体可分化为 Th0 细胞，在细胞因子微环境、细胞膜表面分子、抗原种类和剂量等的影响下，Th0 细胞可向 Th1 或 Th2 细胞方向分化。

（2）CTL　CTL 是具有免疫杀伤效应的功能性亚群，多为 $CD8^+$ T 细胞，具有细胞毒作用，可特异性识别内源性抗原肽 - MHC - I 类分子复合物，进而杀伤靶细胞（如病毒等细胞内寄生物感染的细胞或肿瘤细胞）。

（3）Treg 细胞　Treg 细胞是具有免疫抑制功能的功能性亚群。膜分子表型多为 $CD4^+$ T 细胞，以表达转录因子 Foxp3 为特征，是不同于 Th1 和 Th2 细胞、具有免疫调节功能的 T 细胞亚群，有抑制免疫的功能，参与多种免疫性疾病的发生。在胸腺形成的为天然调节 T 细胞，在自身免疫耐受中起到重要作用。在外周免疫器官中由初始 T 细胞分化形成的为诱导性调节 T 细胞，可抑制其他效应 T 细胞的活化与增殖。

二、B 淋巴细胞

B 淋巴细胞（B lymphocyte）简称 B 细胞，来源于骨髓的淋巴样干细胞，并在骨髓内分化成熟，是体内能产生抗体的浆细胞的前体细胞。成熟 B 细胞主要定居于外周免疫器官的淋巴滤泡内，外周血中的 B 细胞约占淋巴细胞总数的 10% ~20%。按其表面膜分子的不同，B 细胞可分为 B1 和 B2 两个亚群。前者主要参与固有免疫应答，后者介导体液免疫应答。

（一）B 细胞的分化发育

B 细胞的分化发育可分为中枢免疫器官中的非抗原依赖期和外周免疫器官中的抗原依赖期两个阶段。①在中枢免疫器官中的分化发育：在骨髓微环境中，淋巴样干细胞逐步分化发育为前 B 细胞，前 B 细胞先表达出 mIgM，随后再表达出 mIgD，此时才分化为成熟 B 细胞。因为此过程不需抗原刺激，所以被称为 B 细胞分化的非抗原依赖期；②在外周免疫器官中的分化发育：骨髓中发育成熟的 B 细胞离开骨髓进入外周免疫器官后，受到抗原刺激开始活化，继而 mIgD 丢失，最终增殖分化为浆细胞，可产生特异性抗体，另有部分 B 细胞分化为记忆 B 细胞，此阶段称为抗原依赖期。

B 细胞的分化成熟也经历类似 T 细胞的阴性选择和阳性选择的过程。

1. B 细胞的阴性选择　前 B 细胞在骨髓内发育为未成熟 B 细胞后，其表面表达 mIgM，此时能识别自身抗原的 B 细胞通过其 BCR（mIgM）与骨髓细胞表面的自身抗原结合，由此产生负信号，导致细胞凋亡，清除了自身反应性 B 细胞克隆，B 细胞获得了自身耐受，此过程与 T 细胞成熟过程中的阴性选择相类似。

2. B 细胞的阳性选择　在外周免疫器官中，成熟 B 细胞接受抗原刺激后进入增殖状态，并发生广泛的 Ig 可变区体细胞高频突变。突变后的 B 细胞，凡能与滤泡树突状细胞（FDC）表面抗原以低亲和力结合或不结合的 B 细胞发生凋亡；凡能与抗原以高亲和力结合的 B 细胞则表达 CD40，与活化 Th 细胞表面的 CD40L 结合而免于凋亡，此过程被称为 B 细胞的阳性选择。

（二）B 细胞的表面分子

B 细胞表面表达的众多膜分子，是 B 细胞的标志性分子，它们在 B 细胞识别抗原、活化、增殖、分化及产生抗体等方面发挥重要作用。

1. BCR - CD79a/CD79b 复合体 BCR - CD79a/CD79b 复合体是由 B 细胞抗原受体（BCR）与传递信号的 CD79a/CD79b（Igα/Igβ）异源二聚体两部分组成的。BCR 即膜免疫球蛋白（mIg），是 B 细胞的特征性表面标志，能特异性结合抗原。CD79a/CD79b 通过非共价键与 mIg 连接，形成 BCR - CD79a/CD79b 复合体，其胞浆区含有 ITAM 基序，可将抗原识别信号向胞内转导，为 B 细胞活化提供第一信号，作用类似于 T 细胞的 TCR - CD3 复合体。BCR - CD79a/CD79b 复合体的结构见图 2 - 5。

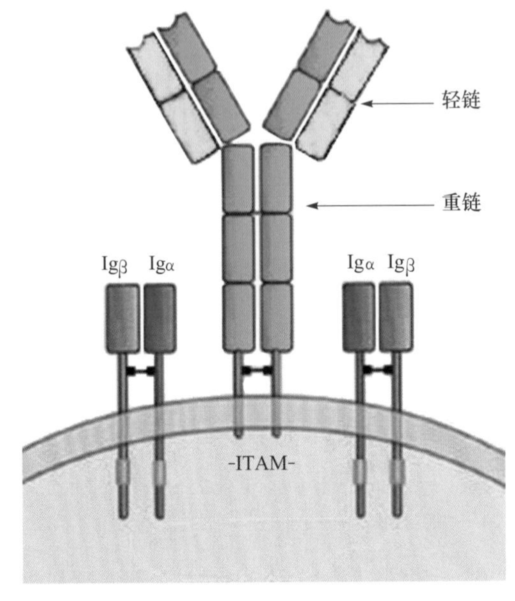

图 2 - 5 BCR - CD79a/CD79b 复合体

2. B 细胞共受体——CD19/CD21/CD81 成熟 B 细胞表面的 CD19、CD21 和 CD81 以非共价键形成的复合体称为 B 细胞共受体。CD19 是跨膜蛋白，其胞浆区可转导活化信号；CD21（又称为补体受体 2，CR2）是补体活化片段 C3d 的受体，通过与 BCR 所识别的抗原上包被的补体成分结合，可将共受体与 BCR 交联在一起，调节 BCR 活化的阈值，增强 B 细胞对抗原刺激的敏感性。

3. 共刺激分子——CD40、CD80/CD86 ①CD40 是 B 细胞表面最重要的共刺激分子，属于肿瘤坏死因子受体家族（TNFRSF），其配体为活化 T 细胞表面的 CD40L（CD154）。当 T 细胞活化后，CD40L 表达上调，与 CD40 相互作用所产生的第二信号对于 B 细胞活化、增殖及最终分化为浆细胞的过程至关重要。②CD80（B7 - 1）/CD86（B7 - 2）在静息态的 B 细胞不表达或低表达，但在活化 B 细胞的表面高表达，是 T 细胞 CD28 和 CD152 的配体，CD80/CD86 与 CD28 分子结合，为 T 细胞活化提供共刺激信号；CD80/CD86 与 CD152 结合，则可抑制 T 细胞活化。

4. 负调节分子 CD22、CD32 和 CD72 均属于抑制性分子，当 CD22、CD32 和 CD72 与相应配体结合，可直接或间接与 BCR 交联，活化 ITIM，产生抑制性信号。

5. 细胞因子受体 B 细胞表面还表达 IL - 1R、IL - 2R、IL - 4R、IL - 5R、IL - 6R、IL - 7R 及 IFN - γR 等多种细胞因子的受体，与相应细胞因子结合后可调节 B 细胞的活化、增殖和分化。

6. 丝裂原受体 常见的 B 细胞丝裂原包括美洲商陆（PWM）、脂多糖（LPS）、金黄色葡萄球菌 A 蛋白（SPA）等，与 B 细胞上相应的丝裂原受体结合，可使 B 细胞活化、增殖并分化为淋巴母细胞。

7. 其他膜分子

（1）MHC 分子　成熟 B 细胞可同时表达 MHCⅠ类和 MHCⅡ类分子。在发育前期，B 细胞已表达 MHCⅡ类分子，活化后明显增多，主要作用是增强 B 细胞和 T 细胞之间的黏附，发挥抗原提呈作用，还能促进 B 细胞的活化。

（2）CD35、CD21　多数 B 细胞表达补体受体 CR1（CD35）和 CR2（CD21）。CD35 可表达于成熟 B 细胞，B 细胞活化后表达增高；CD21 除了组成 B 细胞的共受体外，还是 EB 病毒的受体。

（3）黏附分子　B 细胞表达的黏附分子 ICAM－1、LFA－1、LFA－2、LFA－3 等，对于与 T 细胞的相互作用十分重要。

（三）B 细胞的分类

根据 B 细胞是否表达 CD5 分子，外周成熟 B 细胞可分为 B1 细胞（$CD5^+$）和 B2 细胞（$CD5^-$）两个亚群。B1 细胞主要产生低亲和力的 IgM，参与固有免疫，B1 细胞在人和小鼠体内仅占 B 细胞总数的 5%～10%，在个体发育胚胎期产生，具有自我更新能力，在固有免疫细胞中已作叙述；B2 细胞即通常意义上的 B 细胞，是参与适应性体液免疫的主要细胞，前面也已详细叙述。

（四）B 细胞的功能

B 细胞的主要功能是产生抗体介导体液免疫应答。B 细胞还可以提呈可溶性抗原，产生细胞因子参与免疫调节。

1. 产生抗体介导体液免疫应答　B 细胞通过产生抗体介导体液免疫应答，抗体具有中和作用、激活补体、调理作用、ADCC 作用、参与Ⅰ型超敏反应等功能。

2. 提呈抗原　B 细胞作为专职性抗原提呈细胞能够摄取、加工并提呈抗原，对可溶性抗原的提呈尤为重要。

3. 免疫调节　B 细胞产生的细胞因子（IL－6、IL－10、TNF－α 等）参与调节巨噬细胞、树突状细胞、NK 细胞和 T 细胞的功能。近期发现有一群调节性 B 细胞可通过分泌 IL－10、TGF－β 等抑制性细胞因子产生负向免疫调节作用。

小结

免疫细胞是指所有参与免疫应答或与免疫应答有关的细胞及其始祖细胞。根据功能可分为固有免疫细胞和适应性免疫细胞。固有免疫细胞主要包括单核/巨噬细胞、树突状细胞、NK 细胞、NKT 细胞、γδT 细胞、B1 细胞、中性粒细胞、嗜酸性粒细胞、嗜碱性粒细胞和肥大细胞等。适应性免疫细胞主要包括 T 淋巴细胞和 B 淋巴细胞。T 细胞表面具有多种标志，其中 TCR－CD3 复合物为 T 细胞的特有标志，按照不同的分类方法，T 细胞可分为若干亚群，T 细胞介导细胞免疫。B 细胞膜上表达多种表面分子，根据 B 细胞是否表达 CD5 分子，成熟 B 细胞可分为 B1 细胞和 B2 细胞两个亚群，B 细胞介导体液免疫，可提呈抗原并发挥免疫调节作用。

第三章 免疫球蛋白

B 淋巴细胞经抗原刺激增殖分化为浆细胞，浆细胞产生能与相应抗原发生特异性结合的物质称为抗体（antibody，Ab）。经免疫血清电泳分析，抗体主要是 γ 球蛋白，在 1968 年和 1972 年的两次国际会议上，将具有抗体活性或化学结构与抗体相似的球蛋白统称为免疫球蛋白（immunoglobulin，Ig）。免疫球蛋白可分为分泌型（secreted Ig，sIg）和膜型（membrane Ig，mIg）两种：前者主要存在于血液和组织液中，具有抗体的功能，将抗体介导的免疫称为体液免疫；后者构成 B 细胞表面的抗原受体。

第一节 免疫球蛋白的结构

一、免疫球蛋白基本结构

免疫球蛋白单体分子由四条多肽链组成（见图 3－1），肽链间以二硫键连接。

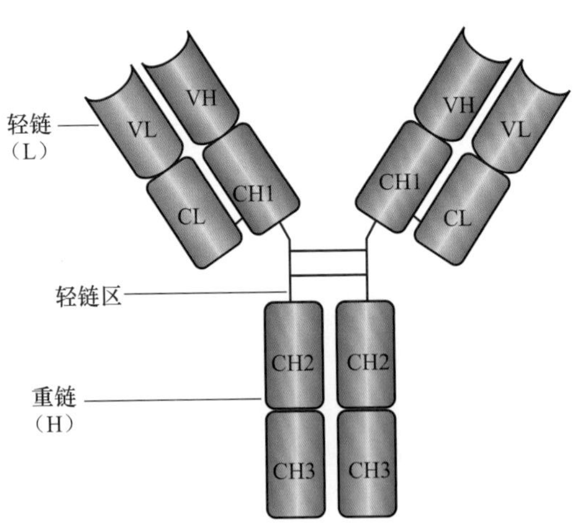

图 3－1 免疫球蛋白（IgG）的基本结构

（一）重链和轻链

免疫球蛋白分子的四条多肽链是由两条分子量较大的重链（heavy chain，H 链）和两条分子量较小的轻链（light chain，L 链）组成。同一免疫球蛋白分子中两条重链和两条轻链是完全对称的。

1. 重链　由 450 ~ 550 个氨基酸残基组成。根据 Ig 重链恒定区氨基酸的组成不同分为 μ 链、γ 链、α 链、δ 链和 ε 链，相应地可将 Ig 分为 5 类，即 IgM、IgG、IgA、IgD、IgE。有的还可区分出亚类（不同基因编码），如 IgG 可分为 IgG1 ~ IgG4；IgA 可分为 IgA1 和 IgA2。

2. 轻链　约由 214 个氨基酸残基构成。轻链可分为两型，即 κ 型和 λ 型。五类 Ig 中每类 Ig 都可以有 κ 链或 λ 链，两型轻链的功能无差异。

（二）可变区和恒定区

不同 Ig 的 H 链和 L 链靠近 N 端的约 110 个氨基酸的序列变化很大，称为可变区（variable region，V 区），而靠近 C 端的其余氨基酸序列相对稳定，称为恒定区（constant region，C 区）。

1. 可变区　H 链和 L 链的 V 区分别称为 VH 和 VL。VH 和 VL 中各有 3 个氨基酸组成和排列顺序高度可变的区域称为高变区（hypervariable region，HVR），HVR 结构与抗原决定簇互补，故又称互补决定区（complementarity determining region，CDR）。CDR 以外区域的氨基酸组成和排列顺序变化相对较少，称为骨架区（framework region，FR），具有维持 CDR 空间构型的作用。VH 上的 3 个 CDR 和 VL 上的 3 个 CDR 共同构成了抗原结合位点，决定免疫球蛋白的特异性，识别和结合抗原；也是免疫球蛋白独特型决定簇（idiotypic determinant）的主要部位。

2. 恒定区　H 链和 L 链的 C 区分别称为 CH 和 CL。不同类 Ig 的 CH 长度不一，如 IgG、IgA 和 IgD 有 CH1、CH2、CH3，而 IgE 和 IgM 则有 CH1、CH2、CH3、CH4。

（三）铰链区

铰链区位于 CH1 和 CH2 之间，富含脯氨酸而易伸展弯曲，有利于 Ig 同时与两个抗原决定簇结合。IgG、IgA、IgD 有铰链区，IgM 和 IgE 则无。

二、免疫球蛋白的功能区（domain of immunoglobulin）

Ig 分子的每条肽链可折叠为若干球形的结构域，亦称功能区，轻链有 VL 和 CL 两个功能区；IgG、IgA 和 IgD 重链有 VH、CH1、CH2 和 CH3 四个功能区，IgM 和 IgE 除上述功能区外尚有 CH4。

各功能区的主要作用：①VH 和 VL 是结合抗原部位；②CH1 和 CL 具有部分同种异型（allotype）的遗传标志；③IgG 的 CH2 和 IgM 的 CH3 具有补体结合位点，可启动补体活化经典途径；④IgG 的 CH2 与通过胎盘功能有关；⑤IgG 的 CH3 可与单核细胞、巨噬细胞、中性粒细胞、B 细胞和 NK 细胞表面的 IgG Fc 受体（FcγR）结合，IgE 的 CH2 和 CH3 可与肥大细胞和嗜碱粒细胞的 IgE Fc 受体（FcεR）结合。

三、免疫球蛋白的其他成分

免疫球蛋白除上述基本结构外，某些类型尚有其他辅助成分（见图 3 - 2）。

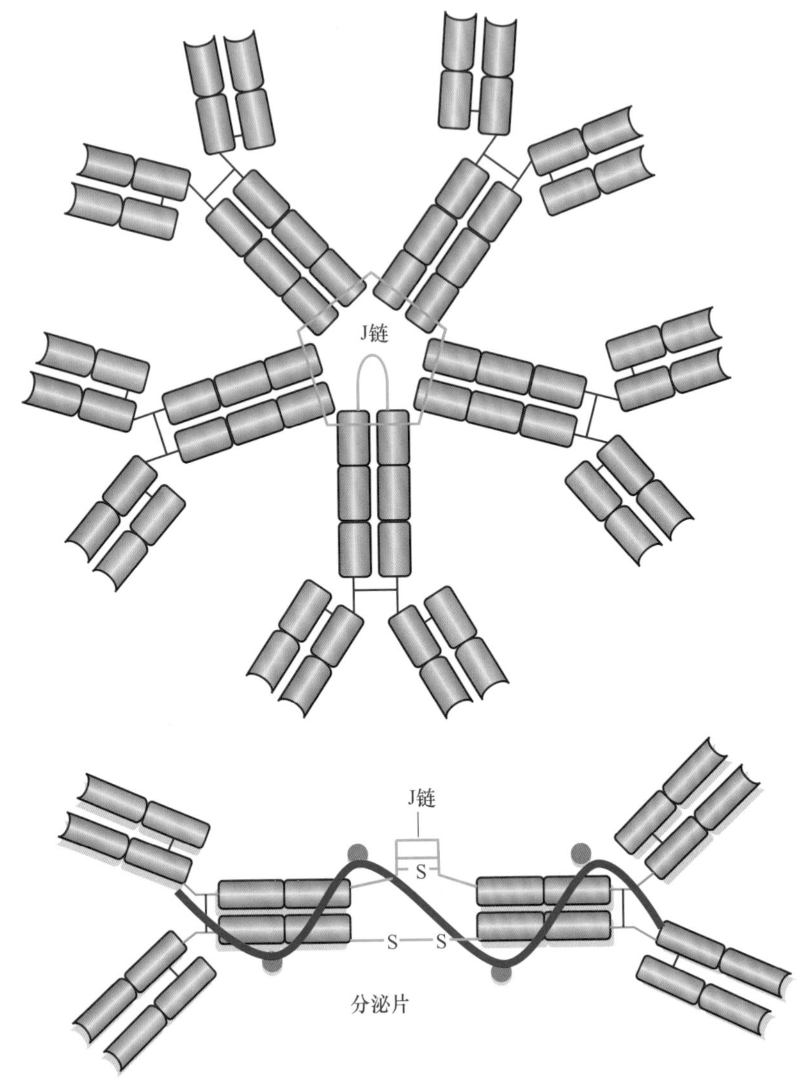

图3-2 免疫球蛋白的J链和分泌片

（一）J链（joining chain）

J链为富含半胱氨酸的多肽链，由浆细胞合成，主要功能是将单体Ig分子连接为多聚体。两个单体IgA由J链连接形成二聚体，五个单体IgM通过J链连接形成五聚体。IgG、IgD和IgE为单体，无J链。

（二）分泌片（secretory piece，SP）

SP是黏膜上皮细胞合成的多聚免疫球蛋白受体（pIgR）的一部分。该受体在基底侧与IgA双体结合，介导内吞转运到黏膜腔面，经酶解释出分泌型IgA（sIgA），其上残留的含糖肽链即为SP，具保护sIgA免受蛋白水解酶降解的功能。

四、免疫球蛋白的水解片段

用蛋白酶水解免疫球蛋白可获得一些片段，用以研究免疫球蛋白的结构和功能。常用的蛋白酶有木瓜蛋白酶（papain）和胃蛋白酶（pepsin）（见图 3－3）。

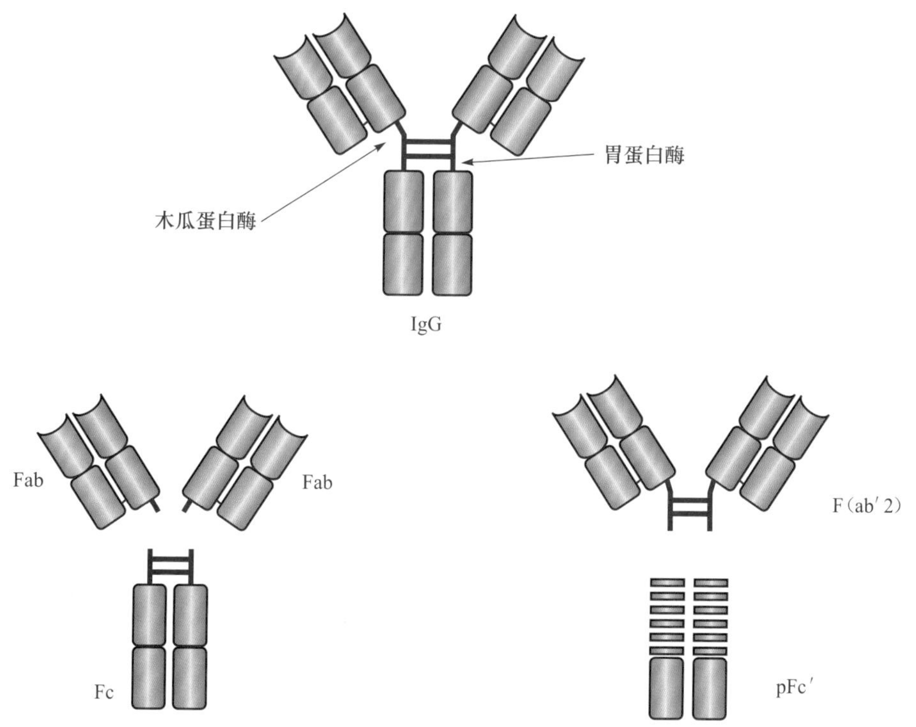

图 3－3　免疫球蛋白的水解片段

（一）木瓜蛋白酶水解片段

木瓜蛋白酶作用于免疫球蛋白的铰链区二硫键所连接的两条重链的近 N 端，以 IgG 为例，将 Ig 裂解为两个完全相同的抗原结合片段（fragment of antigen binding，Fab）和一个可结晶片段（fragment of crystallizable，Fc）。Fab 段可与抗原结合，由于是单价，不能形成凝集反应或沉淀反应；有些种类 Ig 的 Fc 段可结合补体。

（二）胃蛋白酶水解片段

胃蛋白酶作用于 IgG 铰链区二硫键所连接的两条重链的近 C 端，将 Ig 水解为一个大片段 F(ab′) 2 和一些无活性小片段 pFc′。F(ab′) 2 片段为双价，与抗原结合，可形成凝集反应或沉淀反应。

第二节　免疫球蛋白的异质性及其功能

一、免疫球蛋白的异质性

不同抗原甚至同一抗原刺激 B 细胞产生的免疫球蛋白，在其特异性以及类型等方面均不尽相同，呈现出明显的异质性（heterogenecity）。免疫球蛋白的异质性表现为：不同抗原表位刺激机体所产生的不同类型的免疫球蛋白分子，其识别抗原的特异性不同，其重链类别和轻链型别也有差异；不同抗原表位诱导的同一类型的免疫球蛋白（如IgG），其识别抗原的特异性不同。免疫球蛋白既可与抗原特异性结合，其本身又可作为抗原，激发机体特异性免疫应答。通常可用血清学方法检测出来，并据此将 Ig 及其肽链（H 和 L 链）分成不同的血清学类型。

（一）同种型（isotype）

同种型是指同一种属内所有个体共有的 Ig 抗原和特异性的标记，在不同种生物间可诱导产生相应抗体。同种型的抗原性主要位于 CH 和 CL 上，并由其不同将重链区分出 μ、γ1 ~4、α1 ~2、δ 和 ε 链等，决定 Ig 的类、亚类；轻链区分为 κ 或 λ 链等，决定 Ig 的型和亚型。

1. 类（class） 在同一种属的所有个体内，Ig 重链 C 区所含抗原表位不同，据此可将重链分为 γ、α、μ、δ、ε 链五种，与此对应的 Ig 分为五类，即 IgG、IgA、IgM、IgD 和 IgE。

2. 亚类（subclass） 同一类免疫球蛋白其重链的抗原性及二硫键数目和位置不同，据此又可将 Ig 分为亚类。人 IgG 有 IgG1 ~ IgG4 四个亚类；IgA 有 IgA1 和 IgA2 两个亚类；IgM、IgD 和 IgE 尚未发现亚类。

3. 型（type） 在同一种属所有个体内，根据 Ig 轻链 C 区所含抗原表位的不同，可将 Ig 轻链分为两种：κ 和 λ，与此对应的免疫球蛋白分为 κ 型和 λ 型。

4. 亚型（subtype） 同一型免疫球蛋白中，根据其轻链 C 区 N 端氨基酸排列的差异，又可分为亚型。

（二）同种异型（allotype）

同种异型是指同种生物的不同个体的 Ig 分子抗原性的差异，在同种生物的不同个体间可诱导产生相应抗体。

（三）独特型（idiotype）

独特型为每一种特异性 IgV 区上的抗原特异性。机体可针对独特型决定簇产生相应抗体。

二、免疫球蛋白的功能

（一）特异性结合抗原

免疫球蛋白最主要的功能是特异性识别、结合抗原。这种特异性是由 Ig 的 V 区，特别是 HVR（CDR）所决定，通过特异性结合抗原可介导多种生物学效应。例如，中和细菌外毒素，阻止病毒吸附和穿入易感靶细胞；抑制细菌黏附宿主细胞。B 细胞表面的 mIgM 和 mIgD 是 B 细胞识别抗原受体，能特异性识别抗原分子。

（二）激活补体

抗体（IgG1～3 和 IgM）与抗原结合后，激活补体经典途径，产生多种效应功能。IgG4、IgA 不能激活补体，但其凝聚物也可通过替代途径激活补体。

（三）与细胞表面的 Fc 受体结合

抗体可以通过与相关细胞表面表达的 Fc 受体结合而介导一些生物效应。

1. 调理作用 指 IgG 与细菌等颗粒性抗原结合后，可通过其 Fc 段与巨噬细胞和中性粒细胞表面相应 IgG Fc 受体结合，促进吞噬细胞对细菌等颗粒抗原的吞噬。

2. ADCC 作用 即抗体依赖的细胞介导的细胞毒作用，是指 NK 细胞、巨噬细胞和中性粒细胞通过其 Fc 受体与 IgG－Fc 段的结合，直接杀伤被抗体包被的肿瘤细胞或病毒感染细胞。

3. 介导Ⅰ型超敏反应 IgE 的 Fc 段可与肥大细胞和嗜碱粒细胞表面的 FcεR1 结合，促使这些细胞合成和释放生物活性物质，引起Ⅰ型超敏反应。

4. 通过胎盘和黏膜 在人类，IgG 是唯一能通过胎盘的免疫球蛋白，它通过与滋养层细胞表达的一种输送蛋白选择性结合穿过胎盘，是一种重要的自然被动免疫机制，对于新生儿抗感染具有重要意义。由黏膜固有层中的浆细胞合成的 IgA 双体，通过与上皮细胞基底侧的多聚免疫球蛋白受体（pIgR）结合，实现跨黏膜转运，形成黏膜表面或分泌物中的分泌型 IgA，是黏膜局部免疫的最主要因素。

（四）参与免疫调节

当体内抗体达到一定量时可诱发产生抗独特型抗体，也叫抗抗体，这种抗抗体可识别自身体内其他抗体或细胞克隆上的独特型决定簇，发挥独特型网络调节作用。

第三节 各类免疫球蛋白的生物特性及功能

在人的血清中可检测到五类生物性状及功能不同的免疫球蛋白，即 IgG、IgM、IgA、IgD 和 IgE。

一、IgG

IgG 常以单体形式存在，分子量约 165kDa，占血清总 Ig 的 75%～80%。人 IgG 分为 4 个亚类，即 IgG1、IgG2、IgG3、IgG4。IgG 主要由脾脏和淋巴结中的浆细胞合成，半衰期约 23 天。IgG 在体内含量高，分布广，具有较强的抗感染、中和毒素和免疫调理作用。在人类，IgG 是唯一能通过胎盘的抗体，对新生儿抵抗感染起重要作用。个体出生后 3 个月开始合成 IgG，5 岁左右接近成人水平。此外，IgG 还具有介导 ADCC 及结合葡萄球菌 A 蛋白等作用。大多数抗菌、抗病毒、抗毒素抗体都属于 IgG 类抗体，许多自身抗体（如抗核抗体、抗线粒体抗体）以及引起Ⅲ型超敏反应的免疫复合物中的抗体大多也是 IgG 类。

二、IgM

IgM 占血清总 Ig 的 5% ~10%。分泌型 IgM 为五聚体，是分子量最大（约 900kDa）的 Ig，又称巨球蛋白（macroglobulin），一般不能通过血管壁，主要存在于血液中。IgM 是个体发育过程中出现最早的 Ig，在胚胎发育晚期，胎儿即能产生 IgM。如新生儿脐血中出现某种病原微生物的 IgM，表明胚胎期有相应的病原微生物感染，即宫内感染。IgM 半衰期短，仅 5.1 天，且在感染的早期产生，检查个体特异性 IgM 抗体水平可用于传染病的早期诊断。天然的血型抗体属 IgM，输入血型不符的血液将引起严重的血管内溶血反应。膜表面 IgM（mIgM）是 B 细胞抗原受体（BCR）的主要成分，只表达 mIgM 是未成熟 B 细胞的标志。

三、IgA

IgA 有两种存在形式，即血清型和分泌型。血清型 IgA 占血清总 Ig 的 10% ~20%，以单体为主，分子量为 160kDa。分泌型 IgA（SIgA）是由呼吸道、消化道、泌尿生殖道等处黏膜固有层中的浆细胞合成，由 J 链连接成二聚体，在其通过黏膜上皮细胞向外分泌过程中，可由上皮细胞表达的多聚免疫球蛋白受体（pIgR）将其转运至黏膜表面并分泌，最后形成带有分泌片的 SIgA，分泌至外分泌液中。SIgA 主要存在于唾液、泪液、初乳、胃肠液、尿液、汗液和鼻、支气管的分泌液中，不易被蛋白酶破坏，故可发挥黏膜局部免疫作用。出生后 4 ~6 个月血中才出现 IgA，新生儿可从母乳中获得 SIgA，以防止胃肠道感染。

四、IgD

IgD 在血清中含量不足总 Ig 的 1%。IgD 为单体，分子量约 184kDa，血中半衰期为 2.8 天。血清 IgD 功能尚不清楚。膜结合型 IgD（mIgD）构成 BCR，在 B 细胞在分化过程中，细胞膜上先出现 mIgM，然后出现抗原结合特异性相同的 mIgD。mIgD 是成熟 B 细胞的标志，当 B 细胞接受抗原刺激活化或成为记忆 B 细胞时，其表面 mIgD 逐渐消失。

五、IgE

IgE 分子量为 190kDa，血清中含量极少，仅占血清总 Ig 的 0.002%，在个体发育过程中合成较晚。IgE 主要由鼻咽部、扁桃体、支气管、胃肠道等黏膜固有层的浆细胞产生。IgE 为亲细胞抗体，其 Fc 段可与组织中的肥大细胞或血液中的嗜碱性粒细胞胞膜上的 FcεRⅠ结合，介导Ⅰ型超敏反应。此外，IgE 可能与机体抗寄生虫感染有关。

第四节　人工制备的抗体

经人工方法制备的抗体称人工抗体。基于抗体的多种生物效应，人们很早就通过用抗原免疫动物而获取含有抗体的免疫血清，用于诊治疾病。

一、多克隆抗体

传统制备抗体的方法是用天然抗原物质（含多种抗原决定簇）免疫动物，由此制备的抗体是针对多种抗原表位，称为多克隆抗体（polyclonal antibody，pAb）。其优点是制备容易，作用全面，但由于特异性不高，易出现交叉反应，其应用也受到了一定的限制。

二、单克隆抗体

1975 年德国学者 Kohler 和美国学者 Milstein 创立了单克隆抗体技术，电刺激或聚乙二醇（早期曾用病毒）诱导抗原免疫的 B 细胞（通常用免疫小鼠的脾细胞）与胸苷激酶（thymidine kinase，tk）表达缺陷的骨髓瘤细胞融合；在 HAT 培养基中，未融合的 B 细胞由于本身无增殖能力无法存活；tk 表达缺陷的骨髓瘤细胞因培养基中氨基蝶呤阻断从头合成 TTP 的途径，又无法（因 tk 缺陷）利用补救合成途径，也死亡；仅杂交瘤细胞（B 细胞基因弥补了 tk 缺陷）存活并增殖。经过筛选，选出能产生特异性 mAb 的稳定杂交瘤细胞株，在体外培养或小鼠腹腔接种，即可大量制备 mAb。

利用可产生特异性抗体的 B 细胞与骨髓瘤细胞融合，通过形成的杂交瘤细胞产生针对单一抗原决定簇的高纯度抗体，称单克隆抗体（monoclonal antibody，mAb）。由于 mAb 具有纯度高、特异性强、效价高、交叉反应少或无、制备成本低等优点，已广泛应用于疾病诊断、特异性抗原或蛋白的检测与鉴定、人工被动免疫治疗和生物导向治疗等。

三、基因工程抗体

随着分子生物学和 DNA 重组技术的发展，为克服鼠源 mAb 的缺点或扩展其应用，目前已发展出一些基因工程抗体（gene engineering Ab），包括嵌合抗体、完全人源抗体、双功能抗体、Fv 片段与单链抗体、抗体融合蛋白和免疫毒素、催化抗体等。有关抗体是通过 DNA 重组和蛋白质工程技术，在基因水平上对 Ig 分子进行切割、拼接或修饰，重新组装成新型的抗体分子，又称重组抗体。如嵌合抗体（chimeric Ab）就是将鼠源性抗体的可变区与人抗体的恒定区融合而成的抗体；完全人源抗体（humanized Ab）则是将小鼠 Ig 基因敲除，转染以人 Ig 编码基因，以抗原刺激，在小鼠产生人 Ab，再经杂交瘤技术，产生大量完全人源 Ab。

小结

免疫球蛋白（Ig）即抗体，是体液免疫的重要效应分子。体内 Ig 以分泌型和膜型两种形式存在。Ig 是由两条完全相同的重链和轻链所构成的四肽链结构，均含可变区和恒定区。其中，CDR 是 Ig 与抗原表位特异性结合的部位。免疫球蛋白具有异质性，可分为同种型、同种异型和独特型。人工制备抗体包括多克隆抗体、单克隆抗体和基因工程抗体等。

第四章 补体系统

19 世纪末，Bordet 证实，人和动物新鲜血清中存在一种不耐热的物质，可辅助特异性抗体发挥溶菌作用。因其是抗体实现溶细胞作用的必要补充条件，故称之为补体。

补体（complement，C）是广泛存在于人和脊椎动物血清、组织液及细胞膜表面的一组不耐热的，经活化后具有酶活性的蛋白质。其包括 30 余种可溶性蛋白和膜结合蛋白，它是一个具有严密调控机制的蛋白反应系统，故称为补体系统。

补体系统中这些蛋白分子在功能上既有联系又互相制约，遵循一定的规律，活化后可介导细胞溶解、清除免疫复合物、调理吞噬、参与炎症反应等一系列重要的生物学效应，其结果是使机体抗微生物感染的能力增强或引起机体的免疫损伤。

第一节 血清中的补体分子

一、补体系统的组成及命名

（一）组成

补体系统由补体固有成分、补体调节蛋白、补体受体等组成。

1. 补体固有成分 是存在于血浆及体液中、参与补体激活级联反应、构成补体基本组成的蛋白质，其包括：参与经典途径前端反应的 C1q、C1r、C1s、C2、C4；参与旁路途径前端反应的 B 因子、D 因子和备解素（properdin，P 因子）；参与凝集素途径前端反应的甘露聚糖结合凝集素（mannose - binding lectin，MBL）、纤维胶原素（ficolin，FCN）和 MBL 相关的丝氨酸蛋白酶（MBL - associated serine protease，MASP）；以及三条途径的共同组分 C3、C5、C6、C7、C8、C9。

2. 补体调节蛋白 是指存在于血浆中和细胞膜表面，通过调节补体激活途径中的关键酶而调控补体活化强度及范围的蛋白分子，其包括血浆可溶性调节蛋白，如 H 因子、I 因子、C1 抑制因子（C1 inhibitor，C1INH）、C4 结合蛋白（C4 binding protein，C4bp）、S 蛋白（S protein，SP）、Sp40/40；细胞膜结合蛋白，如膜辅助蛋白（membrane cofactor protein，MCP）、衰变加速因子（decay - accelerating factor，DAF）、膜反应性溶解抑制因子（membrane inhibitor of reactive lysis，MIRL）等。

3. 补体受体 是存在于各类细胞膜表面，能与补体激活过程中形成的活性片段相结合，介导多种生物学效应的膜蛋白，其包括：CR1 ~ CR5、C3aR、C4aR、C1qR、C3eR、C5aR 及 H 因子受体（HR）等。

（二）命名

补体系统的命名一般遵循如下规律：补体经典途径中的固有成分，按其被发现的先后顺序依次命名为 C1（q、r、s）、C2、C3、…、C9；补体旁路途径中某些成分以英文大写字母表示，如 B 因子、P 因子、D 因子等；补体调节蛋白多以功能命名，如 C4 结合蛋白（C4bp）、衰变加速因子（DAF）、膜辅助蛋白（MCP）等；补体在其活化过程中被裂解为若干片段，分别以该成分后附加英文小写字母而命名，如 C3a、C3b 等；具有酶活性的补体成分在其符号上加一横线，如$\overline{C4b2a}$；灭活的补体片段在其符号前加英文字母 i，如 iC3b。

二、补体系统的生物合成及理化性质

机体多种组织细胞均能合成补体蛋白，其中肝细胞和巨噬细胞是产生补体的主要细胞，多数血浆补体成分由肝细胞合成，组织中补体主要来源于巨噬细胞。不同的组织细胞内补体基因表达存在差异，不同补体成分的主要合成部位也各异，局部组织中某些特异性因子或激素也可调节补体的生物合成，如感染或炎症状态下补体产生增多。

补体系统各成分均为糖蛋白，多数为 β 球蛋白，少数为 α 球蛋白（如 C1s、D 因子）或 γ 球蛋白（如 C1q、C8）。补体成分分子量变化范围很大（25 ~400kDa）。血清补体蛋白的总量相对稳定，其中以 C3 含量最高，D 因子最低。补体系统代谢极快，每天约有 50% 的血浆补体被更新。紫外线照射、机械振荡及某些添加剂均可破坏补体，补体成分对热不稳定，经 56℃30 分钟即灭活，室温下易失去活性，0℃ ~10℃ 其活性可保持 3 ~4 天，所以补体应保存在 -20℃ 以下。

第二节　补体系统的活化

正常生理情况下，血清中补体成分多数以无活性的酶原形式存在。在某些活化物的作用下或在特定的固相表面，补体各成分通过酶促级联反应而依次被激活，形成扩大的连锁反应，进而发挥生物学作用。补体活化包括两个阶段，即前端反应和末端通路。前端反应为早期阶段，从级联反应的启动至 C5 转化酶形成；末端通路为晚期阶段，从 C5 被裂解开始，最终形成攻膜复合体，实现溶细胞效应。补体活化主要有三条途径，即经典途径、旁路途径和凝集素途径，它们具有共同的末端通路（见图 4 -1）。

一、补体活化的经典途径

经典途径（classical pathway，CP）最先被人们所认识，是抗原 - 抗体复合物结合 C1q 所启动的激活途径。它是机体体液免疫应答的主要效应机制之一，主要在感染的中晚期或恢复期发挥作用。其前端反应过程为：C1q 与激活物结合后依次活化 C1r、C1s、C4、C2、C3，形成 C3 转化酶（$\overline{C4b2a}$）和 C5 转化酶（$\overline{C4b2a3b}$）。

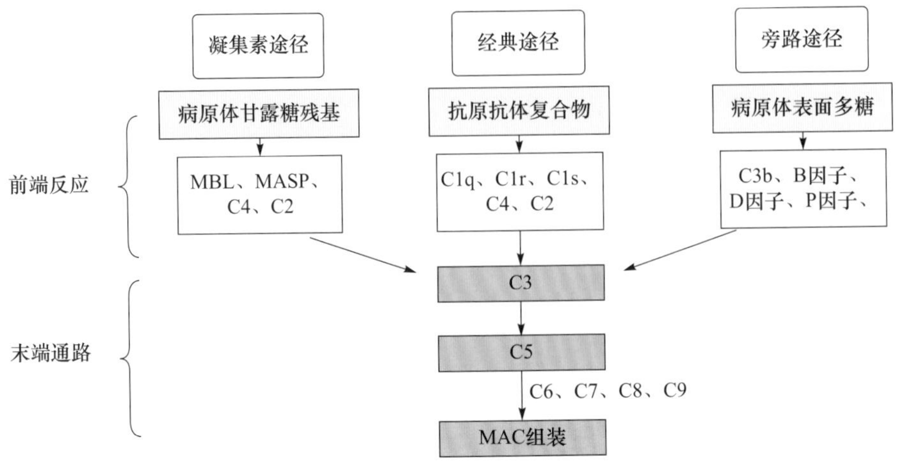

图4－1　补体活化途径示意图

（一）激活物与活化条件

免疫复合物（immune complex，IC）是经典途径的主要激活物。C1q 与 IC 中抗体分子的补体结合位点结合是经典途径的始动环节。抗体与抗原结合后，其 Fc 段发生构象改变才能易于与 C1q 结合，故游离或可溶性抗体不能激活补体。C1q 只能与 IgM 或某些 IgG 亚类（IgG1～3）形成的 IC 结合；1 个 C1q 分子须同时与 2 个或 2 个以上 Ig 的补体结合位点结合才能被激活。IgG 是单体，只有当 2 个或 2 个以上 IgG 分子与多价抗原结合后，才能近距离结合 C1q，而 IgM 分子为五聚体，含 5 个 Fc 段，所以单个 IgM 分子即可活化 C1q 从而有效启动经典途径。

（二）活化过程

经典途径分为识别和活化两个阶段。

1. 识别阶段　抗原与抗体结合，抗体构型发生改变，使 Fc 段的补体结合位点暴露，补体 C1q 与之结合并被激活，即为补体经典途径的识别阶段。

C1 是一个多聚体分子复合物，包括 1 个 C1q、2 个 C1r 及 2 个 C1s 分子。C1q 为六聚体蛋白，是分子量最大的补体成分，由 6 个相同亚单位组成，每个亚单位的羧基端构成 C1q 分子的头部，即 C1q 与 Ig 结合的部位。C1r 和 C1s 均为单链蛋白质，二者的结合部位与 C1q 分子头部紧密连接，当 C1q 与 2 个以上 IC 中 Fc 段结合，即发生构象改变，促使 C1r 活化并被裂解为 2 个片段，活化的 C1r 可激活 C1s，使 C1s 由酶原形式转化为蛋白酶，启动经典激活途径。

2. 活化阶段　活化的 C1s 激活并裂解 C4、C2，形成$\overline{\mathrm{C4b2a}}$复合物即 C3 转化酶（C3 convertase），该酶进一步裂解 C3 并形成$\overline{\mathrm{C4b2a3b}}$即 C5 转化酶（C5 convertase），即为经典途径的活化阶段。

活化的$\overline{\mathrm{C1s}}$作用于 C4，将其裂解为两个片段，小片段 C4a 释入液相，大片段 C4b 中多数与水分子作用而失活，仅 5% 左右的 C4b 附着于 IC 或抗体结合的细胞表面，从而有效地激活补体。在 Mg^{2+} 存在的情况下，C2 分子与附有 C4b 的细胞表面结合，继而被 C1s 裂解而产生 C2a 和 C2b，小片段 C2b 释入液相，大片段 C2a 与 C4b 形成 $\overline{\text{C4b2a}}$复合物，此即经典途径 C3 转化酶。该酶中的 C4b 可与 C3 结合，C2a 可水解 C3，使 C3 裂解为小片段 C3a 和大片段 C3b。C3 裂解涉及 3 条激活途径，是补体活化过程中的枢纽性步骤。C3a 释入液相，10% 左右的 C3b 可与细胞表面的$\overline{\text{C4b2a}}$以共价键结合，形成$\overline{\text{C4b2a3b}}$复合物，即经典途径 C5 转化酶，继而启动补体活化的终末过程（见图 4－2）。

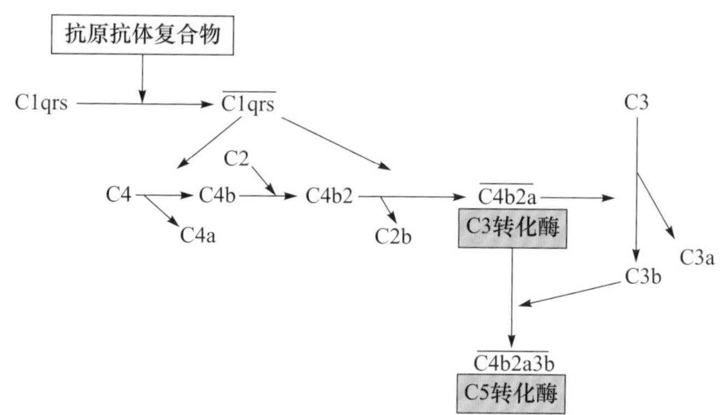

图 4－2　补体活化的经典途径

二、补体活化的旁路途径

补体活化的旁路途径（alternative pathway，AP）又称替代途径或备解素途径，是指由微生物或外源异物直接激活 C3，不经 C1、C4、C2，在 B 因子、D 因子和备解素（P 因子）等参与下形成 C3 转化酶与 C5 转化酶的级联酶促反应过程。旁路途径不依赖于抗体产生，它是机体在感染早期的防御机制。

旁路途径的主要激活物是可为补体活化提供保护性环境或接触表面的成分，如某些细菌、内毒素、酵母多糖、葡聚糖及其他哺乳动物细胞等。C3 在旁路途径启动及其后续的级联反应过程中发挥关键作用。正常情况下，C3 可被血清中的某些蛋白酶不断地低水平裂解并产生 C3b，游离于液相中的 C3b 被快速水解灭活，少数 C3b 与附近的膜表面结构共价结合。若其结合于自身组织细胞表面，C3b 可被多种调节蛋白（如 H 因子、I 因子、MCP、DAF 等）灭活；若其结合于激活物表面，在 Mg^{2+} 存在下，C3b 可与 B 因子结合形成 C3bB，血清中 D 因子可将结合状态的 B 因子裂解为 Ba 和 Bb，小片段 Ba 释入液相，大片段 Bb 仍与 C3b 结合形成$\overline{\text{C3bBb}}$复合物，即旁路途径的 C3 转化酶，血清中的备解素（P 因子）可与$\overline{\text{C3bBb}}$结合使之稳定。$\overline{\text{C3bBb}}$可裂解更多的 C3 分子，一部分新生的 C3b 与 Bb 结合为新的$\overline{\text{C3bBb}}$，形成正反馈放大效应；一部分 C3b 与$\overline{\text{C3bBb}}$结合为$\overline{\text{C3bBb3b}}$（或$\overline{\text{C3bnBb}}$）复合物，即旁路途径 C5 转化酶。随后的终末反应过程与经典途径相同（见图 4－3）。

三、补体活化的凝集素途径

凝集素途径（lectin pathway，LP）又称 MBL 途径（mannose－binding lectin path-

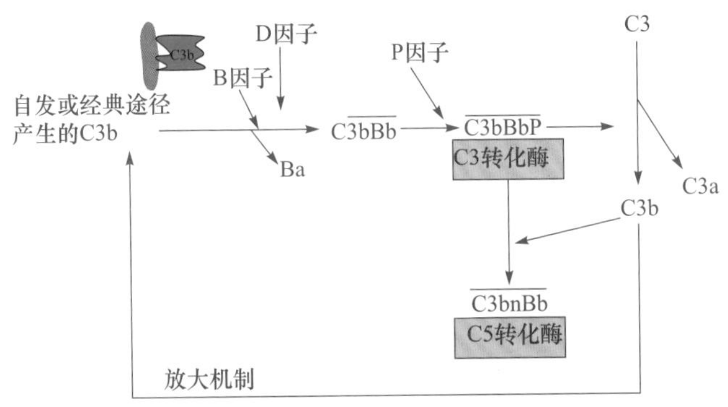

图 4－3　补体活化的旁路途径

way，MP)，是由血浆中 MBL 或纤维胶原素（FCN）直接识别病原体表面的半乳糖或甘露糖，进而通过活化 MASP、C4、C2、C3 形成 C3 转化酶与 C5 转化酶的级联酶促反应过程。

凝集素途径的主要激活物是病原体表面大范围分布的、重复的糖结构（如甘露糖等)，MBL 能识别并与之结合从而激活补体。因脊椎动物细胞表面的相应糖结构被其他成分所覆盖，所以不能启动凝集素途径。正常血清中 MBL 水平极低，在急性期反应时其水平明显升高。

MBL 属胶原凝集素家族（collectin family)，为钙离子依赖的 C 型凝集素。血清 MBL 的存在形式是 2～6 个亚单位相连而成的寡聚体，其结构类似于 C1q 分子。在 Ca^{2+} 存在下，MBL 可与病原体表面的甘露糖或半乳糖结合，并发生构型变化，促使 MASP 活化。血清中 FCN 与 MBL 结构类似，能直接识别 N－乙酰葡糖胺，从而激活 MASP 启动凝集素途径。活化的 MASP－2 以类似于 C1s 的方式裂解 C4 和 C2，形成与经典途径相同的 C3 转化酶（$\overline{\text{C4b2a}}$)，裂解 C3，形成 C5 转化酶（$\overline{\text{C4b2a3b}}$)；活化的 MASP－1 可直接裂解 C3，形成与旁路途径相同的 C3 转化酶（$\overline{\text{C3bBb}}$)，加强旁路途径的正反馈作用。因此，凝集素途径可交叉促进补体活化的经典途径和旁路途径（见图 4－4)。

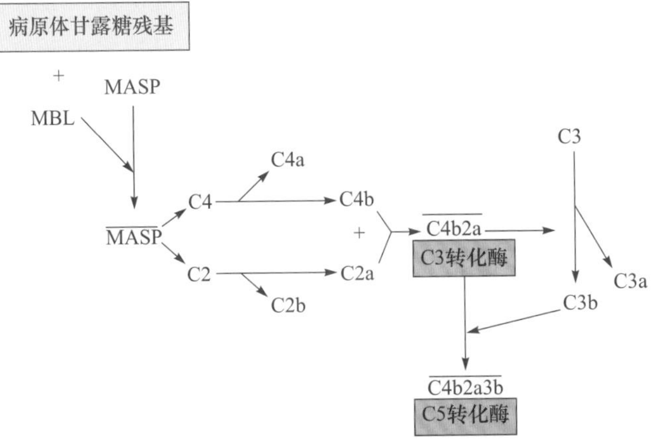

图 4－4　补体活化的凝集素途径

四、补体活化的共同末端效应

三条补体活化途径具有共同的末端通路（terminal pathway），终末效应为细胞溶解。其反应过程为：三条活化途径所形成的C5转化酶均可将C5裂解为C5a和C5b，C5a游离于液相，C5b结合于细胞表面，可与C6、C7依次结合为C5b67复合物并插入胞膜的脂质双层中与其非特异性结合，随后与C8结合形成C5b678，进而促进12～15个C9分子与之聚合并形成C5b6789n复合物，即攻膜复合体（membrane attack complex，MAC）（见图4－5）。

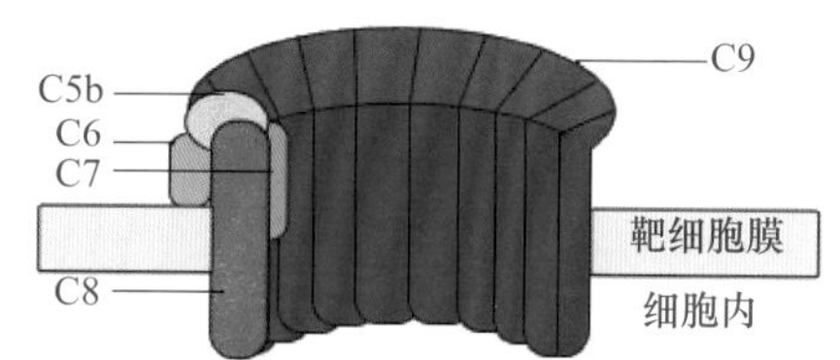

图4－5 MAC结构示意图

MAC使其所在胞膜出现小孔，水分子、可溶性小分子、离子可自由透过胞膜，而蛋白质等大分子却难以逸出，导致胞内渗透压改变，使大量水分子内流，细胞发生溶解。此外，致死量钙离子向细胞内被动弥散，导致细胞死亡。

在种系进化和抗感染免疫形成的过程中，补体的三条活化途径出现或发挥作用的先后顺序是：旁路途径、凝集素途径、经典途径。三条途径起点各异，但存在交叉，并具有共同的末端反应过程（见图4－6，表4－1）。

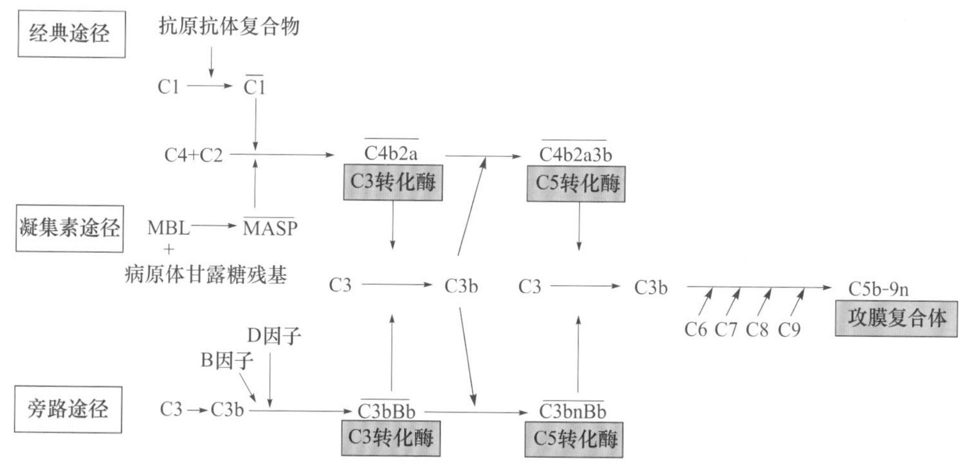

图4－6 三条补体活化途径的比较

表4－1 三条补体活化途径的比较

	经典途径	旁路途径	凝集素途径
主要激活物	IC	微生物颗粒或外源性异物颗粒	病原体表面的特殊糖结构
识别分子	C1q	无	MBL或FCN
参与成分	C1～C9	C3、C5～C9、B因子、D因子、P因子	除C1外所有补体固有成分
C3转化酶	$\overline{C4b2a}$	$\overline{C3bBb}$	$\overline{C4b2a}$、$\overline{C3bBb}$
C5转化酶	$\overline{C4b2a3b}$	$\overline{C3bBb3b}$	$\overline{C4b2a3b}$、$\overline{C3bBb3b}$
作用及意义	参与适应性免疫，在感染后期发挥防御作用	参与固有免疫，在早期抗感染过程中发挥作用	参与固有免疫，在早期抗感染过程中发挥作用

第三节 补体系统的调节

正常情况下，机体补体系统活化存在着精密的调控机制，使之反应适度，限制其活化的扩大化，有效维持机体的自身稳定，其主要包括：补体活化的自身调控和体液中及细胞表面存在的多种补体调控蛋白（complement control complex，CCP）的负调控。

一、补体的自身调控

补体活化过程中产生的某些中间产物极不稳定，成为级联反应的重要自限因素，如C3转化酶极易衰变，继而限制C3裂解及其后续的酶促反应；结合于细胞膜上的C3b、C4b及C5b也易发生衰变，阻断补体级联反应；旁路途径的C3转化酶仅在特定细胞或颗粒表面才具有稳定性。因此，人体内一般不会发生过强的自发补体激活反应。

二、补体调节因子的作用

（一）经典途径的调控

主要是阻断C3转化酶（$\overline{C4b2a}$）和C5转化酶（$\overline{C4b2a3b}$）的形成，或使已形成的$\overline{C4b2a}$或$\overline{C4b2a3b}$灭活。

1. C1抑制因子（C1INH） 可抑制C1r/C1s和MASP活性，使之不能裂解C4和C2，从而阻断$\overline{C4b2a}$和$\overline{C4b2a3b}$的形成。

2. 补体受体1（CR1） CR1是Ⅰ因子的辅助因子，能促进Ⅰ因子对C4b的灭活作用。

3. C4结合蛋白（C4bp） 为血浆蛋白，C4bp与C4b结合可抑制C4b与C2结合，从而阻断$\overline{C4b2a}$组装或使$\overline{C4b2a}$灭活，C4bp能促进Ⅰ因子对C4b的裂解作用。

4. 膜辅助蛋白（MCP/CD46） 广泛表达于血细胞及多种组织细胞表面，可促进Ⅰ因子裂解C4b的作用。

5. 衰变加速因子（DAF/CD55） 表达于所有外周血细胞、内皮细胞和各种黏膜上皮细胞的表面，其可抑制$\overline{C4b2a}$形成或分解已形成的$\overline{C4b2a}$。

6. Ⅰ因子 旧称C3b灭活因子，可在其他因子的辅助下将C4b裂解为C4c和C4d，阻断$\overline{C4b2a}$的形成或抑制已形成的$\overline{C4b2a}$活性。Ⅰ因子亦可降解C3b。

（二）旁路途径的调控

多种调节蛋白可调控旁路途径C3转化酶（$\overline{C3bBb}$）和C5转化酶（$\overline{C3bBb3b}$）形成，或抑制已形成的$\overline{C3bBb}$和$\overline{C3bBb3b}$的活性。如Ⅰ因子可裂解C3b；H因子可竞争性结合C3b，阻断$\overline{C3bBb}$形成或解离已形成的$\overline{C3bBb}$；CR1可与C3b牢固结合，可抑制$\overline{C3bBb}$形成或使其解离；MCP可促进Ⅰ因子裂解C3b，抑制$\overline{C3bBb}$形成及其活性。C5转

化酶（$\overline{\text{C3bBb3b}}$）也受此机制调控。此外，$\overline{\text{C3bBb}}$易被降解，P 因子可与$\overline{\text{C3bBb}}$牢固结合形成稳定的 C3 转化酶（$\overline{\text{C3bBbP}}$），增强$\overline{\text{C3bBb}}$裂解 C3 的作用。

（三）MAC 形成的调节

体内多种调节蛋白可抑制 MAC 形成，从而保护自身正常细胞免遭补体攻击。

1. CD59 即膜反应性溶解抑制物，广泛表达于多种组织细胞表面，可抑制 MAC 形成并限制其对自身或同种细胞的溶破作用。

2. C8 结合蛋白 即同源限制因子，表达于多种组织细胞和血细胞表面，能阻断 MAC 形成及其对靶细胞的溶破作用。

3. S 蛋白（SP） 又称玻连蛋白（vitronectin），可阻碍 C5b67 复合物结合于靶细胞膜上，从而抑制 MAC 形成。

4. 群集素（clusterin，SP40/40） 可抑制 MAC 组装，并促进与细胞膜结合的 MAC 解离为可溶性 MAC，丧失溶细胞作用。

第四节 补体系统的功能

补体具有多种生物学效应，它不仅是固有免疫的重要组分，也是适应性免疫的主要效应机制之一。此外，在补体活化过程中产生的活性片段也具有多种生物作用。补体异常时会引起某些疾病的发生。

一、参与宿主早期抗感染免疫

（一）溶解细胞、细菌及病毒

补体活化产生的 MAC 能形成穿膜的亲水性孔道，导致靶细胞溶解。此效应是机体抵御细菌、病毒及寄生虫感染的重要机制。此外，在某些病理情况下也可引起机体自身细胞溶解、组织损伤与疾病。

（二）调理作用

补体活化过程中产生的 C3b、iC3b 和 C4b 是重要的调理素，它们一方面能与细菌及其他颗粒性物质结合，另一方面与吞噬细胞表面的补体受体结合，促进吞噬细胞对其吞噬，即调理作用。它是机体抵御全身性细菌感染和真菌感染的主要机制之一。

（三）炎症介质作用

补体活化过程中产生的 C3a 和 C5a 被称为过敏毒素，它们可与肥大细胞或嗜碱性粒细胞表面的 C3aR 和 C5aR 结合，激活靶细胞脱颗粒、释放组胺等生物活性物质，从而引起血管扩张、毛细血管通透性增高、平滑肌收缩等局部炎症反应。此外，C5a 对中性粒细胞、单核/巨噬细胞具有很强的趋化活性，并能增强其对病原体的吞噬杀伤作用；C5a 还可刺激中性粒细胞产生氧自由基、前列腺素和花生四烯酸等，引起炎症反应。

二、维护机体内环境的稳定

（一）清除免疫复合物

机体血循环中循环抗原的量稍超过抗体的情况下，形成的中分子量 IC 可沉积于血管壁，经激活补体而导致炎症反应，并造成周围组织损伤。补体与抗体结合在空间上干扰抗体中 Fc 段间的相互作用，继而抑制新的 IC 形成或解离已形成的 IC。此外，循环 IC 激活补体产生的 C3b 可与抗体共价结合成聚合物，免疫黏附作用促使聚合物中的 C3b 与表达 CR1 和 CR3 的血细胞结合，并通过血流被转运至肝和脾，易于被其中的吞噬细胞所清除，故表达 CR1 的红细胞是清除 IC 的主要参与者。

（二）清除凋亡细胞

正常生理情况下，机体经常产生大量凋亡细胞，若不能被及时有效清除，可能引发自身免疫病。很多补体成分（如 C3b、iC3b 等）可识别并结合凋亡细胞，通过与吞噬细胞相互作用从而清除凋亡细胞，发挥免疫自稳功能。

三、参与适应性免疫应答

补体通过参与适应性免疫应答的启动、效应和维持，有效发挥免疫系统的功能。如补体介导的调理作用可促进 APC 摄取和提呈抗原，启动适应性免疫应答；补体活化片段 C3d 可介导 BCR 与 CR2/CD19/CD81 复合物交联，促进 B 细胞活化；补体调节蛋白 CD46、CD55 和 CD59 能介导细胞活化信号，参与 T 细胞活化；滤泡树突状细胞（FDC）表面的 CR1 和 CR2 可将 IC 固定于生发中心，诱生和维持记忆性 B 细胞等。

四、补体系统与血液中其他系统间的相互作用

补体系统与血液中凝血、纤溶、激肽系统间关系十分密切。补体活化可激活凝血机制，也可激发纤溶过程。它们都进行有限蛋白酶解作用，将蛋白质底物降解成某些活性片段并发挥各自效应，而不是降解至氨基酸。补体系统与其他血浆酶系统具有共同的激活物，如 IC 既可激活补体，也可激活凝血、纤溶、激肽系统。这些系统具有共同的抑制因子，如 C1INH 可抑制调节这四个酶系统。这些系统的活化产物具有相似的生物学活性。

五、补体受体介导的生物学作用

补体活化过程中产生多种活性片段，它们通过与相应受体结合而发挥生物学效应。现已发现 10 余种补体受体，本节主要介绍结合于膜上的 C3 裂解片段的受体。

C_3 在 C_3 转化酶的作用裂解成 C3a 和 C3b，C3b 又可在血清中 I 因子和 H 因子的作用下逐级水解为 iC3b、C3f、C3c、C3d、C3g 和 C3dg 等片段。

（一）补体受体 1（CR1）

CR1 表达于红细胞、中性粒细胞、巨噬细胞、嗜酸性粒细胞、T/B 淋巴细胞和树突

状细胞等表面，与 C3b 及 C4b 有高度亲和性。主要功能有：①与 C3b 或 C4b 结合，可抑制经典途径和旁路途径的 C3 转化酶形成，还可促进 C3b 或 C4b 裂解；②发挥调理作用，促进吞噬细胞摄取吞噬带有 C3b 或 C4b 的颗粒或微生物；③红细胞表面 CR1 可与带有 C3b 的 IC 结合，并将 IC 运至肝脏并清除；④促进 B 细胞分化，增强 ADCC 效应。

（二）补体受体 2（CR2）

CR2 主要表达于 B 细胞、DC 和鼻咽部上皮细胞表面，可与 C3b 裂解片段（如 C3d）结合。CR2 参与 B 细胞激活，对 B 细胞的增殖、分化及记忆 B 细胞形成和抗体产生具有重要调节作用；还可作为 EB 病毒受体，参与某些疾病的发生。

（三）补体受体 3（CR3）

CR3 表达于中性粒细胞、单核巨噬细胞、肥大细胞和 NK 细胞的表面，是 iC3b 受体。CR3 的主要生物学效应是：介导结合有 iC3b 的颗粒或微生物与吞噬细胞黏附，促进吞噬作用及趋化作用。

（四）补体受体 4（CR4）

CR4 主要分布于中性粒细胞、单核巨噬细胞和血小板表面，是 iC3b 和 C3dg 的受体。CR4 可增强 Fc 受体非依赖性的吞噬作用。

六、补体系统与疾病的关系

补体系统异常时，如遗传缺陷或功能异常均可导致某些疾病的发生。

（一）补体遗传性缺陷相关的疾病

所有补体成分都可能发生遗传性缺陷。补体固有成分缺陷时，如 MBL 及 C3 缺乏可导致严重的反复感染；C1q、C2、C4 和 MBL 缺乏可引起系统性红斑狼疮等自身免疫病；C1q 还与癫痫发作、Alzheimer 病有关；C5、C6、C7、C8、C9 成分缺乏使 MAC 不能形成，不能有效溶解致病微生物，患者易发生化脓性感染。补体调节蛋白缺陷时，如 C1 抑制因子（C1INH）缺陷可引起遗传性血管性水肿；膜结合补体调节蛋白缺乏导致细胞溶解加剧，可引起阵发性夜间血红蛋白尿；白细胞黏附缺陷导致 CR3 与 CR4 缺失，可引起反复化脓性感染。

（二）补体功能异常相关的主要疾病

1. 补体异常活化可导致炎症性疾病 如 C3a 和 C5a 可促进细胞释放炎症介质，使炎症反应加重，从而引起组织损伤；C5a 在败血症相关的系统性炎症反应综合征（SIRS）和多器官功能衰竭中起着重要的致病作用。补体异常激活相关的疾病包括呼吸系统疾病（如输血相关急性肺损伤、急性呼吸窘迫综合征）、肾脏疾病（如 C1q 肾病）、缺血再灌注损伤、神经系统疾病（如 Alzheimer 病、传染性海绵状脑病）、自身免疫病（如系统性红斑狼疮、类风湿关节炎）、全身炎症反应（如 I 型超敏反应）等。

2. 补体与某些感染性疾病相关 病原体可通过多种机制逃避补体系统攻击，如病毒表达CCP模拟蛋白可保护其免遭补体系统攻击；病原体可表达FcR，通过干扰补体与IC结合而抑制经典途径启动，以逃避补体的裂解作用；病原体利用补体受体或补体调节蛋白作为受体感染靶细胞从而易化其感染过程。

3. 补体与异种器官移植排斥有关 猪是异种器官移植的首选供体，但人体内天然抗体（IgM）可与猪血管内皮细胞表面表达的Gal α1 －3Gal糖基表位结合，通过激活补体引起超急性排斥反应。

此外，补体调控蛋白参与肿瘤的免疫逃逸，使肿瘤逃避补体攻击。这可能是肿瘤细胞抵抗治疗的机制之一。

补体系统与疾病关系的研究使得补体相关的靶向生物治疗策略也由此产生。

小结

补体系统包括30余种蛋白，按照生物学作用分成三类：固有成分、调控蛋白和补体受体。补体系统是机体内高度复杂的生物反应系统，其属于固有免疫，是天然免疫防御的一个重要组成部分，也是固有免疫与适应性免疫之间的重要桥梁，在机体的防御机制及免疫性疾病的发病机理中，都具有重要的作用。

补体活化过程为酶促级联反应。在不同激活物的作用下，补体成分可通过经典途径、旁路途径和凝集素途径被激活，三条途径具有共同的末端通路，即形成攻膜复合体及溶解细胞效应，参与机体内抗感染或免疫损伤过程。

补体活化受到复杂而精密的调控，以维持机体的自身稳定。补体系统的过度激活、某种补体成分缺乏或缺陷可导致补体功能紊乱，引起严重感染、过敏反应、动脉粥样硬化、肿瘤等相应的疾病。

补体活化过程产生的多种活性裂解片段具有广泛的生物学活性，既可与抗体、微生物等物质共价结合溶解细胞，还可与细胞表面的相应受体结合，从而在固有免疫和适应性免疫应答的全过程及炎症过程中发挥重要作用。

第五章　主要组织相容性抗原及其基因复合体

主要组织相容性复合体（major histocompatibility complex，MHC）是一组紧密连锁的基因群，编码产物为主要组织相容性抗原，又称 MHC 分子。MHC 分子的主要功能是制约细胞之间的相互识别、诱导和调节免疫应答，是疾病易感性个体差异的主要决定者。

不同种类哺乳动物的 MHC 及其编码抗原有不同的命名，但结构、分布和功能等却很相似。小鼠为 H－2 系统，人类为人白细胞抗原（human leucocyte antigen，HLA）系统。本章主要介绍 HLA 及其基因复合体。

第一节　人白细胞抗原

HLA 在组织分布、结构和功能上各有特点，分为Ⅰ类分子和Ⅱ类分子。

一、HLA 的分布

HLA Ⅰ类分子广泛分布于人体各种组织的有核细胞表面，包括血小板和网织红细胞。除某些特殊血型外，成熟红细胞一般不表达Ⅰ类分子，神经细胞和成熟的滋养层细胞也不表达此类抗原。各种组织细胞表达 HLA Ⅰ类分子的数量不同，以外周血白细胞和脾、淋巴结、胸腺细胞的含量最丰富，其次为肺、肝、肾、皮肤、主动脉和肌肉。

HLA Ⅱ类分子仅表达于淋巴组织中一些特定的细胞表面，如专职抗原提呈细胞（包括树突状细胞、巨噬细胞、活化的 B 细胞）、胸腺上皮细胞及血管内皮细胞、活化的 T 细胞等。有些组织在病理情况下（如病毒感染或某些细胞因子诱导时）亦可表达 HLA Ⅱ类分子。

分布在细胞表面的 HLA Ⅰ、Ⅱ类分子，也能以可溶性形式出现在血清、尿液、唾液、精液及乳汁中。

二、HLA 的结构

HLA 是一类糖蛋白，由一条 α 链（被糖基化的）和一条 β 链非共价结合而成。其肽链的氨基端向外（约占整个分子的3/4），羧基端穿入细胞质，中间疏水部分在胞膜中（见图5－1）。

HLA－Ⅰ类分子的α链又称重链，分子量为44kD，由第6号染色体相应的HLA－Ⅰ类基因编码。α链由胞外区、跨膜区和胞内区组成。胞外区可进一步分为α1、α2和α3三个功能区。X线晶体衍射资料表明，α1和α2区形成沟槽状结构，沟槽大小为2.5nm×1.0nm×1.1nm，两端封闭，可容纳8～10个氨基酸残基组成的短肽，被结合的多肽一般为内源性抗原经加工处理降解的产物。α3具有Ig样结构，可以被T细胞的辅助受体CD8分子所识别。跨膜区含疏水性氨基酸，排列成α螺旋，跨越脂质双分子层。胞内区的氨基酸被磷酰化后有利于细胞外信息向胞内传递。轻链为β2微球蛋白（β2 microglobulin，β2m），分子量12kD，由第15号染色体编码，具有Ig样结构。β2m无同种特异性，与α功能区连接，其功能为有助于Ⅰ类分子的表达和稳定性。

HLA－Ⅱ类分子是由HLA－Ⅱ类基因编码的α链（34kD）和β链（29kD）非共价连接的糖蛋白。α链和β链，均由胞外区、跨膜区和胞内区组成。胞外区各含两个功能区α1、α2和β1、β2。X线晶体衍射图像显示，α1和β1构成一个末端开放的沟槽，可容纳较长的多肽（约13～17个氨基酸）。被结合的多肽一般来自外源性抗原经加工处理降解的产物。α2、β2区靠近细胞膜，具有Ig样结构，β2为T细胞辅助受体CD4分子的识别部位。

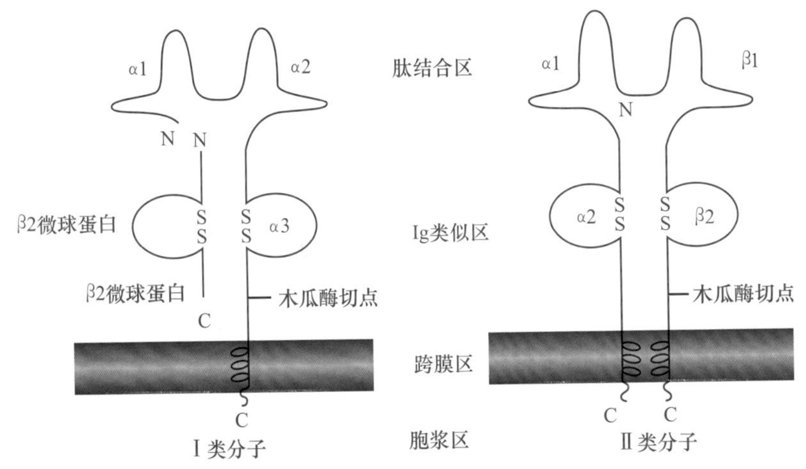

图5－1 HLA分子的结构示意图

三、HLA的功能

（一）作为抗原提呈分子参与适应性免疫应答

HLA最主要的功能是作为抗原提呈分子提呈抗原肽激活T淋巴细胞，进而启动适应性免疫应答。

HLA－Ⅰ类分子和HLA－Ⅱ类分子分别参与对内源性和外源性抗原的提呈。内源性抗原被加工成肽段后与HLA－Ⅰ类分子结合成抗原肽－HLA－Ⅰ类分子复合物，进而表达于抗原提呈细胞表面，供 $CD8^+$ T 细胞识别。外源性抗原肽则与 HLA－Ⅱ类分子结合成抗原肽－HLA－Ⅱ类分子复合物，提呈给 $CD4^+$ T 细胞识别（见图 5－2）。

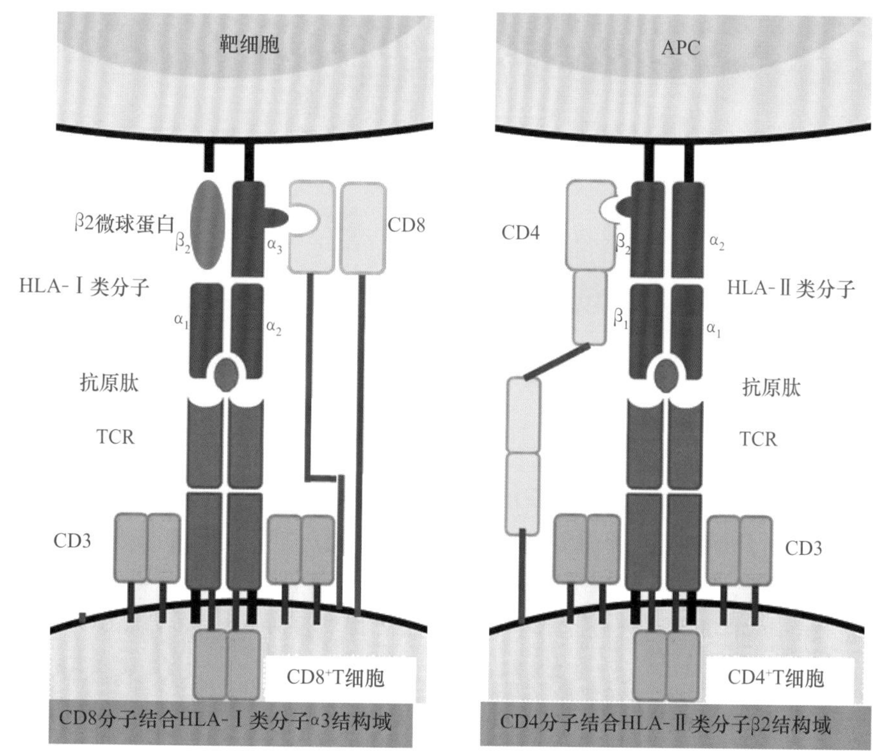

图 5－2 HLA 的抗原提呈功能

（二）参与 T 细胞在胸腺的发育

T 细胞在胸腺中的发育涉及复杂的选择过程，无论是阳性选择或阴性选择，均有赖于 HLA Ⅰ类分子和 HLA Ⅱ类分子的参与（详见第二章）。

（三）诱导同种移植排斥反应

同种异型 HLA 分子是介导移植排斥反应的关键分子，供、受体之间 HLA 不匹配可导致移植排斥反应的发生（详见第十六章）。

（四）决定疾病易感性的个体差异

HLA 的主要功能是提呈抗原肽给 T 细胞供其识别。分析从 HLA 分子抗原结合槽中洗脱下来的各种天然抗原肽的一级结构，发现同样的 HLA 分子可以与多种不同的肽结合，形成不同的表位，提呈给不同的 T 细胞。

HLA 分子抗原肽结合槽中有两个或两个以上的与抗原肽结合的关键部位，称为锚定位（anchor position），可凭借锚定位选择性地与抗原肽上的特定氨基酸残基（anchor residue，锚定残基）结合。将这些锚定残基的排列顺序，称为共同基序（consensus motif)。特定的 HLA 分子选择性地结合具有某些共同基序的抗原肽。如 MHC 分子，能选择性地锚定共同基序为 Y－I（即酪氨酸－异亮氨酸）的多肽（见图 5－3）。

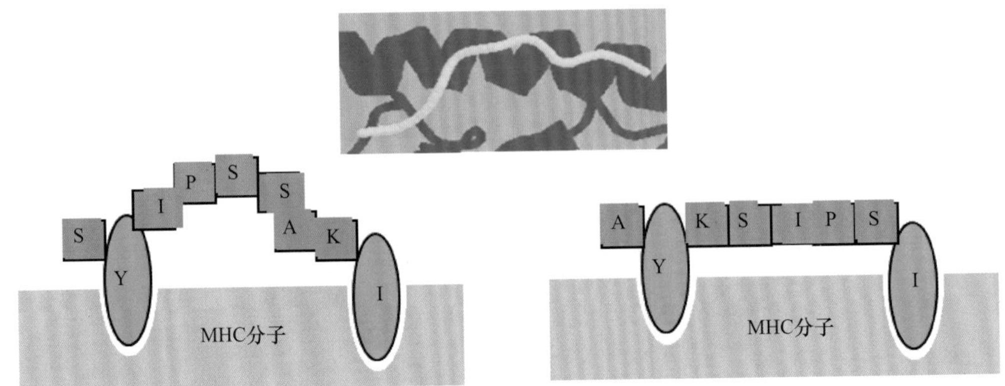

图 5－3 锚定残基和锚定位

不同的 HLA 分子其锚定位所锚定的共同基序存在差异。遇到同一抗原分子时，不同个体的 HLA 分子可锚定不同的氨基酸残基，提呈同一抗原分子的不同表位，进而诱发出特异性和强度不同的免疫应答。

因此，不同的个体对同一抗原的应答在强度上出现差异，直接表现为疾病易感性的个体差异。

第二节 HLA 基因复合体及其遗传特征

一、HLA 基因复合体

HLA 复合体位于第 6 号染色体短臂上大约 4000kb 范围内，由一群紧密连锁的基因组成，共有 224 个基因座位，其中 128 个为功能性基因、96 个为假基因，是迄今已知的人体最复杂的基因体系。传统上将这些基因分为Ⅰ类、Ⅱ类、Ⅲ类（见图 5－4）。近些年更倾向于从功能上将基因分为经典的Ⅰ类Ⅱ类基因、免疫功能相关基因以及其他无关基因。

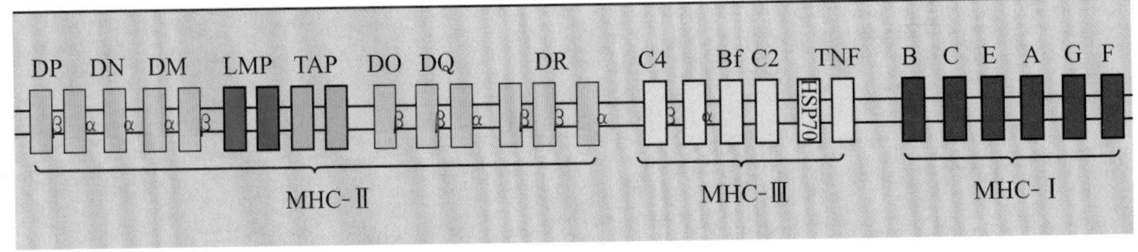

图 5－4 HLA 复合体简图

经典的Ⅰ类基因包括 B、C、A 三个座位，编码 HLA－Ⅰ类分子的 α 链。经典的Ⅱ

类基因主要包括 DP、DQ、DR 三个亚区，编码产物为 HLA－Ⅱ类分子的 α 链和 β 链。

免疫功能相关基因主要包括：位于Ⅲ类基因区域的血清补体成分编码基因（所表达的产物为 C4、Bf 和 C2 等补体组分）、抗原加工提呈相关基因（蛋白酶体相关基因 LMP、TAP、HLA－DM、HLA－DO 等）、非经典Ⅰ类基因（包括 HLA－E、HLA－F、HLA－G 等）、炎症相关基因（肿瘤坏死因子基因家族 TNF、热休克蛋白基因家族 HSP70 等）。其中蛋白酶体相关基因编码产物与内源性抗原的处理有关；TAP 基因编码抗原加工相关转运物；HLA－DM 基因产物参与 APC 对外源性抗原的加工提呈，帮助溶酶体中的抗原片段进入 MHC－Ⅱ类分子的抗原结合槽；DO 分子是 DM 功能的负向调节蛋白。

二、HLA 基因复合体的遗传特性

HLA 基因复合体是目前已知的最具复杂多态性的人类基因系统，具有多基因性、多态性、连锁不平衡、单元型遗传等特点。

（一）多基因性和多态性

HLA 基因复合体由一组位置相邻的基因座位（224 个）组成，每个基因座位上存在多个等位基因，群体中不同个体在等位基因拥有状态上存在差别。例如：HLA－A 座位有 151 个复等位基因；HLA－B 有 301 个；HLA－C 有 83 个；HLA－DRA1 有 2 个；HLA－DRB1 有 227 个；HLA－DQA1 有 20 个；HLA－DQB1 有 43 个；HLA－DPA1 有 18 个；HLA－DPB1 有 87 个……而且，每一对等位基因均为共显性。两个无亲缘关系的个体之间，在所有 HLA 基因座位上拥有相同等位基因的机会几乎是零。

HLA 基因复合体的高度多态性和多基因性共同决定了 HLA 遗传背景的高度多样性，从而使个体和群体极大地扩展了对不同病原体（及其变异体）抗原肽提呈和产生应答的范围。从基因的储备上，造就了群体中对抗原（病原体）入侵反应性和易感性不同的个体。

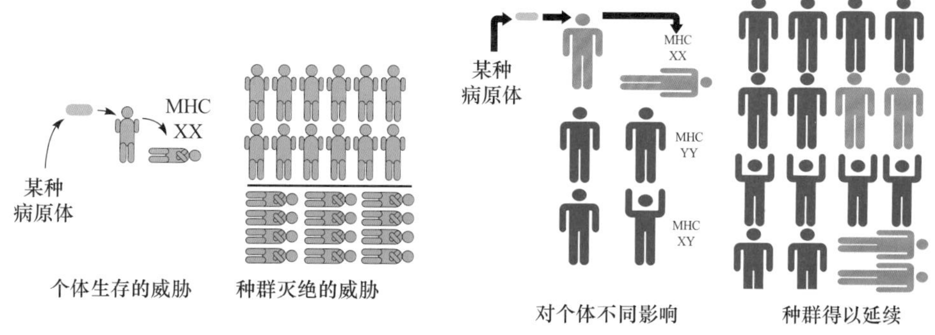

图 5－5　HLA 高度多态性的意义

HLA 多态性的形成是自然选择的结果。换言之，若由于突变产生某一新的 HLA 等位基因，其产物有助于提呈特定抗原肽，且其介导的效应有利于个体存活，则携带该等位基因的个体将有较多机会将其传递给后代，从而使新等位基因在群体中得以积累，形成 HLA 多态性库的组成成分之一。这可能是高等动物抵御不利环境因素的一种适应性表现，对于维持种属的生存与延续具有重要的生物意义（见图 5 －5）。

（二）单元型遗传方式和连锁不平衡

在随机婚配的群体中，在无新的突变和自然选择的情况下，某一特定等位基因与该基因座中的全部等位基因总和的比例（基因频率）是维持不变的。按照遗传学的随机分配规律，分属两个或两个以上基因座位的等位基因，同时出现在一条染色体上的几率应该是这两个基因频率的乘积。但在研究 HLA 基因时发现，分属不同座位的两个等位基因同时出现的概率明显高于或低于随机出现的概率，此现象为连锁不平衡。例如：北欧白人中 HLA－A1 和 HLA－B8 的频率分别为0. 17 和0. 11，A1 －B8 随机组合的预期频率是 0. 17 ×0. 11 =0. 019，但实际的频率为 0. 088。故 A1 －B8 处于连锁不平衡。连锁不平衡的这些基因往往形成单体型。单体型指的是染色体上不同座位的等位基因的特定组合。

HLA 复合体是一组紧密连锁的基因群，这些连锁在一条染色体上的等位基因很少发生同源染色体间的交换，构成一个单元型。在遗传过程中，作为一个完整的遗传单位由亲代传给子代。亲代与子代之间必然有一个也只能有一个单元型相同（见图 5 －6）。这一遗传特点在器官移植供者的选择以及法医的亲子鉴定中得到了应用。

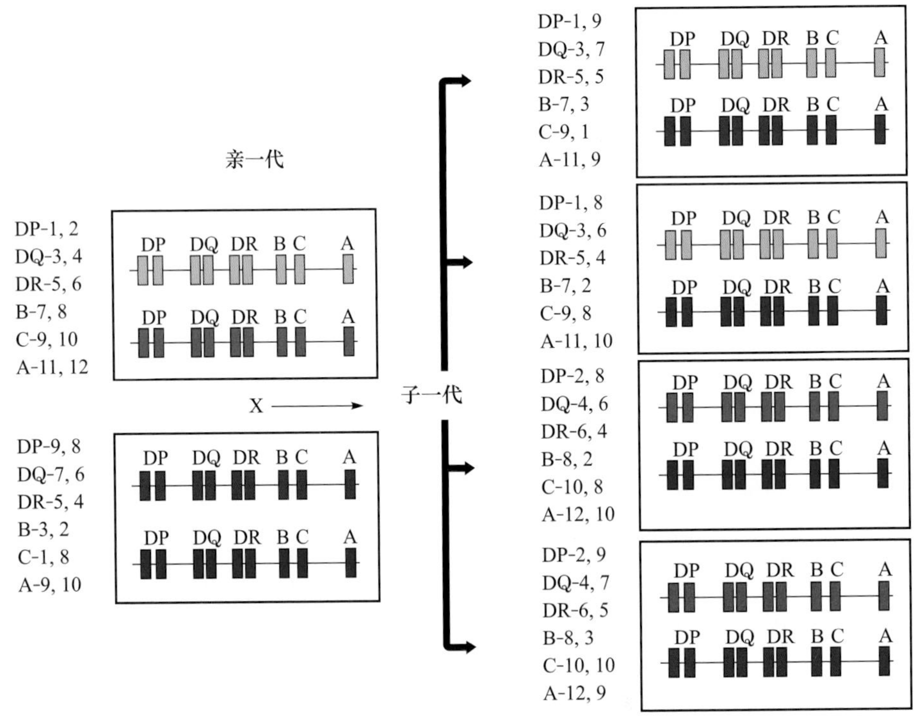

图 5 －6 HLA 基因单元型遗传

因为 HLA 基因连锁不平衡，某些基因或单元型在不同种族或地区人群的频率分布有明显差异，故在人类学研究中可为探讨人类的源流和迁移提供有用的资料。

第三节 HLA 与临床

一、HLA 与器官移植

HLA 的研究是在器官移植研究推动下开展起来的，HLA 本质和功能的揭示，为移植提供了重要的理论依据。实践证明，移植时，供者和受者之间 HLA 相容程度越高，排斥反应的发生率就越低，移植成功率和移植器官长期存活率就越高；反之，就越容易发生排斥反应。经典 HLA 基因与输血和移植急性排斥反应密切关联。因此，对于经典的 HLA 基因进行分型在临床上有重要意义

血清学及细胞学分型技术主要侧重于分析 HLA 产物特异性；DNA 分型则侧重于基因的分型。随着测序技术的突飞猛进，基于 DNA 序列的分型方法已经取代了传统的血清学及细胞学分型方法。目前 DNA 分型方法主要分为两种：基于核酸序列识别的方法和基于序列分子构型的方法。随着 PCR 技术的普及、计算机网络的应用和生物信息学的发展，HLA 配型的准确性和配型效率均有较大提高。

二、HLA 与亲子鉴定和法医学

两个无血缘关系的个体很难具有完全相同的 HLA 基因复合体，而且 HLA 基因终身不变，因此 HLA 基因成为最能代表个体特异性并伴随个体终身的稳定的遗传标志。法医学通过 HLA 基因型或表型检测进行个体识别以“验明正身”，同时因其单体型遗传特征，每个子代均从父母各得到一个单体型，因此可用于亲子鉴定。

三、HLA 分子的异常表达

所有的有核细胞表面表达 HLA－Ⅰ类分子，当细胞被病毒感染或者发生癌变时，HLA 基因会受到影响，Ⅰ类分子会发生改变或表达水平下降甚至缺失，因此Ⅰ类分子的表达状态是细胞的一种警示系统。

另外，原先不表达 HLA－Ⅱ类分子的某些细胞，可被诱导表达Ⅱ类分子，如胰岛素依赖性糖尿病人的胰岛 β 细胞，可能与某些自身免疫性疾病的发生有关。

四、HLA 基因与疾病的关联

HLA 基因是人类对疾病易感性的主要遗传学成分。在群体调查中比较患者与正常人某些特定等位基因及其产物的频率是研究基因对疾病易感性的主要方法。两个遗传学性状在群体中同时出现呈非随机分布，称为关联。迄今记录在案与 HLA 关联的疾病已达 500 余种，以自身免疫性疾病为主，也包括一些肿瘤和传染性疾病。最典型的例子是强直性脊柱炎与 HLA－B27 抗原，相对风险率为 55～376，即 B27 阳性个体较之阴性个体罹患强直性脊柱炎的机会要大 55 倍到 376 倍（因不同人种而异）。

HLA 与某种疾病有关联，并不意味着携带某抗原就一定会患某病，HLA 本身并不是病因而仅仅是一种遗传标志；HLA 在群体中的分布与民族、人种、地理环境等有关，在研究与疾病的关联时应综合分析才有参考价值；研究对象须是随机选择，无亲缘关系

的；对照组与疾病相关性可能有助于某些疾病的辅助诊断，疾病的预测、分类以及预后的判断。

小结

人白细胞抗原（HLA）是人体的主要组织相容性抗原，其主要功能是提呈抗原肽供T细胞识别，启动适应性免疫应答。群体中HLA具有高度多样性，两个无血缘关系的个体很难具有完全相同的HLA基因复合体。不同的HLA分子可锚定不同的氨基酸残基，提呈同一抗原分子的不同表位，进而诱发出特异性和强度不同的免疫应答，这是导致个体间免疫应答能力和对疾病易感性差异的主要免疫遗传学因素。HLA终身不变，稳定遗传，是个体可靠的遗传标志。

MHC 限制性

澳大利亚的杜赫提（Peter C. Doherty）和瑞士的辛克纳吉（Rolf M. Zinkernagel）在研究T细胞如何保护实验小鼠对抗淋巴细胞脉络丛脑膜炎病毒（lymphocytic choriomeningitis virus，LCMV）的感染时发现：小鼠在感染病毒之后会产生杀伤性T细胞（cytotoxic T cells）来毒杀受病毒感染的细胞，而杀伤性T细胞只会毒杀表现相同MHC分子的感染细胞，换言之，两种细胞之间的作用具有MHC限制性（MHC restriction）。

MHC限制性的本质是T细胞的双重识别：一是TCR识别与MHC结合的抗原肽；二是TCR识别MHC分子多态部分的α螺旋。这一发现为免疫学开启新的历史，是基础研究对临床医学贡献的极佳例证，荣获1996年诺贝尔奖。

第六章　细胞因子和黏附分子

第一节　细胞因子

细胞因子（cytokine，CK）泛指由免疫细胞和非免疫细胞合成分泌的一类具有广泛生物学活性的小分子可溶性多肽，主要调节机体免疫应答、参与免疫细胞分化发育、介导炎症反应、刺激骨髓造血并参与机体组织修复等过程。本节主要介绍与免疫应答及调节有关的细胞因子。

一、细胞因子的共同特点

细胞因子种类很多，发挥的作用也各不相同，但都具有一些共同特点，现阐述如下。

（一）细胞因子的基本特征

1. 绝大多数细胞因子为小分子糖蛋白质（8～30kD 的糖蛋白），多以单体形式存在，少数细胞因子以双体形式（如 IL－5、IL－10、IL－12、M－CSF 和 TGF－β 等）或三聚体形式（如 TNF）存在。

2. 细胞因子均为可溶性糖蛋白质。

3. 具有高效性。细胞因子的活性极高，在较低浓度下（微微克分子级或毫微微克分子级）即可发挥生物学效应。

4. 通过结合细胞表面相应受体发挥生物学效应。在靶细胞膜表面具有相应的细胞因子的受体蛋白，细胞因子必须与相应受体蛋白结合才能发挥效应。

5. 诱导后产生细胞因子。通常是由免疫原、丝裂原或其他因子刺激免疫细胞和非免疫细胞后所产生。

6. 半衰期短。细胞因子的分泌和发挥生物学效应通常是一个短时自限的过程，在细胞受到刺激后即开始产生，而且在短时工作后即被降解。因此，细胞因子具有激素样活性，作用迅速而短暂。

7. 细胞因子作用范围小，绝大多数为近距离发挥作用。在生理情况下，细胞因子主要在其产生细胞周围发挥效应。其作用方式主要有自分泌（autocrine）、旁分泌

（paracrine）和内分泌（endocrine）等三种类型（见图 6－1）。自分泌是指细胞因子的靶细胞也是其产生细胞，如 T 淋巴细胞产生的 IL－2 可刺激其本身生长。旁分泌是指某种细胞因子的产生细胞和靶细胞是毗邻细胞，如巨噬细胞产生的 IL－1 可作用于毗邻的 T 淋巴细胞，促使其增殖分化。内分泌是指少数细胞因子在高剂量时也可以类似激素的作用方式，通过循环系统对远处的靶细胞发挥作用，如 IL－1、TNF－α 和 M－CSF 等。

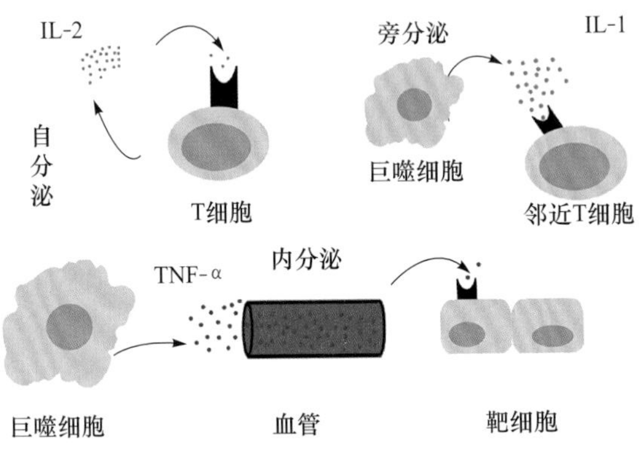

图 6－1　细胞因子的作用方式

（二）细胞因子的功能特点

一种细胞因子可由多种细胞分泌（多源性），而一种细胞也可分泌多种细胞因子（同源性）。细胞因子在发挥作用时可表现出多种不同的特点。

1. 多效性　一种细胞因子可以对不同的靶细胞发挥不同作用。如 IL－2 可以活化和刺激 T 淋巴细胞增殖，也可活化 NK 细胞并刺激其增殖（见图 6－2）；IL－4 可以活化 B 淋巴细胞并促进其增殖和分化，也可以刺激胸腺细胞和肥大细胞增殖。

2. 重叠性　两种或两种以上的细胞因子可以发挥同样或类似的生物学效应。如 IL－2、IL－7 和 IL－15 均可刺激 T 淋巴细胞增殖；IL－2、IL－4、IL－6 均可刺激 B 细胞增殖（见图 6－2）。

3. 协同性　一种细胞因子可增强另一种细胞因子的功能。如 IL－3 和 IL－11 共同刺激造血干细胞的分化成熟；IL－5 可增强 IL－4 诱导 B 淋巴细胞分泌的抗体类别向 IgE 转变（见图 6－2）。

4. 拮抗性　一种细胞因子可以抑制另一种细胞因子的生物学功能，例如 IL－4 抑制 IFN－γ 刺激 Th0 细胞向 Th1 细胞分化的功能，而 IFN－γ 可阻断 IL－4 诱导 B 细胞分泌的抗体类别向 IgE 转换（见图 6－2）。

5. 网络性　在免疫应答发生过程中，免疫细胞之间通过具有不同生物学效应的细胞因子相互刺激，彼此约束，形成复杂而又有序的细胞因子网络，对免疫应答的过程进行调节，从而维持免疫系统的稳态与平衡。如 Th 细胞可产生众多的细胞因子，是调节免疫应答的主要细胞，通过复杂的细胞因子调节网络来实现机体对免疫应答的调控。树突状细胞（dendritic cell，DC）可通过合成分泌 IL－12 来诱导 Th0 细胞分化为 Th1 细胞，Th1 细胞主要产生 IL－2、TNF－α 和 IFN－γ 等 Th1 型细胞因子，介导特异性细胞

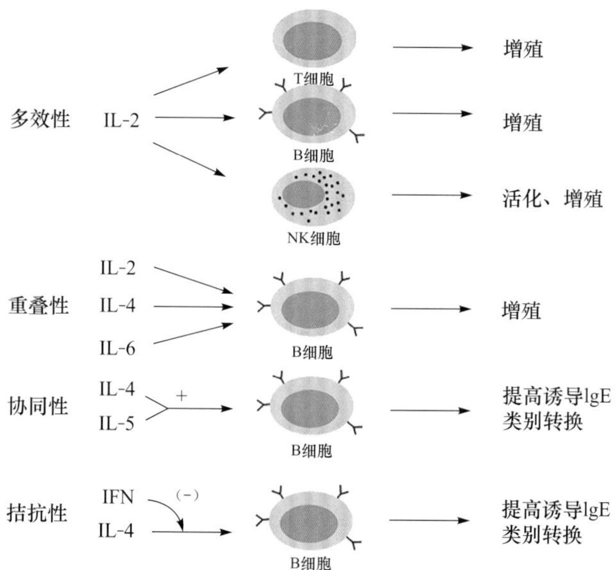

图6－2 细胞因子的功能特点

免疫应答。其中，IL－2 可诱导 T 淋巴细胞、B 淋巴细胞和 NK 细胞增殖；IFN－γ 可活化巨噬细胞，杀伤细胞内感染的病原菌；IL－2、IFN－γ 和 TNF－α 等细胞因子尚可刺激细胞毒性 T 细胞增殖、分化，从而杀伤感染或突变的细胞。Th0 细胞在 IL－4 作用下分化为 Th2 细胞，Th2 细胞可产生 IL－4、IL－5、IL－6 和 IL－10 等 Th2 型细胞因子，刺激 B 细胞的增殖和分化，产生抗体，介导特异性体液免疫应答。Th1 型细胞因子和 Th2 型细胞因子的功能是互相拮抗的，Th1 细胞产生 IFN－γ 抑制 Th2 细胞的功能，Th2 细胞产生 IL－4 和 IL－10 抑制 Th1 细胞的功能（见图6－3）。

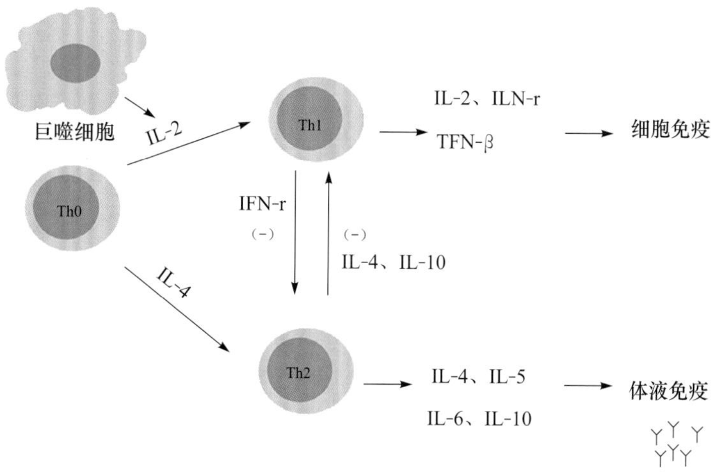

图6－3 细胞因子对 Th1 和 Th2 细胞分化的调节作用

二、细胞因子的分类

在早期有关研究中，曾按细胞因子的来源称其为淋巴因子、单核因子等；随着细胞因子结构和功能的明确，目前将其分为白细胞介素、干扰素、肿瘤坏死因子、集落刺激因子、生长因子和趋化性细胞因子等六大类。

（一）白细胞介素

白细胞介素（interleukin，IL）是指由白细胞和其他非免疫细胞产生，介导白细胞之间或白细胞与其他细胞之间相互作用的一类细胞因子。主要调节免疫细胞增殖分化，参与免疫应答以及介导炎症反应。其命名以阿拉伯数字编号区别，例如 IL－1、IL－2……迄今已命名38 种（IL－1～IL－38），有的（如IL－3、IL－5、IL－8 等）已被列入其他家族。与免疫应答有关的一些重要的白细胞介素及其基本特点见表 6－1。

表 6－1　常见白细胞介素的特点及其功能

名称	氨基酸残基	分子量（kD）	产生细胞	主要生物学功能
IL－1α	159	17.5	单核－巨噬细胞、内皮细胞	发热、激活 T 细胞和巨噬细胞
IL－1β	153	17.3	同上	同上
IL－2	133	13～17.5	激活的 T 细胞	T 细胞增殖和产生细胞因子，NK 细胞活化及增殖，B 细胞增殖和分泌抗体
IL－3	144	15.1	激活的 T 细胞	支持骨髓多能造血干细胞增殖，协调刺激造血，抑制细胞凋亡
IL－4	129	15－19	肥大细胞	B 细胞增殖和分化，Ig 的产生，Ig 的类别转换，抑制 Th1 细胞
IL－5	115	45	激活的 T 细胞、肥大细胞、嗜酸性粒细胞	参与 B 细胞分化和嗜酸性粒细胞的增殖和分化，促进 IgA 生成
IL－6	186	19－28	单核/巨噬细胞、T 淋巴细胞、内皮细胞、成纤维细胞	刺激 T、B 细胞增殖分化、刺激肝细胞产生急性期蛋白，造成发热反应
IL－7	152	20－28	骨髓基质细胞、成纤维细胞	参与早期造血和淋巴细胞前体细胞的增殖和分化
IL－8	72 或 77	8.3	单核/巨噬细胞、内皮细胞、上皮细胞	中性粒细胞趋化及激活的嗜碱性粒细胞、T 细胞趋化
IL－9	126	14－25	T 细胞	刺激 Th2 细胞和肥大细胞，激活 B 细胞产生 Ig
IL－10	160	17	激活的 T 细胞、单核/巨噬细胞	抑制巨噬细胞、抑制前炎症细胞因子的产生
IL－11	178	19	骨髓基质细胞	协调刺激造血
IL－12	197	57.2	单核细胞、B 淋巴细胞	激活 NK 细胞增殖、诱导 Th0 细胞向 Th1 细胞分化
IL－13	112	17	激活的 T 细胞、B 细胞	激活 B 细胞的增殖和分化、抑制单核/巨噬细胞产生炎性因子

（二）干扰素

干扰素（interferon，IFN）是最早发现的细胞因子，因其具有干扰病毒感染和复制的能力而得名。根据其来源、理化特性和生物学作用，可将 IFN 分为Ⅰ型干扰素和Ⅱ型干扰素，前者包括 IFN - α 和 IFN - β，后者为 IFN - γ。两者的特性与功能见表 6 - 2。

表 6 - 2 人类 IFN 的理化与生物学特性比较

	Ⅰ型干扰素（IFN - α/β）	Ⅱ型干扰素（IFN - γ）
主要产生细胞	浆细胞样树突状细胞、淋巴细胞、单核/巨噬细胞、成纤维细胞	活化 T 细胞、NK 细胞
主要诱生剂	病毒	抗原、促分裂原
热稳定性（56℃，30 分钟）	稳定	不稳定
酸碱稳定性（pH 2 ~ 10）	稳定	不稳定
氨基酸残基（个）	166（IFN - α/β）	143
生物学作用	抗病毒、抗肿瘤；免疫调节作用（弱）	免疫调节；抗病毒、抗肿瘤（弱）

（三）肿瘤坏死因子

肿瘤坏死因子（tumor necrosis factor，TNF）是 Garwell 等在 1975 年发现的一种能使肿瘤发生出血坏死的物质。根据其产生细胞和功能的不同可分为 TNF - α 和 TNF - β 两种，前者主要由活化的单核/巨噬细胞产生，具有极为广泛的生物学活性，如参与免疫应答、抗肿瘤和介导炎症反应，大量时可引起机体恶病质等；后者主要由活化的 T 淋巴细胞产生，故又称为淋巴毒素（lymphotoxin，LT），其生物学活性与 TNF - α 类似。除 TNF - α 和 TNF - β 两种之外，肿瘤坏死因子家族目前已经发现有 30 余种细胞因子，在调节免疫应答、杀伤靶细胞和诱导靶细胞凋亡等过程中发挥重要的作用。表 6 - 3 列举了几种主要的肿瘤坏死因子的特点及其主要功能。

表 6 - 3 几种主要的肿瘤坏死因子

名 称	氨基酸残基	主要产生细胞	主要功能
TNF - α	157	单核/巨噬细胞、T 细胞、NK 细胞	局部炎症、杀伤或抑制肿瘤、激活内皮细胞
TNF - β（LT）	171	T 细胞、B 细胞	杀伤靶细胞、激活巨噬细胞
CD40L	261	活化 T 细胞、NK 细胞、B 细胞、肥大细胞	刺激 B 细胞活化、增殖、分化及 Ig 类别转换
FasL（CD95L）	278	活化 T 细胞	诱导靶细胞凋亡

（四）集落刺激因子

集落刺激因子（colony - stimulating factor，CSF）是指能够刺激多能造血干细胞和不同分化发育阶段的造血干细胞进行增殖、分化，并在半固体培养基中形成某一谱系细胞集落的细胞因子（见表6－4）。目前发现的CSF主要有粒细胞集落刺激因子（granulocyte colony－stimulating factor，G－CSF）、巨噬细胞集落刺激因子（macrophage colony－stimulating factor，M－CSF）、粒细胞－巨噬细胞集落刺激因子（granulocyte－macrophage colony－stimulating factor，GM－CSF）、多集落刺激因子（multi－colony－stimulating factor，Multi－CSF）、干细胞生长因子（stem cell factor，SCF）、红细胞生成素（erythropoietin，EPO）、血小板生成素（thrombopoietin，TPO）和嗜酸粒细胞集落刺激因子（eosinophils colony－stimulating factor，Eo－CSF）等。不同CSF不仅可刺激不同发育阶段的造血干细胞和祖细胞增殖和分化，还可促进成熟细胞的功能。表6－4列举了几种主要集落刺激因子的特点及生物学效应。

表6－4　主要集落刺激因子的来源和生物学效应

集落刺激因子	产生细胞	生物学功能
粒细胞－巨噬细胞集落刺激因子（GM－CSF）	活化的T细胞、巨噬细胞、纤维母细胞等	刺激骨髓各系前体细胞生长和分化、促进细胞毒活性
单核－巨噬细胞集落刺激因子（M－CSF）	巨噬细胞	刺激骨髓单核细胞前体细胞分化成熟
粒细胞集落刺激因子（G－CSF）	纤维母细胞、骨髓基质细胞等	刺激骨髓粒细胞前体细胞分化成熟
红细胞生成素（EPO）	肾毛细血管内皮细胞	刺激红系造血祖细胞
干细胞因子（SCF）	纤维母细胞、骨髓和胸腺基质细胞	刺激髓系、红系、巨核系及淋巴系造血祖细胞

（五）生长因子

生长因子（growth factor，GF）是一类具有刺激细胞生长和分化作用的细胞因子。目前其研究十分活跃，对发育生物学和干细胞技术研究领域意义重大，与免疫的关系相对较小。生长因子的种类比较多，包括转化生长因子－β（transforming growth factor－β，TGF－β）、血管内皮细胞生长因子（vascular endothelial growth factor，VEGF）、表皮生长因子（Epidermal growth factor，EGF）、成纤维细胞生长因子（fibroblast growth factor，FGF）、神经生长因子（nerve growth factor，NGF）、血小板衍生的生长因子（Platelet derived growth factor，PDGF）等。目前研究较多的几种常见生长因子的特点及生物学作用见表6－5。

表6－5　几种常见的生长因子的生物学作用

生长因子	来　源	生物学作用
表皮细胞生长因子（EGF）	肾、脑、唾液腺、多种体液、汗腺	促进上皮细胞、成纤维细胞、间质细胞和内皮细胞增生；促进血管形成，加速伤口愈合；促进肿瘤细胞生长
成纤维细胞生长因子（FGF）	碱性FGF（bFGF）：神经组织、垂体、肾上腺皮质、黄体和胎盘 酸性FGF（aFGF）：骨基质细胞、骨肉瘤细胞	刺激中胚层、神经外胚层多种细胞的增生和分化；趋化内皮细胞；促进肉芽组织形成和角膜伤口愈合；影响神经功能

续表

生长因子	来 源	生物学作用
血小板衍生的生长因子（PDGF）	活化的单核/巨噬细胞、动脉内皮细胞、成纤维细胞	促进皮肤成纤维细胞、神经胶质细胞、平滑肌细胞、上皮细胞的增殖；刺激成纤维细胞、平滑肌细胞、中性粒细胞和单个核细胞的趋化性
血管内皮细胞生长因子（VEGF）	肿瘤细胞、伤口中角化细胞、巨噬细胞	增加血管通透性，促进血管形成
神经生长因子（NGF）	神经元雪旺细胞、成纤维细胞、平滑肌细胞、甲状旁腺细胞	维持感觉，维持交感神经元的存活；趋化中性粒细胞，提高其存活、吞噬水平；诱导单核细胞分化，促进伤口愈合
转化生长因子-β（TGF-β）	活化T细胞或B细胞；成骨细胞、肾脏、骨髓和胎肝的造血细胞；肿瘤细胞	抑制免疫活性细胞的增殖；抑制淋巴细胞的分化；抑制细胞因子产生；促进成纤维细胞、成骨细胞和雪旺细胞的生长

（六）趋化性细胞因子家族

具有控制细胞定向迁移、活化和趋化效应的细胞因子，称为趋化性细胞因子（chemokine）。趋化因子不仅可以趋化免疫细胞，还能活化免疫细胞，参与调节血细胞发育、血管生成和细胞凋亡等，同时在肿瘤发生、发展、转移、病原生物感染以及移植排斥反应等病理过程中发挥重要作用。目前已发现的趋化性细胞因子超过50种，均为分子量8~10kD结构同源性较强（均含有形成内部二硫键的4个半胱氨酸）的蛋白。按N端半胱氨酸的数量和邻接关系分为4个亚家族：①C亚家族：靠近氨基端仅有1个半胱氨酸。淋巴细胞趋化蛋白（lymphotactin）属于C亚家族趋化因子，对T淋巴细胞、NK细胞和树突状细胞有趋化作用。②CC亚家族：2个半胱氨酸相邻排列。单核细胞趋化蛋白-1（monocyte chemotactic protein-1，MCP-1）属于CC亚家族趋化因子，对单核细胞、T淋巴细胞、树突状细胞以及嗜碱性粒细胞有趋化和激活作用。③CXC亚家族：在2个半胱氨酸间夹有一个其他氨基酸的结构，主要代表为IL-8，它可趋化多形核白细胞到达急性炎症部位。④CX3C亚家族：2个半胱氨酸间夹有三个其他氨基酸，主要代表为franctalkine，它对单核细胞和T淋巴细胞有趋化作用。

三、细胞因子的受体

细胞因子的功能发挥依赖于其与靶细胞上相应的细胞因子受体结合。细胞因子受体均为跨膜蛋白，由胞膜外区、跨膜区和胞质区组成。细胞因子的受体命名原则通常是在细胞因子名称后面加R（receptor）表示，如IL-1受体命名为IL-1R，TNF-α受体命名为TNF-αR。

细胞因子受体根据其结构和功能特点分为Ⅰ类细胞因子受体家族、Ⅱ类细胞因子受体家族、肿瘤坏死因子受体家族、免疫球蛋白超家族受体和趋化因子受体家族。下图是五类细胞因子受体的结构特点及结合的细胞因子（见图6-5）。

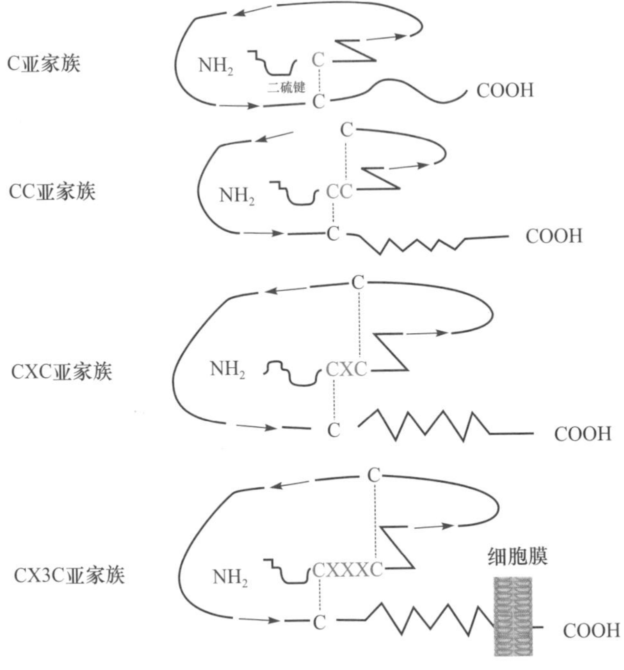

图6-4 趋化分子亚家族分类

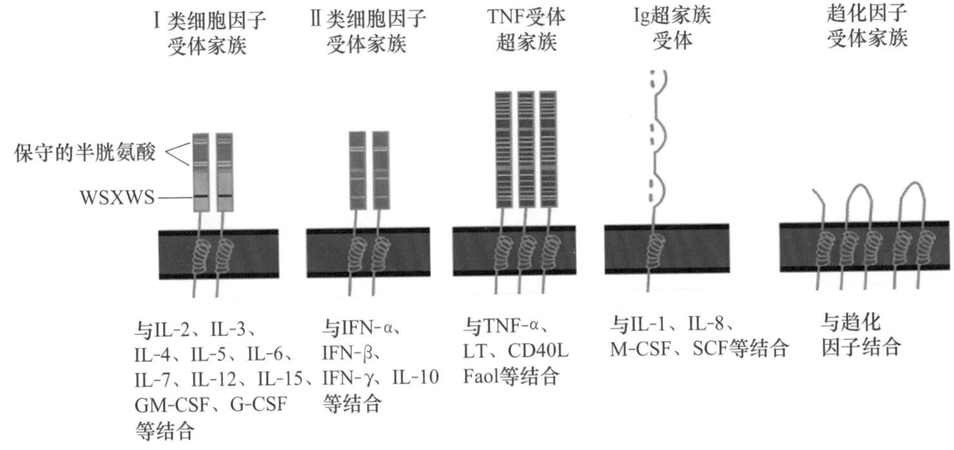

图6-5 细胞因子受体家族

四、细胞因子的生物学功能

细胞因子在免疫细胞的发育分化、免疫应答及免疫调节中发挥重要的作用。

（一）调控免疫细胞的发育、分化和功能

1. 调控免疫细胞在中枢免疫器官的发育和分化 机体的免疫细胞均来自于骨髓的多能造血干细胞（hematopoietic stem cell，HSC），而HSC的分化发育过程受骨髓基质细

胞分泌的多种细胞因子的调控。如 SCF 可作用于多能造血干细胞，诱导其分化为淋巴样干细胞和髓样干细胞；G－SCF 主要促进髓样干细胞分化为中性粒细胞并活化其吞噬功能；M－SCF 可促进单核/巨噬细胞的分化和活化；GM－SCF 则作用于髓样细胞前体及多种髓样谱系细胞；IL－7 可刺激 T 细胞和 B 细胞早期发育过程；IL－15 则可促进 NK 细胞的发育和分化；EPO 可促进红细胞生成；TPO 和 IL－11 可促进巨核细胞分化和血小板生成。

2. 调控免疫细胞在外周免疫器官的发育、分化、活化 IL－4、IL－5、IL－6 和 IL－13 等可促进 B 细胞的活化、增殖和分化为浆细胞，进而产生特异性抗体。在抗体产生过程中，多种细胞因子可调控 B 细胞分泌 Ig 的类别转换。如 IL－4 可诱导 IgG1 和 IgE 的产生；TGF－β 和 IL－5 可诱导 IgA 的产生。在免疫应答过程中，一些细胞因子参与调控免疫细胞的增殖与分化。如 IL－2、IL－7、IL－18 等可活化 T 细胞并促进其增殖；IL－12 和 IFN－γ 可诱导 Th0 细胞向 Th1 细胞亚群分化，介导机体对抗原的特异性细胞免疫应答；而 IL－4 则可诱导 Th0 细胞向 Th2 细胞亚群分化，介导机体对抗原的特异性体液应答。

（二）调控机体的免疫应答

1. 抗感染作用 细胞因子参与机体抗感染免疫应答的全过程。当细菌或病毒等病原体感染时，在各种细胞因子的调控下，机体的固有免疫应答和特异性免疫应答共同完成对病原体的清除，维持机体内环境的平衡。

机体受细菌感染时，细菌可刺激感染部位的巨噬细胞释放 IL－1、TNF－α、IL－6、IL－8 和 IL－12 等细胞因子，导致局部和全身的炎症反应，促进机体对病原体的清除。IL－1 和 IL－6 可分别促进 T 细胞和 B 细胞活化、增殖、分化为效应 T 细胞和抗体产生细胞；IL－8 可趋化中性粒细胞、单核－吞噬细胞等炎性细胞至感染部位，清除病原体感染的细胞或病原体。机体受病毒感染时，病毒可刺激受感染的细胞分泌和合成 IFN－α、IFN－β 等细胞因子，进而诱导自身和邻近未感染细胞产生抗病毒蛋白，发挥抗病毒作用。如 IFN－α 可直接杀伤病毒感染的细胞，IFN－α 与 IFN－β 可激活 NK 细胞，增强其杀伤病毒感染细胞的能力。

2. 抗肿瘤作用 多种细胞因子可直接或间接发挥抗肿瘤作用。例如 TNF－α 和 TNF－β（LT）可直接杀伤肿瘤细胞；IFN－γ 和 IL－4 可抑制多种肿瘤细胞的生长；IL－1、IL－2、IL－15 和 IFN－γ 等可通过诱导活化细胞毒性 T 淋巴细胞（cytotoxic T lymphocytes，CTL）和自然杀伤细胞（natural killer cell，NK）的杀伤活性。

3. 诱导靶细胞凋亡 细胞凋亡是靶细胞在受到一系列信号诱导后启动的生理性自杀损伤过程，有助于机体清除肿瘤细胞或病毒感染细胞。如活化的 T 细胞膜上可表达 Fas 配体（FasL），通过与病毒感染细胞膜上的受体 Fas 分子结合，诱导其凋亡。

4. 刺激造血功能 在免疫应答和炎症反应过程中，机体内的红细胞、白细胞和血小板等不断被消耗，需要及时从骨髓的造血干细胞进行补充。骨髓基质细胞和活化的 T 细胞产生的刺激造血的细胞因子调控血细胞的生成和补充。如粒细胞集落刺激因子（G－CSF）、巨噬细胞集落刺激因子（M－CSF）、粒细胞－巨噬细胞集落刺激因子（GM－CSF）和干细胞生长因子（SCF）等可刺激骨髓造血干细胞生成髓样干细胞、淋巴样干细胞以及各类血细胞；红细胞生成素（EPO）可刺激红细胞的生成；血小板生成素（TPO）可刺激骨髓巨核细胞的分化、成熟和血小板的产生。

5. 促进血管的生成和组织创伤的修复 多种细胞因子具有促进血管形成和修复组织创伤的生物学功能。如表皮细胞生长因子（EGF）和血管内皮细胞生长因子（VEGF）可促进新生血管形成，加速伤口愈合；成纤维细胞生长因子（FGF）也可促进肉芽组织形成和角膜伤口愈合。

五、细胞因子与临床关系

细胞因子既可参与免疫应答过程，通过一系列机制发挥抗感染、抗肿瘤和诱导靶细胞凋亡等生物学功能，又可在一定条件下参与机体多种疾病的发生过程。

（一）细胞因子与临床疾病的发生

1. 细胞因子与炎症反应 在正常免疫应答时，免疫细胞分泌大量的细胞因子，细胞因子又转而刺激免疫细胞发挥相应功能。但在异常情况下，细胞因子的调控失灵，促使炎症细胞因子和抗炎性细胞因子之间出现平衡失调，体液中大量产生促炎性细胞因子（如IL－1、IL－6、IL－12和TNF－α等），过量的细胞因子可导致异常的免疫应答，引发全身炎症反应综合征。严重时可导致多器官功能障碍综合征。在这种情况下可应用相应细胞因子的单克隆抗体拮抗炎性介质的活性，从而发挥治疗作用。

2. 致热与参与炎症病理性损害 细菌感染时可刺激受感染部位的巨噬细胞释放大量的IL－1、IL－6和TNF－α等细胞因子，而这些细胞因子均为内源性致热原，可作用于下丘脑体温调节中枢，引起发热反应。IL－1和TNF－α还可刺激机体内皮细胞和白细胞释放一氧化氮和氧自由基等一系列炎症介质，改变机体凝血功能，导致组织损伤和弥散性血管内凝血，参与感染性休克的发病过程。临床上可通过应用IL－1R拮抗剂阻断IL－1和IL－1R的结合，降低内毒素性休克所导致的病死率。

3. 肿瘤的发生 某些细胞因子及其受体的异常表达常与某些肿瘤的发生、发展密切相关。如IL－1可刺激急性、慢性髓样白血病细胞和卵巢癌细胞的生长；IL－6高表达与多发性骨髓瘤、Hodgkin淋巴瘤、慢性淋巴细胞白血病和急性髓样白血病的发生密切相关；某些肿瘤细胞分泌的IL－10和TGF－β可抑制机体的免疫监视功能，导致肿瘤细胞逃避机体免疫系统的监控，引起肿瘤发生。

4. 免疫性疾病

（1）超敏反应 某些细胞因子分泌与机体超敏反应的发生密切相关。如IL－4分泌可促进IgE的合成，IL－5和IL－6协同作用可诱导和促进IgE产生，介导Ⅰ型超敏反应发生；而IFN－γ则可抑制IL－4诱生IgE的作用，阻止Ⅰ型超敏反应的发生。

（2）自身免疫病 某些细胞因子的分泌过度与自身免疫疾病的发生密切相关。如TNF－α分泌水平过高往往与类风湿性关节炎、强直性脊柱炎、银屑病的发生相关，因而临床上采用抗TNF－α抗体治疗类风湿性关节炎可取得较好的疗效。

（3）免疫缺陷病 某些细胞因子或细胞因子受体的异常表达往往与某些免疫缺陷病的发病有关。如IL－2R的γ链（IL－2Rγ）编码基因突变往往会导致个体发生X－性连锁重症联合免疫缺陷病。由于IL－2Rγ链参与IL－2、IL－4、IL－7、IL－9、

IL－15、IL－21 等多种细胞因子的信号转导并调控 T、B 细胞分化、发育和成熟，因而导致严重免疫缺陷病发生。

（4）器官移植排斥反应　临床发现在急性移植排斥反应发生时，受体血清和移植物局部的 IL－1、IL－2、IL－6、IFN－γ 和 TNF－α 等水平升高，提示可通过检测血清和移植物局部的相关细胞因子的水平来作为监测移植排斥反应发生的指标之一。

（二）细胞因子与疾病的治疗

1. 细胞因子补充治疗　某些疾病发生时，机体内的某些细胞因子分泌不足，此时可通过体外补充相关的细胞因子来进行疾病的治疗。目前已经应用于临床进行细胞因子补充治疗的情况见表 6－6。

表 6－6　已批准上市的用于补充治疗的细胞因子药物

细胞因子	临床适应的疾病
IFN－α	白血病、Kaposi 肉瘤、乙型病毒性肝炎、恶性肿瘤、AIDS
IFN－β	多发性硬化症
IFN－γ	慢性肉芽肿、生殖器疣、过敏性皮炎、类风湿性关节炎
IL－2	恶性肿瘤、免疫缺陷病、疫苗佐剂
IL－11	放疗、化疗所致血小板减少症
G－CSF	自体骨髓移植、化疗导致的粒细胞减少症；再生障碍性贫血
GM－CSF	自体骨髓移植、化疗导致的全血细胞减少症；再生障碍性贫血
SCF	与 G－CSF 联合应用于外周血干细胞移植
EPO	慢性肾衰竭导致的贫血、恶性肿瘤或恶性肿瘤化疗所导致的贫血、失血后贫血
EGF	外用治疗口腔溃疡、烧伤
bFGF	外用治疗外周神经炎、烧伤

2. 细胞因子拮抗治疗　机体在发生某些疾病的时候往往会出现某些细胞因子的分泌水平显著增加和升高，此时可以使用某些可溶性细胞因子受体、细胞因子受体拮抗剂或细胞因子抗体阻断或拮抗细胞因子的生物学作用，从而进行相关疾病的治疗。如可使用 TNF 抗体治疗类风湿性关节炎；应用 IL－2R 抗体防治移植排斥反应等。目前已经批准临床使用的可溶性细胞因子受体、细胞因子受体拮抗剂、细胞因子抗体的情况见表 6－7。

表 6－7　已批准上市的用于拮抗治疗的细胞因子 R、细胞因子 R 拮抗剂和单克隆抗体

名　称	临床适应的疾病
可溶性 IL－1R（干粉吸入剂）	哮喘
可溶性 IL－1R（注射剂）	急性髓样白血病
可溶性 IL－4R	哮喘
IL－1R 拮抗剂	类风湿性关节炎
抗 IL－1β 链单抗	Muckle－Wells 综合征（小儿肾淀粉样变性）
抗 IL－2R 单抗	移植排斥反应
抗 IL－4 单抗	哮喘
抗 IL－5 单抗	哮喘

续表

名　称	临床适应的疾病
抗 IL－6R 单抗	类风湿性关节炎
抗 IL－8 单抗	严重银屑病
抗 IL－15 单抗	类风湿性关节炎
抗 IL－12/23 单抗	银屑病
抗 TNF－α 单抗	类风湿性关节炎、克罗恩病（Crohn disease）
TNFR Ⅰ－Fc 融合蛋白	类风湿性关节炎、休克、多发性硬化症
TNFR Ⅱ－Fc 融合蛋白	类风湿性关节炎、慢性心力衰竭

第二节　白细胞分化抗原与细胞黏附分子

免疫细胞通过细胞表面功能分子相互识别，有些细胞表面功能分子也被称为细胞表面标志。血细胞在分化成熟为不同谱系、分化不同阶段及细胞活化过程中，出现或消失的细胞表面分子称为白细胞分化抗原（leukocyte differentiation antigen）。应用制备的相应的单克隆抗体所鉴定的同一种分化抗原归为一个分化群（cluster of differentiation，CD），称为 CD 抗原，人 CD 的编号已从 CD1 命名至 CD350。

细胞黏附分子（cell－adhesion molecule，CAM）是介导细胞间或细胞与细胞外基质间相互接触和结合的分子。黏附分子主要是位于细胞表面的跨膜分子，属于糖蛋白，以受体－配体结合的形式发挥作用，参与细胞的识别和信号转导、细胞的增殖与分化、细胞的移动等，在机体多种生理和病理过程中发挥作用。黏附分子主要包含整合素家族、免疫球蛋白超家族、选择素家族、钙黏素家族和黏蛋白样家族，也有一些尚未归类的黏附分子。黏附分子和 CD 分子从不同角度来命名，大部分黏附分子已有 CD 编号。

一、黏附分子的特性与功能

（一）整合素家族

整合素（integrin）是由 α 和 β 两条链（或称亚单位）经非共价键连接组成的异源二聚体分子（见图 6－6）。整合素家族至少有 18 种 α 亚单位和 8 种 β 亚单位，组合成 24 种分子，根据 β 亚单位不同分为 8 个（β1－β8）亚家族（见表 6－8）。

β1 亚家族主要有 6 个成员，在组织中分布广泛，主要介导细胞与细胞外基质如胶原、纤连蛋白和层连蛋白等的相互作用。β2 亚家族成员仅表达于白细胞，辅助血液循环中的白细胞趋化至损伤部位发挥抗感染作用。β3 亚家族的 gpⅡbⅢa 主要表达于血小板表面，是血小板聚集和黏附于内皮下的重要介质。

整合素分子的表达水平随细胞分化和生长状态发生变化，在胚胎发育、凝血、抗感染及肿瘤发生中起重要作用。

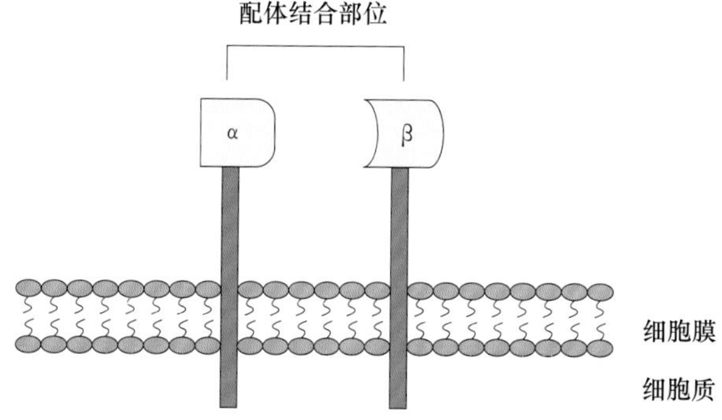

图 6－6 整合素分子的基本结构

表 6－8 整合素家族成员、结构、相应配体和分布

分 组	成 员	结 构	配 体	分 布
β1 组（VLA 组）	VLA－1	α1β1（CD49a/CD29）	层连蛋白，胶原，黏蛋白	NK，B，Ta，Fb，En，神经细胞
	VLA－2	α2β1（CD49b/CD29）	层连蛋白，胶原	NK，B，Ta，Pt，En，Fb，Ep，神经细胞
	VLA－3	α3β1（CD49c/CD29）	层连蛋白，胶原，纤连蛋白	Ta，Thy，En，Fb，Ep
	VLA－4	α4β1（CD49d/CD29）	纤连蛋白，VCAM－1，MAdCAM－1，TSP－1	NK，B，T，Eo，En，肌细胞，Fb
	VLA－5	α5β1（CD49e/CD29）	纤连蛋白	B，T，Thy，Fb，Ep，Pt，En
	VLA－6	α6β1（CD49f/CD29）	层连蛋白	Leu，Thy，Ep，T，Fb，En
	α7β1	α7β1（－/CD29）	层连蛋白	肌细胞，黑色素瘤
	α8β1	α8β1（－/CD29）	纤连蛋白，玻连蛋白，黏蛋白	Ep，神经细胞
	α9β1	α9β1（－/CD29）	ADAM，OPN，FN，VEGF，VCAM－1	皮肤鳞状上皮基底层，PMN，肌肉，肝
	α10β1	α10β1（－/CD29）	CO	软骨细胞，纤维组织，骨骼肌，心脏
	α11β1		CO	肿瘤细胞
	VNRβ1	Avβ1（CD51/CD29）	玻连蛋白，纤连蛋白，胶原，威勒－布兰德因子，纤维蛋白质	En，Pt，Meg
β2 组（白细胞黏附组）	LFA－1	αLβ2（CD11a/CD18）	ICAM－1，2，3	Leu，Thy，Mac，T，小胶质细胞

续表

分组	成员	结构	配体	分布
β2 组（白细胞黏附组）	Mac-1（CR3）	αMβ2（CD11b/CD18）	ICAM-1，X 因子，iC3b，纤维蛋白原	My，B，NK，Mac，Leu，小胶质细胞
	P150，95（CR3）	αXβ2（CD11c/CD18）	iC3，纤维蛋白原	My，DC，B，Mac，Leu，小胶质细胞
β3 组	gpⅡb	αⅡbβ3（CD41/ CD61）	纤连蛋白、玻连蛋白、威勒-布兰德因子、血小板反应蛋白	Pt，En，M，Mac，PMN
	VNR-β3	αvβ3（CD51/CD61）	纤连蛋白、骨桥蛋白、威勒-布兰德因子	En，Ep，Fb，神经细胞
β4 组	α6β4	α6β4（CD49f/CD104）	层连蛋白	En，Ep，Fb，神经细胞
β5 组	αvβ5	αvβ5（CD51/-）	纤连蛋白、玻连蛋白、纤维蛋白原	Fb，MΦ，Mac，Ep，肿瘤细胞
β6 组	αvβ6	αvβ6（CD51/-）	纤连蛋白	
β7 组	α4β7	α4β7（CD49d/-）	纤连蛋白、VCAM-1、MAdCAM-1	NK，B，TαEβ7
	αEβ7	αEβ7（CD103/-）	E-钙黏素	IEL
β8 组	αvβ8	αvβ8（CD51/-）	纤连蛋白	神经细胞

注：B：B 细胞；En：内皮细胞；Eo：嗜酸性粒细胞；Ep：上皮细胞；Leu：白细胞；Fb：成纤维细胞；Mac：巨噬细胞；Meg：巨核细胞；MΦ：单核细胞；My：髓样细胞；NK：自然杀伤细胞；Pt：血小板；T：T 细胞；Ta：活化的 T 细胞；Thy：胸腺细胞；IEL：上皮细胞间 T 淋巴细胞；VLA（very late appearing antigen）：迟现抗原；PMN：多形核细胞；ADAM：a disintegrin and a metalloprotease；FN（fibronectin）：纤连蛋白；TSP（thrombospondin）：血小板反应蛋白；CO（collegen）：胶原；OPN（osteopontin）：骨桥蛋白；VCAM-1（vascular cell adhesion molecule-1）：血管细胞黏附分子-1；MAdCAM-1（mucosal addressin cell adhesion molecule-1）：黏膜地址素细胞黏附因子-1。

（二）免疫球蛋白超家族成员

黏附分子中许多分子在氨基酸序列上与 IgV 区或 IgC 区有较高的同源性，属于免疫球蛋白超家族（immunoglobulin superfamily，IgSF）成员。其种类多，分布广，识别同型 IgSF 黏附分子、IgSF 其他成员、整合素或其他膜分子，参与免疫应答中细胞间的黏附，提供免疫细胞活化或抑制的信号刺激。

淋巴细胞功能相关抗原-2（leukocyte function associated antigen-2，LFA-2，CD2）表达于胸腺细胞、成熟 T 细胞和 NK 细胞。T 细胞和内皮细胞结合主要由 LFA-2 与 LFA-3（CD58）介导。细胞间黏附分子（intercellular adhesion molecule，ICAM）介导白细胞向损伤部位定向迁移，是白细胞选择性趋化的分子基础。下面列举了该家族的部分黏附分子（见表 6-9）。

表 6－9　IgSF 黏附分子的种类、分布、配体及其参与功能（举例）

IgSF 粘附分子	主要分布细胞	配　体	功　能
LFA－2（CD2）	T，Thy，NK	LFA－3（IgSF）	T 细胞活化
LFA－3（CD58）	广泛	LFA－2（IgSF）	细胞黏附
CD4	Th，Thy	MHC－II（IgSF）	Th 细胞辅助受体，HIV 受体
CD8	CTL，Thy	MHC I（IgSF）	CTL 辅助受体
CD28	Tsub	B7－1，B7－2（IgSF）	提供 T 细胞协同刺激因子
CTLA－4（CD152）	Tac	B7－1，B7－2（IgSF）	抑制 T 细胞活化
B7－1（CD80）	APC	CD28、CTLA（IgSF）	提供 T 细胞协同刺激因子或抑制信号
B7－2（CD86）	APC	CD28、CTLA（IgSF）	提供 T 细胞协同刺激因子或抑制信号
ICAM－1（CD54）	广泛	LFA－1、Mac－1（整合素）	细胞间黏附，鼻病毒受体
ICAM－2（CD102）	EC，Pt，Ly	LFA－1、Mac－1（整合素）	细胞间黏附
VCAM－2（CD106）	EC，Ep，DC，Ma	α4β1、α4β7（整合素）	淋巴细胞黏附、活化和协同刺激
PECAM－（CD31）	EC，Pt，Ly，My	PECAM－1（IgSF） αvβ3（整合素）	细胞黏附，内皮细胞连接

注：APC：抗原提呈细胞；CTL：杀伤性 T 细胞；DC：树突状细胞；EC：内皮细胞；Ep：上皮细胞；HEV：高内皮微静脉；ICAM：细胞间黏附分子；LFA：淋巴细胞功能相关抗原；Ly：淋巴细胞；Mac：活化单核细胞；MAdCAM－1：黏膜地址素细胞黏附分子 1；My：髓样细胞；NK：自然杀伤细胞；PECAM－1：血小板内皮细胞黏附分子 1；Pt：血小板；Tac：活化 T 细胞；Tfh：滤泡辅助性 T 细胞；Th：辅助性 T 细胞；Thy：胸腺细胞；Tsub：T 细胞亚群；VCAM－1：血管细胞黏附分子 1。

（三）选择素家族

选择素（selection）家族成员有 E－选择素（CD62E）、L－选择素（CD62L）和 P－选择素（CD62P）（见表 6－10），是表达于内皮细胞、白细胞和血小板表面的黏附分子，参与白细胞与内皮细胞黏附、炎症发生及淋巴细胞归巢。选择素家族各成员胞膜外区由 Ca^{2+} 依赖凝集素结构域、表皮生长因子（EGF）样基序和数目不等的补体调节蛋白（CCP）重复序列组成（见图 6－7）。凝集素结构域是配体结合部位。

表 6－10　选择素的分布、配体和功能

选择素	分　布	配　体	功　能
L－选择素（CD62L）	白细胞	GlyCAM－1、CD34、MAdCAM－1	白细胞与内皮细胞黏附，参与炎症、淋巴细胞归巢
E－选择素（CD62E）	活化的内皮细胞	sLex、CLA、PSGL－1	外周淋巴结白细胞与内皮细胞黏附，向炎症部位游走，肿瘤细胞转移
P－选择素（CD62P）	血小板、活化的内皮细胞	sLex、PSGL－1	白细胞与内皮细胞和血小板黏附

注：CLA：皮肤淋巴细胞相关抗原；GlyCAM－1：糖基化依赖的细胞黏附分子－1；MAdCAM－1：黏膜血管地址素；sLex：唾液酸化的路易斯寡糖 x；CLA：人抗胶原蛋白抗体；PSGL－1：P－选择素糖蛋白受体－1。

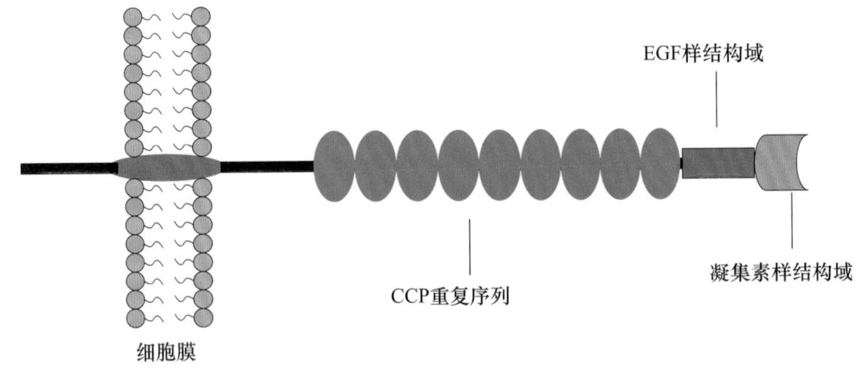

图 6-7 选择素分子的基本结构

（四）钙黏素

钙黏素（cadherin）是 Ca^{2+} 依赖的细胞黏附分子家族，参与建立和维持细胞-细胞间的连接。

（五）黏蛋白样家族

黏蛋白样家族（mucinlike family）属新归类的一类细胞黏附分子，包括 CD34、Gly-CAM-1 和 PSGL-1 三个成员，是富含丝氨酸和苏氨酸的糖蛋白，是选择素家族的配体。

二、黏附分子的生物学作用

（一）参与免疫应答

参与细胞免疫应答的启动。免疫细胞在接受抗原所提供的特异性信号（第一信号）刺激的同时，还需要黏附分子与其相应配体相互作用产生的协同刺激信号（第二信号）才能活化。CD4/MHC-Ⅱ类分子、CD8/MHC-Ⅰ类分子、CD28/CD80 或 CD86、LFA-1/ICAM-1、LFA-2/LFA-3 等黏附分子提供协同刺激信号，增强 TCR 与抗原肽-MHC 复合物结合的亲和力，在细胞免疫应答的启动过程中发挥极其重要的作用。B 细胞借助 CD40/CD40L、LFA-1/ICAM-1、LFA-2/LFA-3 等协同刺激分子与活化的 T 细胞结合从而获得第二活化信号。

在免疫应答的效应阶段发挥作用。细胞毒性 T 细胞（cytotoxic T cell，CTL）杀伤靶细胞时，黏附分子的相互作用可使效应靶细胞紧密接触，促使 CTL 细胞分泌的效应分子有效地发挥杀伤作用。

（二）参与炎症反应

白细胞黏附并穿越血管内皮细胞向炎症部位渗出是炎症的一个重要特征。黏附分子介导和调节白细胞和内皮细胞间结合和相互作用（见图 6-8）。

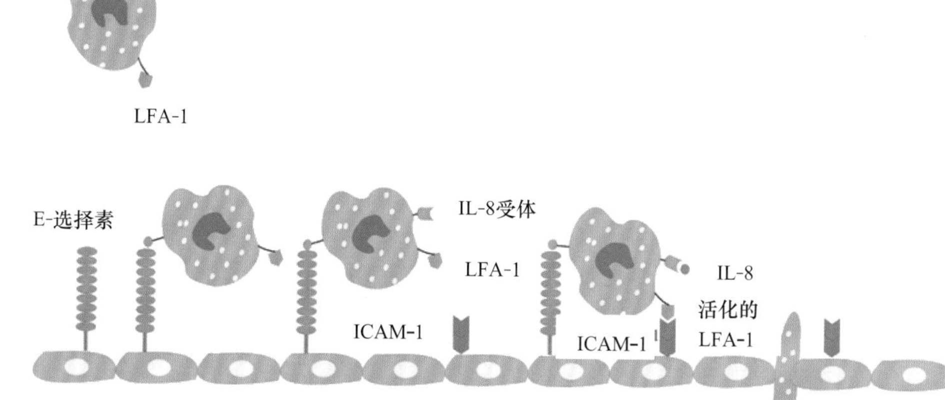

图 6－8 黏附分子介导中性粒细胞从血管移行到炎症部位的过程

炎症早期，促炎症因子诱导内皮细胞表达 E－选择素，与中性粒细胞表面的配体 sLex 相互作用，使中性粒细胞黏附于血管内皮细胞；血管内皮细胞表达的膜型 IL－8 刺激中性粒细胞表面 LFA－1 和 Mac－1 等整合素分子表达上调；LFA－1 与内皮细胞表面的 ICAM－1 结合，使中性粒细胞与内皮细胞紧密黏附，并穿出血管到达炎症部位。

（三）参与淋巴细胞归巢和再循环

淋巴细胞可经过淋巴管和胸导管进入血液，并在血液、淋巴液、淋巴器官或组织间进行反复循环，此过程称淋巴细胞再循环。淋巴细胞表达的淋巴细胞归巢受体（lymphocyte homing receptor，LHR）与淋巴结中内皮细胞上表达的相应的配体血管地址素（vascular addressin）相互作用，介导了淋巴细胞再循环过程。参与淋巴细胞归巢的黏附分子包括 L－选择素、LFA－1 和 CD44 等；血管地址素包括 CD34、GlyCAM－1、MAdCAM－1 及 ICAM－1、ICAM－2 等黏附分子。

三、黏附分子的临床意义

某些疾病伴随黏附分子的表达变化，监测病人组织或血浆中黏附分子的表达变化及结合临床症状可对一些患者的预后做出判断。

白细胞黏附缺陷症（leukocyte adhesion deficiency，LAD）是一种常染色体隐性遗传病，临床表现为反复发作的严重感染。LAD 分为 LAD－Ⅰ和 LAD－Ⅱ，LAD－Ⅰ是 CD18 的基因缺陷，LAD－Ⅱ型是白细胞 sLex 合成缺陷，两型 LAD 均使白细胞不能黏附及穿过血管内皮细胞聚集到炎症部位。

黏附分子参与炎症性疾病的发病机制。在类风湿关节炎的急性发作期，淋巴细胞、单核细胞表面 CD2、LFA－1 和 CD44 等表达增加；病毒性肝炎和酒精性肝炎时，肝细胞 ICAM－1 表达增加。

黏附分子表达异常与肿瘤的浸润与转移有关，可用于辅助判断肿瘤的分期与预后。如肿瘤细胞的分化程度与E－钙黏素的表达水平有关，分化良好的上皮性肿瘤细胞E－钙黏素表达正常；中等分化肿瘤细胞E－钙黏素表达降低，低分化肿瘤细胞几乎不表达E－钙黏素。大肠癌和乳腺癌等肿瘤细胞表面E－钙黏素黏附分子表达明显减少或缺失，细胞间附着减弱，肿瘤细胞与其他细胞脱离，导致肿瘤细胞浸润及转移。

小结

细胞因子是由免疫细胞及非免疫细胞分泌的在细胞间发挥相互调控作用的一类小分子多肽蛋白，通过与靶细胞膜表面的相应受体结合而发挥生物学功能。在免疫细胞的发育分化、免疫应答及免疫调节中发挥重要作用。根据细胞因子的结构和功能的不同可分为白细胞介素、干扰素、肿瘤坏死因子、集落刺激因子、生长因子和趋化因子等六大类。众多细胞因子在机体内相互促进或相互制约，形成十分复杂的细胞因子调节网络，既可调节多种重要的生理功能，又可参与多种病理损害。以细胞因子为靶点的生物制剂在自身免疫病、肿瘤、免疫缺陷、感染等疾病的治疗方面具有十分重要的临床应用价值。

细胞黏附分子是在细胞与细胞或与基质黏附中起重要作用的糖蛋白。根据其结构特点可分为整合素家族、免疫球蛋白超家族、选择素家族、钙黏素家族和黏蛋白样家族等。黏附分子的生物学作用十分广泛，广泛参与机体多种病理过程，已知某些疾病伴随黏附分子水平的变化，通过检测黏附分子表达变化可辅助监测和判断疾病的发生与预后，尤其为炎症和肿瘤等疾病的预防和治疗提供了监测指标和治疗策略。黏附分子除表达于细胞膜上，还以可溶性形式存在于体液中，参与对黏附作用的调节。

中医药与细胞因子

细胞因子具有多种生物学功能，广泛参与机体内免疫细胞的分化发育，参与炎症反应，刺激造血功能以及参与机体的组织修复过程等功能，但在某些异常情况下（如分泌过高或过低）也可导致临床疾病的发生，因而对细胞因子的研究正处于方兴未艾的探索阶段。在众多学者的努力下，开展了大量有关中医药学与细胞因子相关性的研究，可谓是硕果累累。

1. 中医证与细胞因子关系的研究 关于中医“证”的本质，长期以来未被阐明，有学者运用分子生物学的理论和方法进行研究，提出了中医“证”（虚证、部分实证）的本质是细胞内基因诱生性表达的细胞因子。中医“证”发生的分子机制是由于细胞因子网络自稳态动态平衡破坏的结果。阴虚证的本质可能是由于IL－1和TNF基因表达增强，生物学活性相对升高，引起细胞因子网络自稳态动态平衡失调的结果。中医药治疗疾病的基本作用机制是多靶点、多环节的调节细胞因子网络的功能态平衡，从而达到治疗中医的“证”和西医“病”的效果。

2. 中药诱生或抑制细胞因子分泌的研究　外源性细胞因子易失活、价格昂贵，且大剂量易产生毒副作用，因此如能通过中药诱生内源性细胞因子将凸显出中药的独特优势，为临床用药提供广阔的前景。研究发现，很多单味中药或其有效成分能够诱生细胞因子。如人参皂苷能促进IL－2的分泌，提高自然杀伤细胞数量，从而抑制肿瘤细胞的浸润和转移，促进肿瘤细胞凋亡；生晒参、红参体外能够促使正常人外周血单核细胞（peripheral blood mononuclear cell，PBMC）高分泌IFN－γ和IL－2，且生晒参作用强于红参；黄芪可明显促进正常人PBMC分泌IL－2，并呈剂量依赖性双向调节作用；北芪能明显提高机体TNF、IFN－γ水平。黄芪的主要有效成分——黄芪多糖在体外可以诱生IL－1，并能明显增强病毒诱生IFN的能力，从而提高机体抗炎功能；枸杞可促进IL－2、IL－6和TNF的产生，其主要活性成分枸杞多糖对IL－3呈双向调节作用，即低浓度时可促进IL－3分泌，高浓度降低IL－3的水平。枸杞多糖还可促进小鼠脾脏T淋巴细胞分泌CSF；干姜提取物体外能够显著促进正常人PBMC分泌IL－1、IL－6和GM－CSF；天花粉蛋白能够促进正常人PBMC在植物血凝素－M刺激下分泌IL－2和IL－6，亦能够促进肠系膜淋巴结细胞分泌IL－4和IL－13，还能够促进腹膜巨噬细胞分泌IL－10；白芍总苷对IL－1、TNF和IFN具有不同程度的诱生或促诱生作用。

除了单味中药以外，许多中药复方亦能诱生细胞因子。小鼠经口服或腹腔注射小柴胡汤后，血清中CSF、IFN水平升高；八珍汤能够提高免疫抑制小鼠腹腔巨噬细胞分泌IL－1及脾细胞分泌IL－2的能力；免疫低下小鼠口服补中益气汤，能促使IL－3、GM－CSF和IFN－γ在肝、脾、骨髓细胞中的表达；六味地黄汤对佐剂性关节炎大鼠脾细胞IFN－γ、IL－4和IL－10的表达具有明显促进作用；四君子汤能促进患者血浆IL－2、IL－4、IL－5和TNF－α的表达水平，发挥对机体的免疫调节功能。因而，对于某些细胞因子分泌不足或低下的患者，可通过中药诱生出高水平的细胞因子来达到治疗的目的和效果。

与此同时，大量研究结果也显示，某些中药能够抑制细胞因子的分泌和释放，因而可用于一些细胞因子分泌过高疾病的治疗。某些单味中药或其有效成分就可抑制细胞因子的分泌和释放。如雷公藤单体T_4能抑制小鼠肺泡吞噬细胞产生TNF－α、IL－1β和IL－6，对IL－10的释放和mRNA的表达也具有强烈的抑制作用，且呈剂量相关效应；大黄素和丹参素能显著抑制由脂多糖（Lipopolysaccharide，LPS）诱导的人巨噬细胞释放炎性细胞因子，使IL－1、IL－5、IL－8和TNF的分泌显著减少；黄芩素体外能有效抑制正常人PBMC分泌IL－1β、IL－6、TNF和IFN－γ；黄连素可抑制小鼠腹腔巨噬细胞产生IL－l和TNF－α，抑制小鼠脾细胞产生IL－2，还可降低其血清中IFN－γ水平；蕲蛇水提取物可降低胶原诱导性关节炎大鼠血清中的TNF－α、IL－6和IL－10的水平。

某些中药复方亦能抑制细胞因子的合成与释放。如加味射麻汤（射干、麻黄、法夏、甘草）具有抑制炎性细胞因子的作用，能使哮喘豚鼠血清中IL－4和TNF含量明显下降。中药狼疮方（白花蛇舌草、半枝莲、紫草、丹参等）可抑制体外培养的狼疮样小鼠脾细胞分泌IL－6和IL－10，并可减少体内自身抗体产生，具有一定的免疫抑制剂作用；热毒清（金银花、大青叶、蒲公英、鱼腥草等）对LPS引起的分泌型肿瘤坏死因子（secreting tumor necrosis factor alpha，sTNFα）的分泌及对sTNFα激活的关键酶——TNF－α转换酶具有双重抑制作用，并可抑制IL－6和IL－8的激活。

综上所述，在临床治疗疾病时要针对患者的细胞因子分泌特点有针对性选择不同的单味中药或复方中药，进行细胞因子诱生或拮抗治疗。

第二部分 免疫应答

第七章 抗 原

抗原（antigen，Ag）是指能与 T、B 淋巴细胞抗原受体（TCR、BCR）特异性结合，激活相应的 T、B 淋巴细胞克隆，产生适应性免疫应答，并能与相应的免疫应答产物发生特异性结合的物质。

第一节 抗原的性质

一、抗原的两个基本特性

抗原具备两个基本特性，①免疫原性（immunogenicity）：指抗原刺激机体产生抗体或致敏淋巴细胞的能力；②免疫反应性（immunoreactivity）：指抗原与相应的抗体或致敏淋巴细胞发生特异性结合的能力。同时具有免疫原性和免疫反应性的物质又称完全抗原，即通常所称的抗原。有些小分子物质，单独不具有免疫原性，但若与大分子蛋白质结合则可获得免疫原性，诱导机体产生免疫应答，并可与相应的免疫应答产物发生特异性结合。这类仅具备免疫反应性而不具免疫原性的物质，称为半抗原或不完全抗原。赋予半抗原以免疫原性的蛋白质称为载体。如青霉素降解产物青霉烯酸（半抗原），可与血清蛋白（载体）结合成为完全抗原，诱导机体产生 IgE 而致敏，当机体再次接触青霉素时引发Ⅰ型超敏反应（青霉素过敏）。能诱导机体超敏反应的抗原又称为变应原。诱导机体形成免疫耐受的抗原又称为耐受原。

二、抗原的异物性

免疫系统有识别“自己”与“非己”的能力，通常对自身成分耐受，对“非己”成分产生应答。异物性是决定物质能否成为抗原的首要条件。

“异物”传统的概念是指“与自身成分不同的物质”。现代异物的概念是指“在胚胎期未与淋巴细胞充分接触的物质”。免疫系统所认定的异物包括三类：①异种物质：如细菌、病毒、寄生虫、动物血清等。一般来说种属关系相距越远，组织成分间的化学结构相差越大，免疫原性越强；反之，免疫原性越弱。如鸭血清蛋白对鸡是弱抗原，对哺乳动物则是强抗原。②同种异体物质：如 ABO 血型抗原、HLA 抗原。③自身物质：如眼晶状体蛋白、精子、脑组织等，在正常情况下被相应的屏障所隔离，并不与机体的免疫系统接触。如因外伤等逸出，免疫系统则视其为异物。

三、抗原的特异性

抗原诱导机体产生的免疫应答具有抗原特异性。即一种抗原只能刺激机体产生针对该抗原的特异性免疫应答，并且只能与由它刺激所产生的应答产物（抗体或致敏淋巴细胞）发生特异性结合。特异性是适应性免疫应答的基本特征，也是免疫学诊断、预防、治疗疾病的理论依据。例如：可以用已知的 HIV 特异性抗原来检测病人血清中有无相应抗体来确定是否为 HIV 感染者。

决定抗原特异性的分子基础是抗原分子所含的抗原表位（antigen epitope），又称抗原决定簇（antigenic determinant）。

（一）抗原表位的概念

表位是抗原分子中与抗原受体及抗体形成空间互补结合的结构单位或化学基团。通常由 5～15 个氨基酸残基、5～7 个多糖残基或核苷酸组成。构成表位的化学基团的性质以及化学基团的空间位置均可影响表位的特异性。如对氨苯甲酸、对氨苯磺酸、对氨苯砷酸三种半抗原只有一个基团的差异，将它们分别与同一种载体结合为完全抗原后免疫动物，诱导机体产生的抗体只能与对应的半抗原特异性结合（见表 7－1）；而同为氨苯甲酸的 3 种异构体半抗原，只是羧基的位置不同，分别与同一种载体偶联后免疫动物，产生的抗体也只是与相应的半抗原特异性结合（见表 7－2）。

抗原分子表面能与抗体结合的表位数量称为抗原结合价。天然抗原一般呈多价。每一种半抗原相当于一个表位，为单价。

表 7－1 化学基团的性质对抗原表位特异性的影响

抗体（免疫血清）	半抗原		
	对氨苯甲酸 NH_2 $COOH$	对氨苯磺酸 NH_2 SO_3H	对氨苯砷酸 NH_2 AsO_3H_2
抗载体－对氨苯甲酸	＋＋＋	－	－
抗载体－对氨苯磺酸	－	＋＋＋	－
抗载体－对氨苯砷酸	－	－	＋＋＋

表 7－2　化学基团的位置对抗原表位特异性的影响

抗体（免疫血清）	半抗原		
	邻位氨苯甲酸	间位氨苯甲酸	对位氨苯甲酸
抗载体－邻位氨苯甲酸	+++	－	－
抗载体－间位氨苯甲酸	－	+++	－
抗载体－对位氨苯甲酸	－	－	+++

（二）抗原表位的类型

根据表位的结构特点，可将表位分为顺序表位和构象表位，顺序表位是由序列上连续的氨基酸构成，又称线性表位；构象表位是由序列上不连续，空间上形成特定构象的氨基酸、多糖残基或核苷酸组成，又称非线性表位（见图 7－1）。根据 T、B 细胞识别表位的不同，又可将表位分为 T 细胞表位和 B 细胞表位。T 细胞表位可存在于抗原分子的任意部位，为线性表位；B 细胞表位通常位于抗原分子的表面，大多为构象表位，少数为线性表位。此外，还可根据表位能否被淋巴细胞识别结合，诱导免疫应答，分为功能性表位和隐蔽性表位。

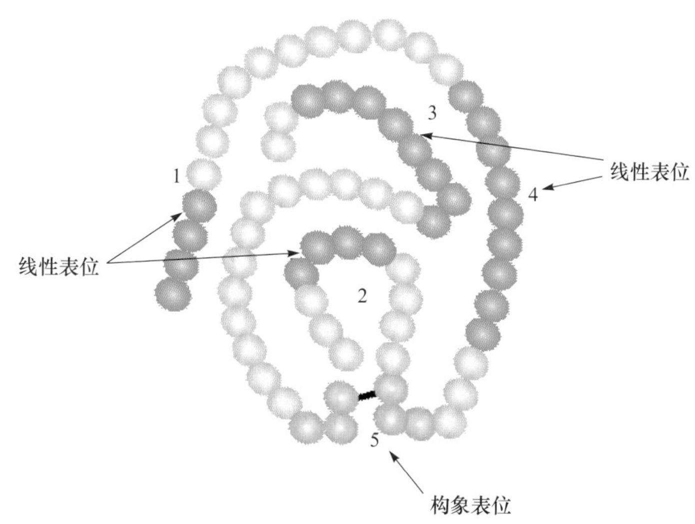

图 7－1　抗原分子的线性表位与构象表位

（三）交叉反应

一个天然抗原分子中可含有多种不同的抗原表位，两种不同的抗原分子中也可含有相同或相似的抗原表位。含有相同或相似抗原表位的不同抗原称共同抗原或交叉抗原。交叉反应是指一种抗原诱导产生的特异性抗体或致敏淋巴细胞能与具有相同或相似表位的不同抗原发生结合反应。

交叉反应的临床意义：一方面由于交叉反应的存在，可导致免疫学诊断出现假阳性；另一方面，也可利用交叉反应，以一种抗原替代另一种抗原来进行有关病原学诊断。如斑疹伤寒立克次体因不能在人工培养基中繁殖，不易获得其抗原，可用与斑疹伤寒立克次体有共同抗原表位，且易于培养的变形杆菌 OX19 菌株作抗原代替，检测患者血清中有无相应抗体，以诊断是否为斑疹伤寒。

四、影响抗原免疫原性的因素

（一）抗原分子的理化性质

1. 化学性质 天然抗原多为大分子有机物。蛋白质多具有较强的免疫原性，糖蛋白、脂蛋白、多糖类、脂多糖都有免疫原性，核酸免疫原性弱，脂类一般无免疫原性。

2. 分子量 抗原的分子量一般在 10kDa 以上，小于 10kDa 时免疫原性较弱，低于 4kDa 则几乎无免疫原性。

3. 结构的复杂性 抗原的免疫原性除与分子量有关外，还与其化学结构的复杂性密切相关。如：明胶的分子量高达 100kDa，但免疫原性弱，因其由直链氨基酸组成，在体内易被降解。胰岛素分子量仅 5. 7kDa，但因其结构中含复杂的芳香族氨基酸，免疫原性仍较强。

4. 分子构象 抗原分子的空间构象也能影响抗原的免疫原性。B 细胞表位大多为构象表位，其形成依赖于抗原天然结构的折叠。如抗原分子变性，则所含构象表位消失，失去诱生相应抗体的能力。

5. 易接近性 指抗原表位与 B 淋巴细胞表面的抗原受体（BCR）结合的难易程度。表位氨基酸残基在侧链的位置不同，可影响 BCR 与抗原表位接近，从而影响抗原的免疫原性；因侧链间距不同，使 BCR 可接近性不同，其免疫原性也不同。

6. 物理状态 抗原的免疫原性还与其物理状态有关。一般颗粒性抗原比可溶性抗原免疫原性强，聚合状态的蛋白质较其单体免疫原性强。

（二）宿主方面的因素

1. 遗传因素 机体对抗原的应答能力是受多种遗传基因特别是主要组织相容性复合体（MHC）基因的控制。由于 MHC 基因及其他免疫调控基因的差异，导致抗原应答产生种属差异和个体差异。①种属：例如多糖抗原对人和小鼠具有免疫原性，而对豚鼠则无免疫原性；②个体：由于 MHC 基因呈现丰富多态性，故不同个体对同一抗原能否应答及应答的强弱也不同。

2. 年龄、性别与健康状态 青壮年通常比幼年和老年对抗原的免疫应答强；新生动物或婴儿对多糖抗原常不应答；雌性比雄性动物诱导抗体的能力强，但怀孕后受到显著抑制；感染、营养不良、应激刺激或免疫抑制剂都能干扰或抑制机体对抗原的应答。

（三）免疫方式

抗原接种的剂量、途径、次数、频率及佐剂的应用和佐剂的类型等均可显著影响机体对抗原的免疫应答强度及类型。适中的抗原剂量诱导机体产生免疫应答，过低或过高的抗原剂量则诱导免疫耐受；同样的抗原经不同途径进入机体，产生的免疫应答有所不同，由强到弱依次为：皮内注射→皮下注射→肌肉注射→腹腔注射（仅限于动物）→静脉注射。口服易诱导免疫耐受。

第二节 抗原的种类

抗原的种类繁多，根据不同分类原则可将抗原分为不同种类。

一、按抗原诱生抗体时是否需要 T 细胞参与分类

（一）胸腺依赖性抗原（thymus dependent antigen，TD－Ag）

胸腺依赖性抗原是指需要 T 细胞辅助才能刺激 B 细胞产生抗体的抗原。绝大多数蛋白质抗原属于 TD－Ag。TD－Ag 既含 B 细胞表位，又含 T 细胞表位，既可诱导 B 细胞产生抗体并发生类别转换，又可诱导细胞免疫，并形成免疫记忆。

（二）胸腺非依赖性抗原（thymus independent antigen，TI－Ag）

胸腺非依赖性抗原是指无需 T 细胞辅助即能刺激 B 细胞产生抗体的抗原。TI－Ag 主要为多糖抗原，如细菌脂多糖、肺炎链球菌荚膜多糖等。其表面含多个重复 B 细胞表位，可直接激活 B 细胞产生 IgM 抗体，不发生抗体的类别转换，不诱导细胞免疫，也无免疫记忆。

二、按抗原与机体的亲缘关系分类

（一）异种抗原

异种抗原指来自于不同物种的抗原，如病原微生物及其代谢产物、用于治疗的动物免疫血清及异种器官移植物等，对人类而言均为异种抗原。

（二）同种异型抗原

同种异型抗原又称同种异体抗原，是指同一种属不同个体所存在的不同抗原。人类的血型抗原（ABO 血型、Rh 血型）和 HLA 抗原都是重要的同种异型抗原。HLA 抗原是人体最复杂的同种异型抗原，在人群中具有高度多态性，可导致同种移植排斥反应。

（三）自身抗原

自身抗原是指能诱导特异性免疫应答的自身成分。正常情况下，机体对自身正常组织细胞成分不会发生免疫应答，即自身耐受。但某些病理情况下，胚胎期从未与自身淋巴细胞接触过的隐蔽抗原（如眼晶状体蛋白、脑组织等）释放出来，或者自身成分因感染、药物、烧伤、电离辐射等因素而发生改变，则可成为自身抗原，诱导机体产生免疫应答，即自身免疫应答。

（四）异嗜性抗原

异嗜性抗原是指一类存在于人、动物、植物以及微生物之间的共同抗原。异嗜性抗

原可导致某些自身免疫病的发生。例如：溶血性链球菌细胞壁成分与人肾小球基底膜及心肌组织间存在共同抗原，溶血性链球菌感染机体所产生的抗体可与肾小球基底膜、心肌组织发生交叉反应，导致肾小球肾炎或心肌炎；大肠埃希菌 O14 型脂多糖与人结肠黏膜间存在共同抗原，可导致溃疡性结肠炎的发生。

三、其他分类

根据抗原是否在抗原提呈细胞内合成，分为内源性抗原、外源性抗原；根据抗原的物理性状，分为颗粒性抗原、可溶性抗原；根据抗原的化学性质分为蛋白质抗原、多糖抗原、核酸抗原等。根据抗原的来源及其与疾病的相关性，分为移植抗原、肿瘤抗原、变应原、耐受原等。

第三节　非特异性免疫刺激剂

除了通过抗原受体途径特异性激活 T/B 细胞应答的抗原外，还有某些物质可非特异性激活免疫细胞应答，称为非特异性免疫刺激剂，如超抗原、丝裂原、佐剂等。

一、超抗原（Superantigen，SAg）

通常情况下，普通抗原只能激活机体总 T 细胞库中万分之一至百万分之一的 T 细胞克隆。而超抗原只需极低浓度（1 ~ 10ng/mL）即能激活大量（2% ~ 20%）T 细胞克隆，产生极强的免疫应答。SAg 是一类非特异性的多克隆激活剂。

超抗原与普通抗原激活 T 淋巴细胞的机制不同。普通抗原的激活需与 TCR 互补决定区相互匹配，才能激活表达相应特异性 TCR 的 T 细胞克隆。SAg 则不同，其一端与 APC 表面的 MHC－Ⅱ类分子的非多态区外部结合，另一端与 TCR 的 Vβ 链 CDR3 外侧区域结合，以完整蛋白的形式激活 T 细胞，不涉及抗原表位与 TCR 的识别，也无 MHC 限制性。SAg 诱导的免疫应答并非针对超抗原本身，而是通过分泌大量的细胞因子参与某些病理生理过程。

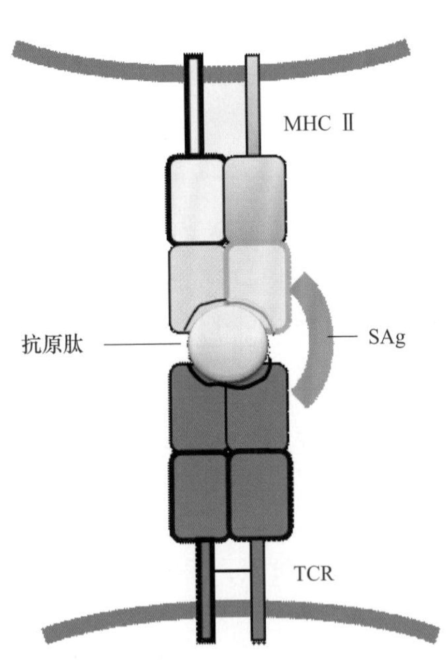

图 7－2　超抗原激活 T 细胞的机制示意图

激活 T 细胞的 SAg 可分为外源性和内源性两类。前者如金黄色葡萄球菌肠毒素 A ~ E，后者如小鼠乳腺肿瘤病毒蛋白。此外，还有激活 B 细胞的 SAg，如金黄色葡萄球菌蛋白 A、人类免疫缺陷病毒（HIV）表面的 gp120 等。

超抗原的生物学意义：①SAg 可非特异性激活众多 T 细胞克隆，分泌大量的炎性细胞因子，引起中毒性休克、多器官功能衰竭等严重病理过程；②SAg 可激活体内残存的自身反应性 T 细胞，诱导自身免疫病的发生；③大量 T 细胞经 SAg 激活后过度增殖，进而被清除或功能受到抑制，可导致微生物感染后的免疫抑制。

二、丝裂原

丝裂原亦称有丝分裂原，是指一类可非特异性地促使细胞发生有丝分裂进而增殖的物质。

丝裂原通过与淋巴细胞表面相应受体结合，可激活某一类淋巴细胞的全部克隆，为非特异性多克隆激活剂。

T、B 细胞表面分别有多种丝裂原受体，经相应丝裂原刺激后可产生强烈的增殖反应。被广泛应用于体外测定淋巴细胞的增殖能力，从而评估机体的免疫功能。

常用的激活 T 细胞的丝裂原有刀豆蛋白 A（ConA）及植物血凝素（PHA）；激活 B 细胞的丝裂原有金黄色葡萄球菌蛋白 A 和脂多糖（LPS）；激活 T、B 细胞的丝裂原有美洲商陆（PWM）。

三、佐剂

佐剂指预先或同时与抗原注入机体，能增强机体对该抗原的免疫应答或改变免疫应答类型的物质。属于非特异性免疫增强剂。

（一）佐剂的种类

佐剂的种类很多，有：①生物性佐剂：如卡介苗、短小棒状杆菌、脂多糖、细胞因子等；②无机物：如氢氧化铝；③有机物：如矿物油、羊毛脂等；④人工合成物：如人工合成的双链多聚肌苷酸——胞苷酸（polyI：C）、含有非甲基化 CpG 的 DNA 片段等。有些佐剂不具有免疫原性，如氢氧化铝、矿物油等；有些自身同样具有免疫原性，如卡介苗、短小棒状杆菌等。

弗氏佐剂（Freund adjuvant）是目前动物实验中最常用的佐剂。又分为弗氏完全佐剂（complete Freund adjuvant，CFA）和弗氏不完全佐剂（incomplete Freund adjuvant，IFA）。CFA 含有灭活的结核分枝杆菌和矿物油，IFA 不含结核分枝杆菌，其余同 CFA。

（二）佐剂的作用机制

佐剂的作用机制：改变抗原的物理性状，延长其在体内存留的时间；刺激抗原提呈细胞，增强其抗原处理和提呈的能力；刺激淋巴细胞增殖分化，从而增强和扩大免疫应答的效应。

小结

抗原（antigen，Ag）是指能与 T、B 淋巴细胞抗原受体（TCR、BCR）特异性结合，激活相应的 T、B 淋巴细胞克隆，产生适应性免疫应答，并能与相应的免疫应答产物发生特异性结合的物质。抗原具有免疫原性和免疫反应性。据此可分为完全抗原和半抗原。抗原的免疫原性受多种因素影响，有抗原的因素、宿主的因素以及免疫方式等。抗原异物性的本质是在胚胎期未与淋巴细胞充分接触。抗原表位是指抗原分子中与抗原受体及抗体形成空间互补结合的结构单位或化学基团，是决定抗原特异性的分子基础，有顺序表位和构象表位以及T细胞表位和B细胞表位之分。此外，抗原还可分为胸腺依赖性抗原（TD-Ag）和胸腺非依赖性抗原（TI-Ag）；内源性抗原、外源性抗原等。非特异性免疫刺激剂有超抗原、丝裂原和佐剂等，通过非抗原受体途径激活大量淋巴细胞克隆。

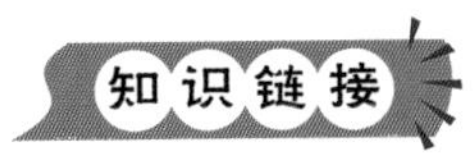

阮病毒

阮病毒又称朊粒（prion），为传染性蛋白因子，是人和动物的传染性海绵状脑病的病原体。海绵状脑病是一种人和动物的致死性中枢神经系统慢性退行性疾病。阮病毒本质上是一种由正常宿主细胞基因编码的构象异常的朊蛋白（prion protein，prp），不含核酸，具有自我增殖能力和传染性。研究发现，prp有两种不同的分子构型：一种是细胞朊蛋白（cellular prp，prpc），是正常的细胞蛋白，无致病性；另一种是羊瘙痒病朊蛋白（scrapie isoform of prp，prpsc），是prpc的异构体，有致病性和传染性。prpc与prpsc的一级结构完全相同，但空间结构存在着明显的差异。prpc含有约42%的α-螺旋结构和3%的β-折叠结构，而prpsc则含有30%的α-螺旋结构和43%的β-折叠结构。

阮病毒感染后损害大脑，而不会诱导体液或细胞介导的适应性免疫应答。因为prpsc是一种天然产生的自身蛋白，仅在二级结构上有改变。宿主缺乏阮病毒特异性的T细胞，不会出现针对prpsc的细胞免疫应答，也不会有TD抗原的体液免疫应答出现（虽然prpsc的构象可被B细胞的BCR所识别），prpsc也不具有TI抗原的特性，无法直接激活B细胞。

第八章 固有免疫

固有免疫（innate immunity）是指机体与生俱来的抵御外来病原体侵袭、清除体内抗原性异物的一系列防御功能，也称为天然免疫（natural immunity）或非特异性免疫（non - specific immunity）。

固有免疫具有以下特点：①先天获得、可遗传；②在宿主抗感染应答的早期发挥作用；③以非特异性方式识别病原体的组分和清除各种病原体，亦可参与清除体内损伤、衰老或畸变细胞；④启动、调节适应性免疫应答；⑤无免疫记忆性。

第一节 诱导固有免疫应答的免疫原

与适应性免疫应答不同，参与固有免疫应答的细胞对病原体的识别不具有特异性。1989 年 Janeway 提出模式识别理论，认为固有免疫细胞表面的模式识别受体（pattern recognition receptor，PRR）可识别病原体携带的病原相关分子模式（pathogen associated molecular pattern，PAMP），进而诱导固有免疫应答；1994 年 Matzinger 提出危险模式理论，认为固有免疫细胞通过 PRR 可识别机体细胞受损后产生的"危险信号"，一般称为损伤相关分子模式（damage associated molecular pattern，DAMP）。

一、病原相关分子模式

病原相关分子模式（PAMP）是指病原体表面某些共有的、高度保守的，而且是病原体生存和致病性所必需的分子结构。病毒、细菌、支原体、真菌、原虫等各种病原体因其与人的进化距离较远，某些结构相对简单，并与人相差很大，因此作为非己成分进入人体可被固有免疫细胞识别。PAMP 数量有限，但在病原生物中分布广泛。

PAMP 主要包括以下三类：①以糖类和脂类为主的细菌胞壁成分：如细菌、真菌细胞壁共有的肽聚糖（PGN），革兰阴性菌细胞壁特有的脂多糖（LPS），革兰阳性菌细胞壁特有的脂磷壁酸（LTA），酵母菌细胞壁的酵母多糖，此外还有甘露糖、岩藻糖、类脂、磷酰胆碱和分枝杆菌荚膜中的糖脂（索状因子）等；②以核酸为主的病毒产物及细菌核质成分：如普遍存在于细菌、病毒等基因组 DNA 中的非甲基化 CpG DNA，病毒的双链 RNA 和单链 RNA；③蛋白质：能被固有免疫细胞识别的病原体的蛋白质种类相对较少，主要包括细菌鞭毛蛋白，细菌和支原体的脂蛋白、脂肽，呼吸道合胞病毒的病毒组分融合蛋白，麻疹病毒的血凝素蛋白，HBV 的衣壳蛋白等。

二、损伤相关分子模式

损伤相关分子模式（DAMP）是指当细胞受到损伤或死亡时所产生和释放的内源性分子，有时激活的正常免疫细胞也会释放，亦称内源性警戒素。由于 DAMP 是由应急细胞特别是坏死细胞启用的一种无前导序列分泌蛋白的形式释放的，而不是生理性的跨膜分泌机制，因此该类蛋白进入胞外酸性环境中不能维持正确的蛋白质折叠而迅速失活，成为具有促炎活性的免疫原。

DAMP 主要包括：①细胞受到损伤时产生的热休克蛋白（HSPs）、高速泳动族框蛋白 1（HMGB1）、肝癌源性生长因子（HDGF）、S100 蛋白家族、尿酸结晶；②由坏死细胞释放的蛋白酶和水解酶作用下诱导产生的透明质酸、硫酸肝素；③细胞基质成分，如核小体、抗菌肽、防御素、氧自由基；④某些神经介质，如嗜酸粒细胞衍生的神经毒素（EPX）；⑤一些免疫系统的正常细胞受到刺激后释放的细胞因子，如 IL－1α 等。此外，还有半乳凝素、胸腺肽、核仁素、膜联蛋白，这个家族还在不断地壮大。

目前，DAMP 在肿瘤、自身免疫性疾病的诊断、治疗和预后中发挥着重要的作用。

第二节　参与固有免疫的模式识别受体

模式识别受体（PRR）是指表达于固有免疫细胞表面、内体、溶酶体或细胞质中的一类能够直接识别病原体 PAMPs 和宿主本身 DAMPs 的受体。PRR 在进化上十分保守，对生物体生存极为重要，是固有免疫识别免疫原的主要物质。PRR 有四个特点：①全部由胚系基因编码；②普遍表达；③引起快速应答；④识别各种病原体。与适应性免疫细胞识别受体 TCR 和 BCR 相比，PRR 种类和多样性十分有限，却可以识别所有的病原体。

根据在固有免疫细胞定位和功能的不同，PRR 分三类：血清中游离的分泌型 PRR、膜结合的吞噬型 PRR、膜结合的信号转导型 PRR（见表 8－1）。

表 8－1　固有免疫系统的主要模式识别受体

PRR 类别	分　布	主要成员
分泌型	体液、血液	MBL、CRP、LBP
吞噬型	细胞膜	CLR、SR、fMLP、FcR、CR
信号转导型	细胞膜	TLR 1、2、4、5、6、10
	内体、溶酶体	TLR 3、7、8、9
	细胞质	NLRs、RLRs

一、分泌型模式识别受体

分泌型模式识别受体又称模式识别分子，是机体感染病原体后产生的，存在于血浆中，也能像抗菌分子一样结合病原体，发挥效应功能。

（一）甘露糖结合凝集素（mannan - binding lectin，MBL）

甘露糖结合凝集素是肝脏合成的急性期反应蛋白，属分泌型的 C 型凝集素受体，可识别并结合细菌、酵母菌及某些病毒、寄生虫表面甘露糖，激活补体的 MBL 途径，发挥抗菌作用。

（二）五聚体蛋白（penlraxin）

五聚体蛋白五个分子相聚合为其特征，结构高度保守，包括短分子和长分子两个家族。短分子家族称为急性相蛋白，主要包括炎症信号及 IL -6 激发下由肝脏产生的 C 反应蛋白（CRP）；长分子家族包括在炎症信号激发下由单核吞噬细胞、树突状细胞、成纤维细胞和内皮细胞产生的 PTX3。

五聚体蛋白主要识别 PAMP 中的磷酸胆碱，并可结合多种分子如 C1q、成纤维细胞生长因子 2、胞外基质蛋白等。五聚体分子可作为调理素介导 MΦ 对细菌的吞噬，还参与补体激活，促使补体分子 C1q 和 C3b 沉积于凋亡细胞表面。

（三）脂多糖结合蛋白（lipopolysaccharide - binding protein，LBP）

脂多糖结合蛋白主要由肝细胞合成，是存在于正常人和动物血清中的一种糖蛋白。LBP 与 LPS 中的脂质 A 具有高度亲和性，作为 LPS 载体，催化 LPS 与 CD14 结合，增强对 LPS 作用的敏感性，使得低浓度的 LPS 也能通过 TLR4 信号途径，激发效应细胞，清除病原体（见图 8 -1）。

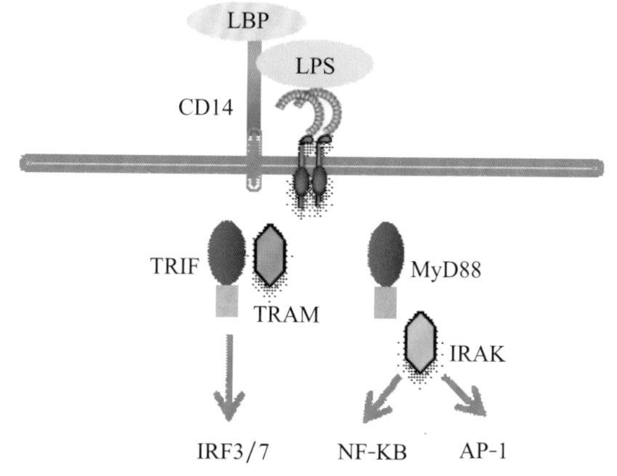

图 8 -1 脂多糖识别及信号转导

（四）识别糖类的天然抗体

识别糖类的天然抗体由 B1 细胞产生，主要是 IgM 类型抗体。由于 PAMP 为病原体共同结构，因而某一病原体感染后诱导的 IgM 类抗体，可全部或部分地对其他病原体产生反应，引发快速体液免疫应答，激活补体裂解病原体。

二、吞噬型模式识别受体

吞噬型 PRR 识别和结合 PAMP 后，将病原体置入胞质囊泡中直接进行消化和清除以控制感染。此类受体主要包括两类：

（一）C 型凝集素受体（C－type lectin receptor，CLR）

C 型凝集素受体是一类带有保守糖类识别结构域，在 Ca^{2+} 参与下可结合病原体表面糖类的吞噬性受体。主要识别的糖类有甘露糖、葡萄糖、N－乙酰氨基葡萄糖和 β 葡聚糖，识别后内化、处理抗原，增强 DC 抗原处理和提呈功能。CLR 包括分泌型和跨膜型两种，分泌型 CLR 的主要代表是 MBL（详见上述）；跨膜型 CLR 分为Ⅰ型和Ⅱ型两种。Ⅰ型 CLR 包括甘露糖受体（MR）和 DEC205（CD205）；Ⅱ型 CLR 主要存在于树突状细胞表面，包括 DC 相关凝集素 1、2（Dectin－1、Dectin－2），MΦ 诱导的 C 型凝集素（Mincle），DC 特异性细胞间黏附分子－3－结合非整合素分子（DC－SIGN）和 DC－NK 细胞凝集素组受体－1（DNGR－1）。

（二）清道夫受体（scavenger receptor，SR）

清道夫受体是吞噬细胞表面的一组异质性分子，可识别乙酰化低密度脂蛋白、革兰阴性菌 LPS 及革兰阳性菌磷壁酸等阴离子聚合体，也可识别由细胞膜内侧翻转到膜外的磷脂酰丝氨酸，参与对病原体及凋亡细胞的识别和清除。

（三）甲酰甲硫氨酰肽（N－formyl－methionyl－leucyl－phenylalanine，fMLP）

甲酰甲硫氨酰肽主要表达在 MΦ 和中性粒细胞表面，识别细菌的 N－甲酸基多肽，活化 MΦ 和趋化中性粒细胞向感染部位迁移，诱导固有免疫反应。

（四）抗体 FcR 和补体受体 CR

FcR 和 CR 识别结合有抗体和补体的病原体，通过调理作用介导吞噬细胞对病原体的吞噬。

三、信号转导型模式识别受体

信号转导型 PRR 通常具备两项功能：与配体结合和传递信号。相应信号转导将放大抗感染的效应，免疫细胞通过信号转导使相应的基因转录，合成并分泌多种促炎症和抗病毒的细胞因子。

信号转导型模式识别受体主要分为两类：一是胞膜和胞内器室（如内体及吞噬溶酶体）所表达的信号受体，如 Toll 样受体；二是分布在胞质溶胶中的信号受体，如 NOD 样受体及 RIG 样受体。

（一）Toll 样受体（Toll－like receptor，TLR）

1. TLR 的分布和组成 TLR 主要表达于各种免疫细胞如 DC、MΦ、B 细胞和部分 T 细胞，也见于非免疫细胞如成纤维细胞和表皮细胞上，其表达的量可受病原体、细胞因子及应激因素的影响。TLR 根据表达部位不同分成两类：表达于细胞膜的 TLR 和表达于胞质内体及吞噬溶酶体膜的 TLR。人类 TLR 家族包括 10 个成员（TLR1～10），其中表达于细胞膜上的有 TLR1、2、4、5、6、10，表达于胞质内体及吞噬溶酶体膜上的有 TLR3、7、8、9。前者主要识别病原微生物表面某些共有特定的分子结构；后者主要识别胞质中病毒双/单链 RNA（ds/ssRNA）和胞质中细菌或病毒非甲基化 CpG DNA（见图 8－2）。

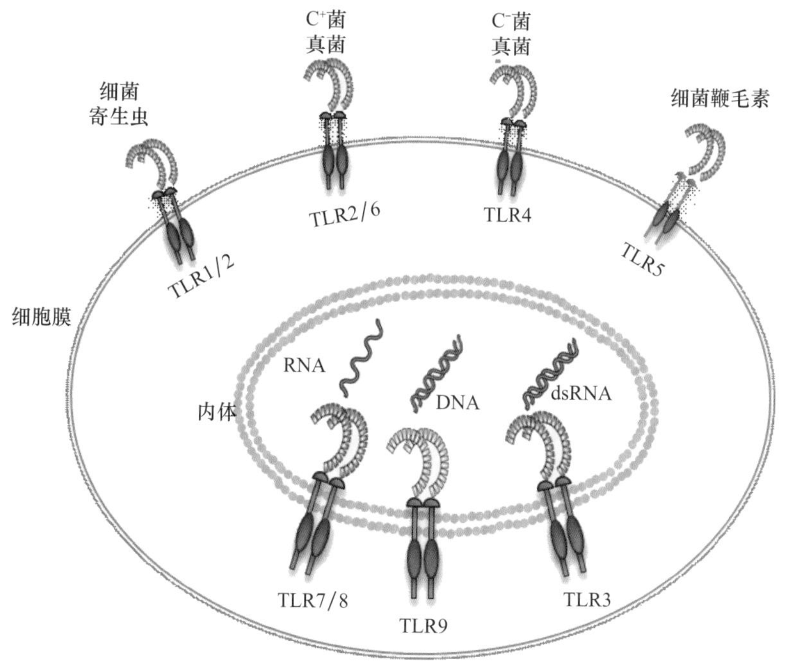

图 8－2　Toll 样受体的分布及配体识别

2. TLR 的信号转导途径　TLR 可通过两条途径进行信号转导，分别是髓样分化因子 88（myeloid differentiation factor 88，MyD88）依赖的信号转导途径和 MyD88 非依赖的信号转导途径，这两条途径均可诱导产生促炎症细胞因子和Ⅰ型干扰素。

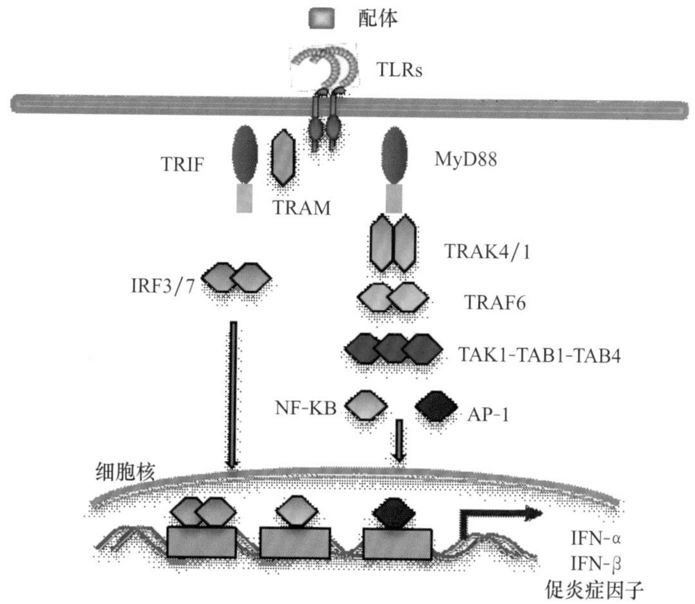

图 8－3　TLR 的信号转导

（1）MyD88 依赖的信号转导途径　是一个典型的 TLR 启动的信号途径。MyD88 是一种接头分子，可与 TLR 的胞内段相接，启动 IL－1 受体相关蛋白激酶 IRAK4 和 IRAK1 的磷酸化，两者相互组合而活化，招募肿瘤坏死因子受体相关因子 TRAF6，后者使 TGF－β 活化蛋白激酶 TAK1 和两种 TAK 结合蛋白（TAB1 和 TAB4）形成复合体，TRAF6 则因自身泛素化而降解，剩下由 TAK1－TAB1－TAB4 组成的丝氨酸－苏氨酸蛋白激酶复合物，分别通过磷酸化启动两条信号转导途径，通过转录因子 NF－κB 与 AP－1，使得细胞核内 TNF－α 及 IL－1、6、8、12 等多种炎症基因转录。

（2）MyD88 非依赖的信号转导途径　此途径中 TLR 直接激活 TLR 相关性干扰素激活因子（TRIF）以及 TLR 相关分子（TRAM），TRIF－TRAM 则通过激活干扰素调节因子家族中的 IRF3 和 IRF7，二者直接转位至胞核，激活Ⅰ型干扰素基因，促使 IFN－α 和 IFN－β 表达，发挥抗病毒效应（见图 8－3）。

（二）NOD 样受体（NOD－like receptor，NLR）

1. NLR 的结构和组成　NLR 分子主要由三类功能不同的结构域组成，包括：①亮氨酸重复序列（LRR）：专门识别并结合配体；②核苷酸结合结构域（NBD）：功能是促使 NLR 分子相互聚合和活化；③效应结构域：功能是将 NLR 分子和下游衔接蛋白及效应分子连接起来，行使效应功能。效应结构域有五种类型，并以此将 NOD 样受体分为五个亚家族，分别为 NLRA 亚家族、NLRB 亚家族、NILRC 亚家族、NLRP 亚家族和 MLRX 亚家族。

2. NLR 的信号转导途径　目前研究得比较清楚的是 NOD1 和 NOD2 以及 NALP3 的信号转导途径。

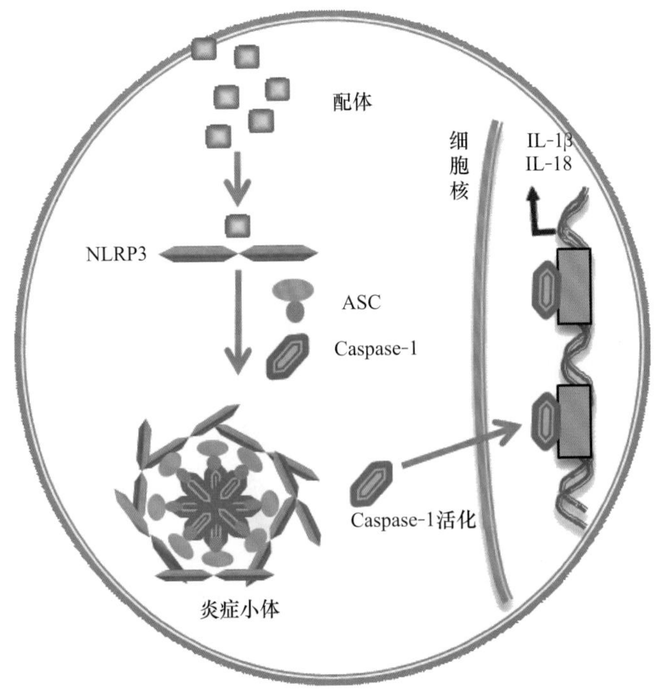

图 8－4　NLRP3 炎症小体的结构

（1）NOD1 和 NOD2 信号转导途径　主要存在于黏膜上皮细胞和 MΦ 的胞质溶胶中，识别细菌细胞壁肽聚糖的两种成分，其中 NOD1 识别革兰阴性菌的 γ 谷氨酰基二氨基庚二酸（iE-DAP）；NOD2 识别同时出现于革兰阴性菌和革兰阳性菌的胞壁酰二肽（MDP）。MDP 进入胞质溶胶，通过直接或间接的方式结合 NOD2 分子的 LRR 结构域，使之激活，并启动信号转导途径，最终激发促炎症基因的转录表达。

（2）NLRP3 信号转导途径及炎性小体　NLRP3 识别的配体较多，包括多种细菌、病毒、真菌、寄生虫及其毒素等外源性危险信号和细胞内因代谢产生的内源性危险信号。识别后与凋亡相关斑点样蛋白（ASC）、caspase 蛋白酶形成了一个多蛋白复合体，命名为 NLRP3 炎症小体（见图 8-4）。活化的 NLRP3 炎症小体激活 caspase-1，促进 IL-1β 和 IL-18 成熟，在炎症反应中起着核心调控作用。

（三）RIG 样受体（RIG-like receptor，RLR）

1. RLR 的分布和组成　RLR 的表达十分广泛，主要在非髓系细胞，如成纤维细胞、巨噬细胞和常规树突细胞（cDCs），是胞质溶胶中识别病毒 dsRNA 的感知元件；而前面提到的 TLR7/8 以及 TLR9，主要在类浆树突细胞（pDCs）中识别病毒的 RNA。RLR 家族的主要成员包括视黄酸诱导基因-Ⅰ（RIG-Ⅰ）、黑色素瘤分化相关基因 5（MDA5）和遗传学和生理学实验室蛋白 2（LGP2）。

2. RLR 介导的信号转导　不同的 RLR 识别的病毒明显不同，RIG-Ⅰ主要识别丙型肝炎病毒属，副黏病毒科、正黏病毒科和棒状病毒科等正链或负链 RNA 病毒，如丙肝病毒、仙台病毒、新城疫病毒、呼吸道合胞病毒以及流感病毒，而 MDA5 主要识别小 RNA 病毒科病毒，如脑心肌炎病毒。当 RIG-I 识别胞质溶胶中病毒产生的三磷酸 RNA 分子或 MDA-5 识别病毒双链 RNA 分子后，发生聚合，与衔接蛋白干扰素启动子刺激因子 1（IPS-1）结合，最终激活干扰素调节因子 IRF3 和 IRF7 的基因，诱导Ⅰ型干扰素产生（见图 8-5）。因此，RLR 属于Ⅰ型干扰素诱导蛋白。

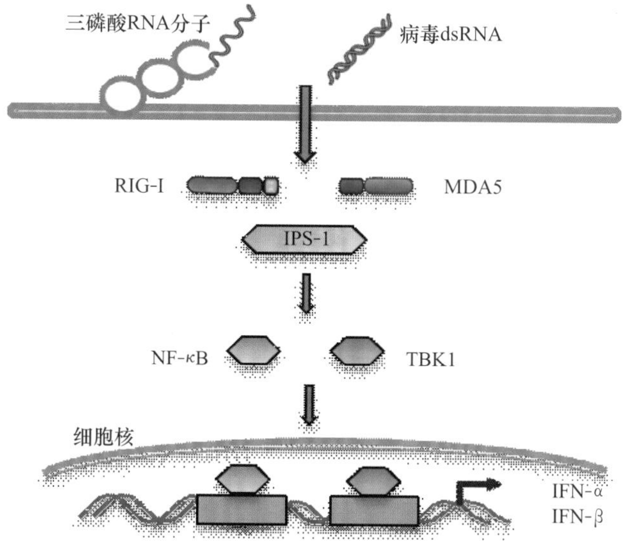

图 8-5　RIG 信号转导途径

表 8-2 PRRs 的分布及其识别的 PAMPs

模式识别受体（PRR）	主要表达细胞	病原相关分子模式（PAMP）
分泌型 PRRs		
MBL	肝脏合成	病原体表面的甘露糖、岩藻糖和 N-乙酰葡萄糖胺残基
CRP	肝脏合成	细菌细胞壁磷酰胆碱
LBP		LPS（需要 MD2 辅助结合）
吞噬型 PRRs		
MR	MΦ	细菌甘露糖、岩藻糖
SR	MΦ	LTA、LPS、乙酰化低密度脂蛋白、阴离子聚合体
信号转导型 PRRs		
TLR2/TLR6/TLR1	MΦ、DC、PMN、肥大细胞	PGN、LTA，细菌和支原体的脂蛋白、脂肽，酵母菌的酵母多糖
TLR3	MΦ、DC、NK、内皮细胞、上皮细胞	病毒双股 RNA（dsRNA）
TLR4	DC、PMN、肥大细胞、嗜酸粒细胞	LPS、HSP
TLR5	Mo、DC、NK、肠道上皮细胞	G-细菌的鞭毛蛋白
TLR7	pDC、PMN、B 细胞、嗜酸粒细胞	病毒或非病毒性单股 RNA（ssRNA）
TLR8	Mo、MΦ、DC、PMN、NK	病毒或非病毒性单股 RNA（ssRNA）
TLR9	pDC、NK、PMN、B 细胞、嗜酸粒细	细菌或病毒非甲基化 CpG DNA
TLR10	pDC、B 细胞	
NLRP3	绝大多数组织细胞	多种细菌、病毒、真菌、寄生虫及其毒素等外源性危险信号和细胞内因代谢产生的内源性危险信号
RLR	绝大多数组织细胞	胞质溶胶中的病毒产物和病毒颗粒

第三节　固有免疫应答的效应机制及效应物质

一般机体对病原体的免疫应答有三个时相：①瞬时固有免疫应答阶段（0~4 小时），由免疫系统的防御屏障和一些现存的固有免疫分子发挥作用；②早期固有免疫应答阶段（4~96 小时），由参与炎症反应的免疫细胞被激活而行使对病原体的清除；③适应性免疫应答诱导阶段（96 小时以后）。其中前两个时相属于固有免疫应答，而第三个时相也需要固有免疫细胞去启动。

一、抗感染的防御屏障

（一）皮肤黏膜屏障

抗感染最简单的方法是阻止病原体接近身体，因此皮肤和各种黏膜层（胃肠道，呼吸道，眼，鼻，口腔，泌尿生殖道）作为病原体入侵机体的主要部位，也成为机体抗感染的第一道防线。

1. 物理屏障 由致密上皮细胞组成的皮肤和黏膜组织具有机械屏障作用，可有效阻挡病原体侵入体内。黏膜物理屏障作用相对较弱，但黏膜上皮细胞迅速更新、呼吸道黏膜上皮细胞纤毛定向摆动及黏膜表面分泌液的冲洗作用，均有助于清除黏膜表面的病原体。

2. 化学屏障 皮肤和黏膜分泌物中含多种杀菌、抑菌物质，如皮脂腺分泌的不饱和脂肪酸，汗腺分泌的乳酸，胃液中的胃酸，唾液、泪液、呼吸道、消化道和泌尿生殖道黏液中的溶菌酶、抗菌肽和乳铁蛋白等，这些物质在皮肤黏膜表面形成抵御病原体的化学屏障。

3. 微生物屏障 寄居在皮肤和黏膜表面的正常菌群，可通过与病原体竞争结合上皮细胞和营养物质，或通过分泌某些杀菌、抑菌物质对病原体产生抗御作用。例如：口腔唾液链球菌产生的 H_2O_2，可杀伤白喉杆菌和脑膜炎球菌；肠道大肠杆菌产生的细菌素，可抑制、杀伤某些厌氧菌和革兰阳性菌。

（二）内部屏障

人体是一个有机的整体，其中器官、系统内的局部屏障结构在防御病原体入侵和维持内环境稳定方面又形成了一道特殊的“屏障”。

1. 血－脑屏障 由软脑膜、脉络丛的毛细血管壁和包在壁外的星形胶质细胞形成的胶质膜组成。其组织结构致密，能阻挡血液中病原体和其他大分子物质进入脑组织及脑室，对中枢神经系统产生保护作用。婴幼儿血－脑屏障发育不完善，易发生中枢神经系统感染。

2. 血－胎屏障 由母体子宫内膜的基蜕膜和胎儿的绒毛膜滋养层细胞共同构成。此屏障不妨碍母子间营养物质交换，但可防止母体内病原体和有害物质进入胎儿体内，从而保护胎儿免遭感染。妊娠早期（3个月内）血－胎屏障发育尚未完善，此时孕妇若感染风疹病毒和巨细胞病毒等，可导致胎儿畸形或流产。

3. 血－胸腺屏障（位于胸腺皮质） 具有阻止微生物、大分子进入胸腺，维持免疫自稳的作用。

4. 气－血屏障（位于肺泡） 具有阻止微生物、大分子进入肺实质，保证肺泡的换气功能。

二、固有免疫细胞的效应机制

固有免疫细胞主要包括吞噬细胞（中性粒细胞和单核吞噬细胞）、树突状细胞、NK细胞、NK T细胞、γδT细胞、B1细胞、肥大细胞、嗜碱粒细胞和嗜酸粒细胞等。

（一）吞噬细胞的吞噬作用

吞噬细胞是具有吞噬杀伤功能的细胞，是固有免疫应答主要的效应细胞。吞噬细胞包括两类：①大吞噬细胞，指血液循环中的单核细胞和组织中的巨噬细胞，有很强的吞噬能力，细胞核不分叶，他们既具有吞噬作用又具有抗原提呈作用，因此在固有免疫应答和适应性免疫应答的诱导中均起着关键作用；②小吞噬细胞，指血液中含量最多的中性粒细胞，是最先到达感染部位的效应细胞，6 小时左右细胞数量达到高峰，是机体急性炎症反应的重要成分。

当病原体穿过第一道屏障进入组织中，首先与病原体相遇的就是位于皮肤黏膜组织下层的 MΦ，而中性粒细胞则在活化 MΦ 释放的细胞因子、趋化因子以及肥大细胞脱颗粒释放炎性介质、血管内皮细胞表达黏附分子等共同作用下，在血管内部经过滚动黏附、紧密结合、细胞溢出和迁移四个阶段到达感染部位。吞噬细胞对侵入机体的病原体的应答主要包括三个阶段，分别是识别、吞噬和消化，与此同时，还能诱导机体产生炎症反应。

1. 识别 吞噬细胞表面表达两类受体，一类为 PRRs：包括甘露糖受体、清道夫受体和 TLRs 等，可直接识别和摄取病原体等异物；另一类为调理素受体：包括 Fc 受体和补体受体，通过抗体、补体的帮助识别病原体（见图 8 -6）。

2. 吞噬 病原体被识别后，被黏附在吞噬细胞的表面，然后细胞膜突出形成伪足，将病原体包绕起来，病原体就以膜包形式被摄入细胞内部形成了吞噬体。

3. 消化 在吞噬细胞内部吞噬体溶酶体融合形成吞噬溶酶体，通过溶酶体内多种水解酶和防御素的作用杀伤微生物。机制为：具有反应活性的氧中间产物的杀伤作用，具有反应活性的氮中间产物杀伤作用，以及细胞内部已有的杀菌剂的杀伤作用（见图 8 -7）。

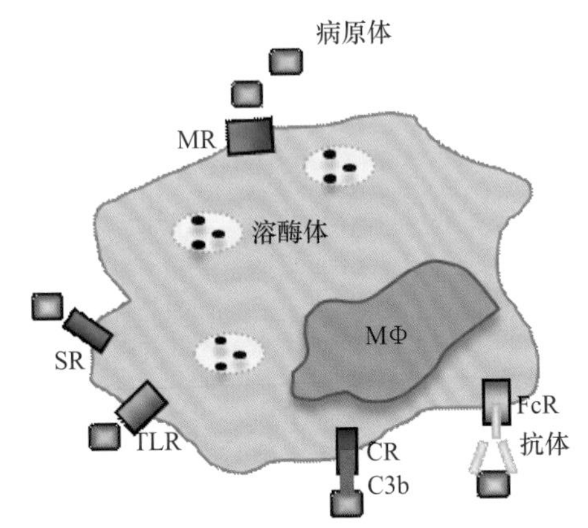

图 8 -6 吞噬细胞识别病原体的受体

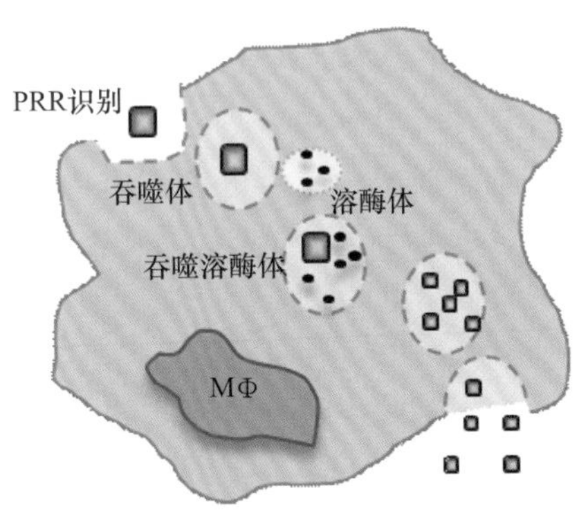

图 8 -7 吞噬细胞对病原体的识别、吞噬及消化过程

4. 炎症反应 活化的 MΦ 释放多种促炎症细胞因子（如 IL -1、TNF -α、IL -6）、趋化因子（CXCL8）和其他炎性介质（如前列腺素、白三烯、血小板活化因子等），招募大量血液中的中性粒细胞和单核细胞到达感染部位，参与和促进炎症反应的发生。

MΦ 寿命长，可持续产生新的吞噬溶酶体；中性粒细胞寿命短，发挥杀伤作用后即被诱导凋亡。

（二）肥大细胞的促炎作用

当病原体通过皮肤、鼻黏膜、呼吸道和胃肠道等体表组织进入机体时，就会与这些肥大细胞相遇，肥大细胞通过表面表达的 PRRs、过敏毒素 C3a/C5a 受体和高亲和力的 FcεR，识别病原体的 PAMPs，如细菌代谢产物 N－甲酰肽和 LPS、补体活化产生的过敏毒素 C3a/C5a，以及抗原特异性 IgE。识别后肥大细胞不能吞噬、杀伤侵入体内的病原体，但活化的肥大细胞通过脱颗粒释放一系列炎性介质（组胺、白三烯、前列腺素 D2 等）和促炎细胞因子（IL－1、IL－4、IL－8 和 TNF 等）于组织中，通过招募中性粒细胞到达感染局部启动局部炎症反应；加快淋巴液从抗原沉着部位到淋巴结的流动，使淋巴结初始淋巴细胞活化增加；招募活化的嗜碱性粒细胞和嗜酸性粒细胞等。

（三）NK 细胞的自然杀伤作用

NK 细胞是无需抗原预先致敏，即可直接杀伤某些肿瘤细胞和病毒感染细胞，因此在抗肿瘤、早期抗病毒或胞内寄生虫感染中起重要作用。NK 细胞的活化过程迅速，在病毒感染后的 2～3 天就可以在趋化因子的作用下离开血液循环到达病毒感染局部。

1. NK 细胞对感染细胞的识别及活化 NK 细胞表面有识别感染细胞的重要受体：①活化性受体（KAR）和抑制性受体（KIR）：生理条件下，抑制性受体占主导地位，表现为 NK 细胞不能杀伤自身正常组织细胞。病理情况下，正常细胞被某些病毒感染或变成肿瘤细胞后其表面 HLA－Ⅰ类分子表达下降或缺失，抑制性受体因其无配体结合而丧失负调控作用，此时活化性受体即可发挥作用，导致 NK 细胞活化并对病毒感染靶细胞或肿瘤靶细胞产生杀伤作用。②IgG Fc 受体（FcγRⅢ）：通过 IgG1/IgG3 的辅助识别并结合病毒感染的细胞或肿瘤细胞，导致 NK 细胞活化并发挥杀伤作用。

2. NK 细胞的杀伤机制 ①直接杀伤效应：NK 细胞是大颗粒淋巴细胞，在其细胞内重要的成分就是穿孔素和颗粒酶，NK 细胞通过释放穿孔素在病毒感染细胞膜表面打孔，再通过颗粒酶进入，激活 caspase 蛋白酶级联反应最终导致病毒感染细胞发生程序性死亡（凋亡）；②通过膜表达 TNF 家族分子的杀伤效应：如 NK 细胞膜表达的 FasL 与靶细胞表面的 Fas 受体结合，或者 NK 细胞膜表达 mTNF 通过与靶细胞表面的 TNF 受体结合，结合后通过受体胞质区的死亡结构域激活 caspase 蛋白酶级联反应途径，诱导靶细胞凋亡；③ADCC 作用：可通过抗体辅助活化 NK 细胞，再通过穿孔素和颗粒酶的释放杀伤靶细胞。

（四）嗜酸性粒细胞的抗寄生虫作用

大的寄生虫，如蠕虫，不能被吞噬，因此需要嗜酸性粒细胞的细胞外杀伤作用来完成。嗜酸粒细胞表面表达 FcR 和 CR 等受体，可通过抗体或补体 C3b 包被寄生虫来完成其识别过程。识别后嗜酸性粒细胞产生一个惊人的呼吸爆发，释放其内部的碱性蛋白（MBP）、嗜酸性阳离子蛋白（ECP）、过氧化物酶、氧自由基等效应物质，实现其细胞外的杀伤寄生虫的作用。

三、固有免疫分子的效应机制

血液、各种分泌液与组织液中含有一些化学分子，可以对进入体液的病原体立刻做出反应，构成了机体的固有免疫分子。

（一）补体系统

补体是参与固有免疫应答最重要的免疫效应分子，具有多方面的生物学效应。

1. 细胞溶解作用 侵入机体的多种病原微生物可通过旁路途径或 MBL 途径迅速激活补体系统，并产生溶菌或病毒溶解作用。

2. 补体活化产物的作用 C3a/C5a 具有趋化和致炎作用，可吸引吞噬细胞到达感染部位，使之活化并增强其吞噬、杀菌作用；C3a/C5a 可直接激活肥大细胞，使其分泌一系列炎性介质和促炎细胞因子，引起和增强炎症反应；C3b/C4b 具有调理和免疫黏附作用，可促进吞噬细胞对病原体和抗原－抗体复合物的吞噬、清除。

（二）防御素

防御素是一组耐受蛋白酶、富含精氨酸的小分子多肽，主要由中性粒细胞和小肠潘尼细胞产生，对细菌、真菌和某些有包膜病毒具有直接杀伤作用。杀伤机制为：①通过静电作用，与革兰阴性菌 LPS、革兰阳性菌磷壁酸和病毒包膜脂质等结合，使病原体膜屏障破坏，通透性增加，导致病原体死亡；②诱导病原体产生自溶酶，干扰病原体 DNA 和蛋白质合成；③致炎和趋化作用，增强吞噬细胞对病原体吞噬、杀伤和清除作用。

（三）溶菌酶

溶菌酶是一种不耐热的碱性蛋白质，广泛存在于各种体液、外分泌液和吞噬细胞溶酶体中。溶菌酶能够裂解革兰阳性菌细胞壁肽聚糖骨架中的 β－1,4 糖苷键，使细胞壁的重要组分肽聚糖破坏，从而导致细菌溶解、破坏。革兰阴性菌的肽聚糖外有外膜层包裹，故对溶菌酶不敏感。但在特异性抗体和补体存在下，革兰阴性菌也可被溶菌酶溶解、破坏。

（四）乙型溶素

乙型溶素是血清中一种对热较稳定的碱性多肽，在血浆凝固时由血小板释放。乙型溶素可作用于革兰阳性菌细胞膜，产生非酶性破坏效应，但对革兰阴性菌无效。

（五）组织杀菌素

组织杀菌素是一种通过两性结构域发挥杀菌作用的抗菌肽，由中性粒细胞、MΦ、表皮角质形成细胞、肺部和小肠上皮细胞产生。中性粒细胞中次级颗粒，储有无活性的组织杀菌素分子，当次级颗粒与细胞中吞有细菌的吞噬体相遇，可通过融合而使其中的组织杀菌素进入吞噬体，在弹性蛋白酶作用下，酶解释放出有活性的两性结构域，采用与防御素相似的机制杀伤细菌。

（六）凝集杀菌素

凝集杀菌素属于分泌性 C 型凝集素的一类抗菌蛋白，通过其碳水化合物识别结构域显活性。主要作用于肽聚糖，因而与溶菌酶一样，优先杀伤革兰阳性菌。

（七）分泌型磷脂酶 A2

分泌型磷脂酶 A2 是一类碱性酶，可进入细菌胞壁，水解其磷脂而杀菌。该酶类在组织中由吞噬细胞产生，在黏膜表面由肠腺嗜酸细胞分泌，与溶菌酶一样，常出现于泪水和唾液中。

上述作用均可发生于特异性抗体产生之前，故在机体早期抗感染免疫中具有十分重要的意义。当针对病原体的特异性抗体产生后，所形成的抗原－抗体复合物可激活补体经典途径，更为有效地发挥抗感染作用。

小结

固有免疫应答是免疫应答的重要组成部分。

引起固有免疫应答的免疫原为病原体相关分子模式（PAMP）和损伤相关分子模式（DAMP）。参与 PAMP 和 DAMP 识别的物质为模式识别受体（PRR），包括存在于体液中的模式识别分子和存在于固有免疫细胞膜上或胞质溶胶中的模式识别受体。前者包括甘露聚糖结合凝集素、五聚体蛋白、脂多糖结合蛋白和一些识别糖类的天然抗体等；后者包括吞噬性受体（C 型凝集素受体、清道夫受体）和信号受体（TLR、NLR、RLR），分别介导对病原体的吞噬，并通过信号转导激活各种炎症基因，促进炎症细胞分泌促炎症因子。

以抗感染为主要目标的固有免疫应答的效应机制，由阻止病原体入侵的防御屏障、现存固有免疫分子介导的快速应答，以及固有免疫细胞介导的炎症性应答三部分组成。固有免疫应答的效应分子包括防御素、溶菌酶、乙型溶素、补体等。固有免疫细胞是执行固有免疫应答的效应细胞，在清除病原体的同时，炎症反应也可造成组织损伤，同时固有免疫细胞在适应免疫应答的各个阶段也起重要作用。

Toll 的发现之旅

早在 100 多年前，人们就开始寻找一种能够识别微生物特有的分子受体。直到 1980 年，Nusslein－Volhard 等在研究果蝇胚胎时中发现有一个基因决定着果蝇的背腹侧分化，命名为 Toll 基因。有人认为之所以叫它 Toll 基因，是因为当时发现它的作用后很激动，用德语称 Dasist jatoll（太棒了）！随后，人们阐明了 Toll 蛋白的结构，发现其在结构上与 IL－1 具有同源性，第一次提示了 Toll 可能和免疫有关。1996 年，Jules A. Hoffmann 等发现 Toll 在果蝇对真菌感染的免疫中起着重要作用，从而确立了 Toll 的免疫学意义。翌年，Charles Janeway 等阐明了一种 Toll 样受体（后命名为 TLR4）能够激活与适应性免疫有关的基因。Bruce A. Beutle 之后发现 TLR4 能够探测 LPS 的存在，且如果使小鼠中的 TLR4 突变而丧失功能，小鼠不会对 LPS 起反应。

后来，科学家们用基因打靶的方式使其他各种 TLR 丧失功能进行了研究，发现每种 TLR 可识别不同的一类分子。自此，人们不但揭示了 Toll 样受体在免疫学上的意义，也揭开了 100 多年前人们寻找的那个谜底。

目前哺乳动物已发现 13 种 TLRs，人有 10 种（TLR1 ~10），小鼠有 11 种（TLR1 ~7、9、11、12、13），其他物种也已发现 TLR，如鱼类已发现特有的 TLR14、21、22、23，禽类也发现了其特有的 TLR15 等。

第九章 适应性免疫应答

适应性免疫应答是通过TCR/BCR识别抗原后，T、B淋巴细胞活化、增殖、分化形成效应产物并清除抗原的过程。这种应答以抗原表位为识别对象，T、B细胞对抗原的识别和清除是特异性的，可形成免疫记忆（immune memory），并产生免疫耐受（immune tolerance）。适应性免疫应答可人为分为抗原识别、细胞活化增殖和应答效应三个连续的阶段；而根据介导细胞的不同，可将适应性免疫分为T淋巴细胞介导的细胞免疫应答和B淋巴细胞介导的体液免疫应答。

适应性免疫应答作用时相晚于固有免疫应答。随着DC的发现和模式识别机制的揭示，免疫学家们逐渐认识到机体对抗原的加工处理过程也是适应性免疫的重要组成，因此固有免疫应答和适应性免疫应答不能截然区分，二者具有密切的协同关系。

第一节 T淋巴细胞介导的细胞免疫应答

T淋巴细胞介导的免疫应答称为适应性细胞免疫应答。胸腺内发育成熟的初始T细胞进入血循环，穿越淋巴结的高内皮小静脉到达外周免疫器官，若遭遇并识别APC提呈的特异性抗原，即产生免疫应答；若未遭遇则离开淋巴组织重新进入淋巴细胞再循环。细胞免疫应答是一个连续的过程，分为T细胞特异性识别抗原、T细胞活化增殖分化，以及T细胞发挥效应三个阶段。

一、T细胞对抗原的特异性识别

初始T细胞不能识别天然抗原表位，只能识别和结合由APC表面MHC分子所展示的抗原肽（表位）。APC最为重要的功能就是将胞外摄入或是胞质内自身产生的抗原分子降解并加工处理成一定大小的多肽片段，使多肽与MHC分子结合形成抗原肽-MHC分子复合物（pMHC）并表达于APC表面，此过程称为抗原的加工或处理。APC表面的pMHC与TCR特异性结合，从而使抗原信息提呈给T细胞，这一过程称为抗原提呈（antigen presentation）。

（一）APC向T细胞提呈抗原

根据来源和产生部位的不同，抗原可分为外源性抗原和内源性抗原两大类。专职

APC 表面表达的 MHC－Ⅱ类和Ⅰ类分子，分别向 T 细胞提呈外源性抗原和内源性抗原。

1. 外源性抗原的提呈 外源性抗原是指在 APC 外合成的抗原，主要是通过各种途径进入机体的非己成分，如细菌及其成分、可溶性蛋白等，此类抗原通过 MHC－Ⅱ类途径（内体－溶酶体途径）被加工处理及提呈（见图 9－1）。

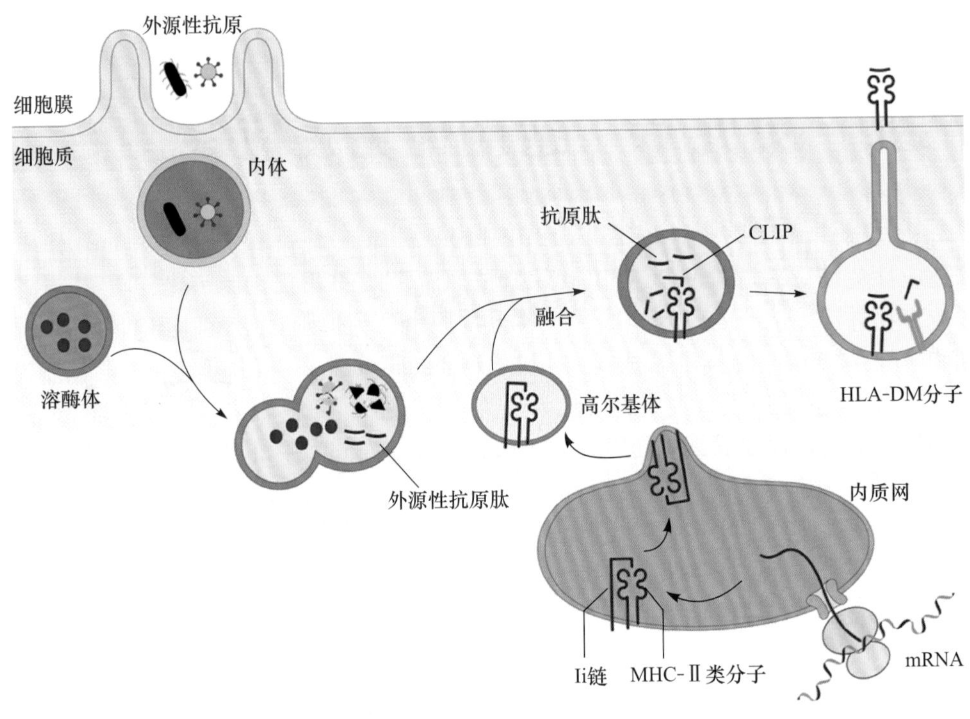

图 9－1 外源性抗原的加工提呈

外源性抗原被 APC（模式识别受体）识别后，通过胞饮、吞噬等作用将其摄取并与内体（endosome）融合，内体膜上的蛋白酶将外源性抗原蛋白水解为多肽片段，而后运至溶酶体形成吞噬溶酶体，此为处理外源性抗原的主要场所。溶酶体内呈酸性，含有组织蛋白酶、过氧化氢酶等多种酶，可将蛋白抗原加工和处理为 10～30 个氨基酸残基的肽段，这些肽段具有免疫原性而被称为抗原肽（antigen peptide）。APC 提呈抗原肽的结构是 MHC－Ⅱ类分子，由粗面内质网（rER）合成。MHC－Ⅱ类分子的 α 链和 β 链合成同时，Ⅰa 相关恒定链（Ⅰa－associated invariant chain，Ii 链）同步表达在内质网膜上，与新生 MHC－Ⅱ类分子异二聚体结合形成复合物进入高尔基体，最终进入内体/溶酶体内。大多数 Ii 链被溶酶体内蛋白酶降解，仅留下一个小片段占据在 MHC－Ⅱ类分子的肽结合槽中，这个小片段称为 MHC－Ⅱ类分子相关的恒定链多肽（class Ⅱ－associated invariant chain peptide，CLIP）。MHC－Ⅱ类分子的 α1 与 β1 形成的肽结合槽，其两端为开放结构，最适结合含有 13～18 个氨基酸的抗原肽。在 HLA－DM 分子辅助下（机制仍未阐明），CLIP 与肽结合槽解离，置换为待被提呈的抗原肽，形成稳定的抗原肽－MHC－Ⅱ类分子复合物，转运表达于 APC 表面，最终将抗原肽提呈给 $CD4^{+}$ T 细胞。

2. 内源性抗原的提呈 内源性抗原是指在 APC 内新合成的抗原。病毒或胞内菌能控制宿主细胞并利用其蛋白质合成机制产生病毒或细菌蛋白，肿瘤细胞的胞浆内合成的非正常蛋白也属此类抗原。内源性抗原主要通过 MHC－Ⅰ类途径（泛素－蛋白酶体途径）被加工处理及提呈（见图9－2）。由于几乎所有有核细胞都表达 MHC－Ⅰ类分子，因此所有有核细胞都具有通过 MHC－Ⅰ类分子途径加工处理和提呈抗原的能力。

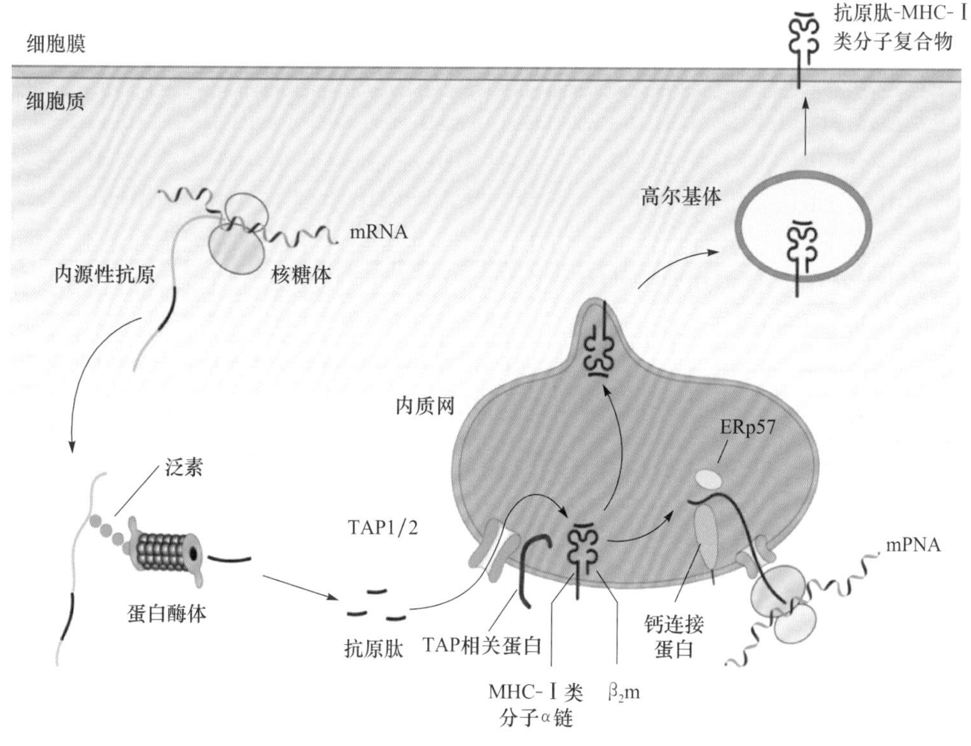

图9－2　内源性抗原的加工提呈

内源性抗原主要由蛋白酶体（proteasome）降解和处理，蛋白酶体是一种胞内大分子蛋白酶复合体，为中空圆柱体结构，其功能是将胞质蛋白降解为多肽。在 APC 胞浆中，内源性抗原首先经泛素打开空间折叠，形成线性蛋白进入蛋白酶体内被降解为长度不等的抗原肽段。而后抗原肽转移至内质网（ER）腔内，该过程依赖内质网膜表面的抗原加工相关转运物（transporter associated with antigen processing，TAP）。TAP 为 ER 膜上多肽转运结构，可选择性地转运适合与 MHC－Ⅰ类分子结合的抗原肽。蛋白酶体产生的多肽通常容易被快速降解，但多肽与 TAP 结合后则避免了被降解的命运。MHC－Ⅰ类分子的 α 链在核糖体上翻译合成后插在内质网膜上，当 α 链进入内质网时，它结合一个跨膜的伴侣蛋白（钙联蛋白）和一个不跨膜的酶（ERp57）。这些蛋白的作用是催化 α 链二硫键形成使其有效折叠，同时有利于 α 链与 β2 微球蛋白结合，使之组装成为 MHC－Ⅰ二聚体分子。ERp57 蛋白也能促进多肽与 MHC－Ⅰ类分子肽结合槽结合。在内质网内经过进一步剪切加工的 8～12 个氨基酸长度的抗原肽在伴侣蛋白的作用下，结合到 MHC－Ⅰ类分子的肽结合槽，以抗原肽－MHC－Ⅰ类分子复合物的形式表达于 APC 表面，将提呈给 $CD8^+$ T 细胞。

3. MHC 分子对抗原的交叉提呈　在某些条件下，外源性抗原经 APC 摄取、加工处理后，可由 MHC－Ⅰ类分子提呈给 $CD8^+$ T 细胞（CTL），这种方式称为交叉提呈（cross presentation），是已经证实确实存在的非经典抗原提呈途径。另外，内源性抗原也可由 MHC－Ⅱ类分子进行交叉提呈。交叉提呈发生的确切机制和生理功能尚未完全阐明或存有争议，但可认为其参与了机体对某些病毒（如疱疹病毒）、细菌（如李斯特菌）和大多数肿瘤的免疫应答过程，交叉提呈的分子机制是当前的免疫学研究热点。

4. CD1 分子对脂类抗原的提呈 哺乳动物细胞不能将脂类加工处理成为能与 MHC 分子结合的多肽，因而脂类抗原不能为 MHC 限制的 T 淋巴细胞识别。目前发现，脂类抗原主要通过 APC 表面的 CD1 分子进行提呈。CD1 是非 MHC 基因编码产物，与 MHC－Ⅰ类分子具有 30% 的同源性，属于非经典 MHC－Ⅰ类分子。在人类，CD1 主要有 CD1a、CD1b、CD1c、CD1d 和 CD1e 五种。其中，CD1 主要有 CD1a、CD1b、CD1c 和 CD1e 表达于专职 APC 表面，为Ⅰ类 CD1，CD1d 主要表达于肠上皮细胞和造血干细胞，被称之为Ⅱ类 CD1。从最初发现 $CD4^-CD8^-$ T 细胞可识别 CD1，进而发现微生物抗原可通过 CD1 抗原提呈并确认为脂类抗原，在 20 多年时间里，CD1 分子本身晶体结构的揭示，CD1 对脂类抗原的识别及结合方式，以及其转运至胞膜的过程等逐渐得到认识，但其具体处理抗原的方式还不完全清楚，尚待进一步研究揭示。

（二）APC 与 T 细胞的相互作用

1. DC 从各组织器官摄取并加工抗原形成 pMHC－Ⅱ复合物，转移至 DC 表面，DC 进入外周免疫器官，与初始 T 细胞随机接触，通过细胞表面的黏附分子形成短暂、可逆性结合，从而有利于 TCR 从 APC 表面找到特异性的抗原肽，随后进入特异性结合阶段。

2. T 细胞与 APC 的特异性结合。T 细胞表面的 TCR 特异性识别结合 APC 表面的 pMHC 达到一定亲和力后，引起 LFA－1 变构并增强其与 ICAM 的亲和力，从而稳定并延长 T 细胞与 APC 间的特异性结合。T 细胞与 APC（主要是 DC）间长达数小时的接触对于 T 细胞活化是必须的。T 细胞和 APC 表面黏附分子、信号转导分子紧密接触形成的瞬时性特殊结构称为免疫突触（immunological synapse）（见图 9－3）。参与免疫突触形成和信号转导的分子众多，除 TCR/pMHC 外还有 CD28/B7、LFA－1/ICAM－1、CD2/LFA－3 等，主要以配体－受体的形式结合。免疫突触不仅增强 TCR 与 pMHC 的亲和力，还促进 T 细胞活化信号形成，以及信号转导通路激活，从而参与 T 细胞活化和发挥效应。

3. T 细胞对抗原的双识别和 MHC 限制性。T 细胞表面的 TCR 识别抗原具有 MHC 限制性（MHC restriction），MHC 限制性也称为自身 MHC 限制性（self MHC restriction），是指 T 细胞只能识别同一个体 APC 表面 MHC 提呈的抗原肽。TCR 与抗原肽－MHC－Ⅱ类分子复合物紧密结合实际是同时识别和结合抗原肽和 MHC 分子，因此这个过程也称为双识别。MHC 限制性是 T 细胞在胸腺发育过程中历经阳性选择的结果，成熟 T 细胞表面只能表达辅助受体 CD4 或 CD8，这两种分子能与 MHC 分子的非多态性区域结合，这种结合增强了 TCR 与 MHC－抗原肽的亲和力，同时也形成了不同的免疫格局和效应。CD4 与 MHC－Ⅱ类分子的 β2 结构域结合，MHC－Ⅱ类分子提呈的抗原肽主要被 $CD4^+$ T 识别并发挥效应；CD8 与 MHC－Ⅰ类分子的 α3 结构域结合，MHC－Ⅰ类分子提呈的抗原肽主要被 $CD8^+$ T 识别并发挥效应。这种格局的出现，使机体能针对不同抗原产生更为有效恰当的应答和效应。

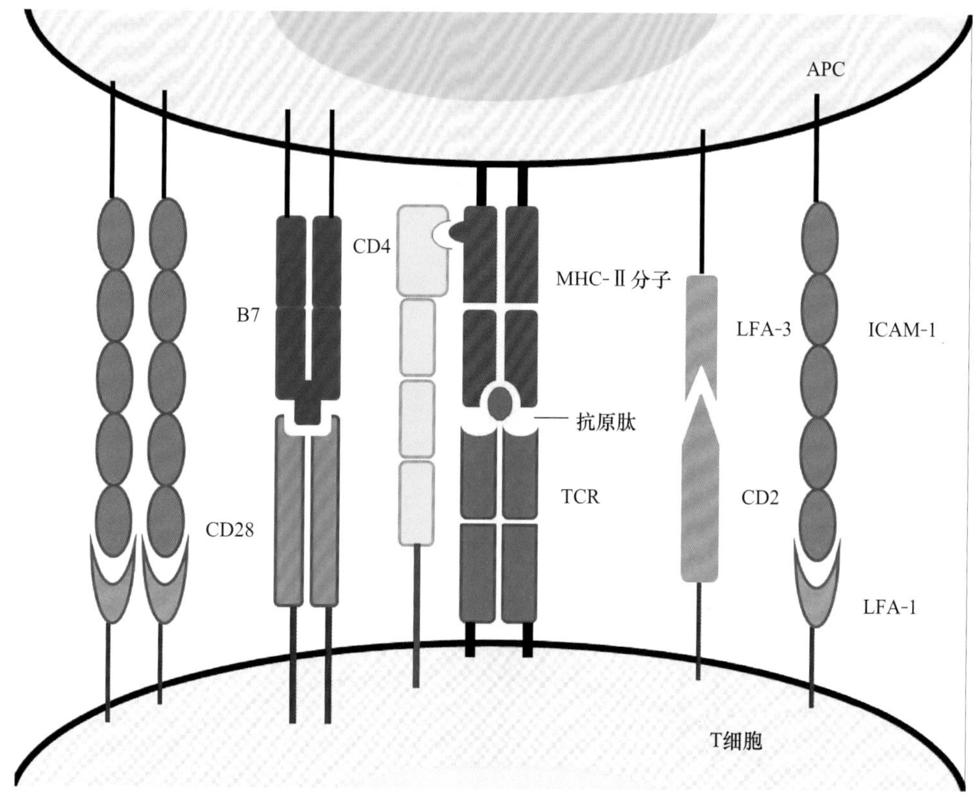

图 9－3 免疫突触

二、T 细胞的活化、增殖和分化

识别抗原后 T 细胞开始活化、增殖和分化，这一过程中 T 细胞内外将发生一系列事件：活化信号形成，信号的跨膜转导，胞内信号转导，基因的转录激活，膜分子表达改变，细胞因子分泌，进入细胞周期，细胞亚群分化和免疫记忆形成等。

（一）T 细胞的活化

活化信号形成得益于免疫突触和抗原识别，信号转导是 T 细胞活化的关键事件和必需条件。

1. T 细胞活化的双信号 初始 T 细胞活化需要两个不同的细胞外信号的共同刺激，这是目前公认的“双信号活化假说”（two－signal hypothesis）（见图 9－4）。

（1）T 细胞活化的第一信号 T 细胞在辅助受体 CD4 或 CD8 作用下 TCR 与 APC 细胞 MHC 分子提呈的抗原肽结合，这是 T 细胞活化的第一信号，此信号是特异性信号。TCR 的胞浆区较短，不能传递信号，TCR 与 CD3 以复合体的形式存在，CD3 将 TCR 结合抗原的信号传导到 T 细胞内。CD3 胞浆区 ITAM 中的酪氨酸发生磷酸化，启动激酶活化的级联反应，最终激活核转录因子，进入细胞核后，结合靶基因启动子，引起相关基因转录激活，促发细胞增殖和分化。CD4 和 CD8 分子分别与 MHC－Ⅱ类或 MHC－Ⅰ类分子结合后可增强 T 细胞与 APC 间的黏附作用，参与第一激活信号的启动和转导。

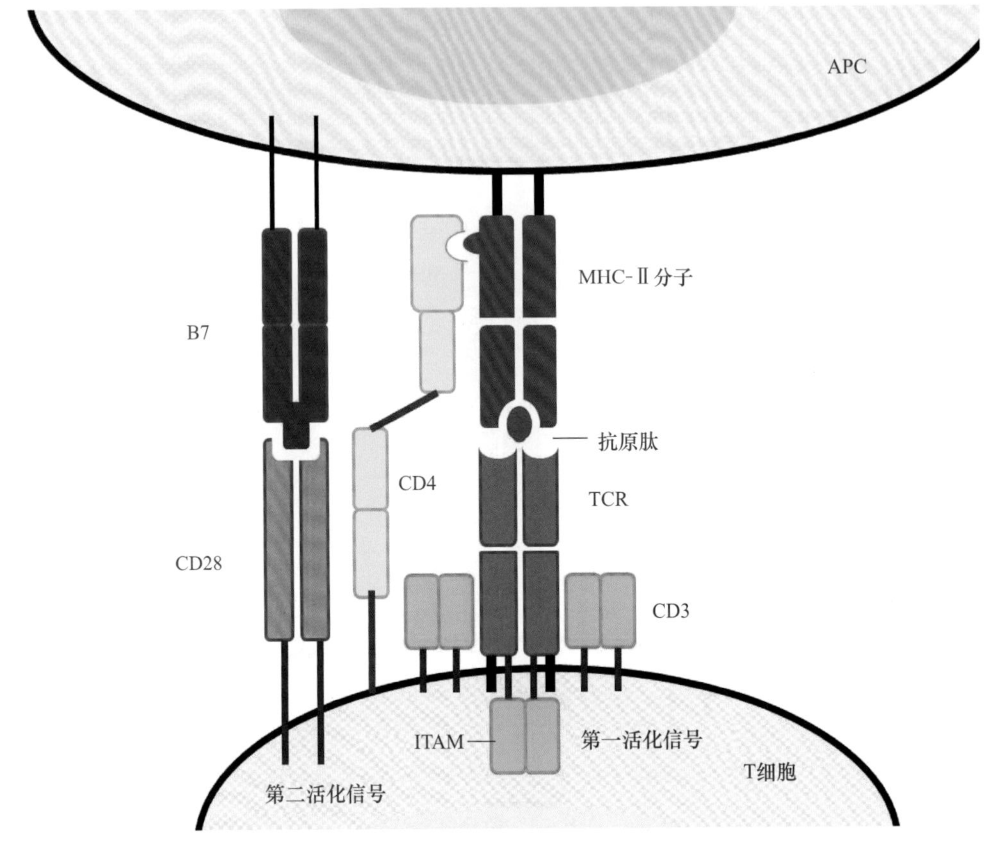

图 9－4　T 细胞活化的“双信号活化假说”

（2）T 细胞活化的第二信号　T 细胞活化的第二信号又称协同刺激信号或共刺激信号，由 APC 表面的共刺激分子与 T 细胞表面的相应配体结合，向胞内传递信号，可促进 T 细胞完全活化，此信号是非特异性信号。共刺激分子众多，最重要的协同刺激信号分子是 T 细胞上的 CD28 分子与 APC 表面的 B7－1（CD80）和 B7－2（CD86）分子。CD28/B7 是正性共刺激分子，CD28 是表达于 T 细胞表面的同质二聚体，B7 则表达于专职 APC 表面，当二者结合后，CD28 向 T 细胞内传递信号，促进 T 细胞产生 IL－2 等细胞因子以及促使初始 T 细胞分化（见图 9－4）。CTLA－4（CD152）与 CD28 具有高度同源性，配体也是 B7，CTLA－4/B7 是负性共刺激分子，CTLA－4 与 CD28 能竞争性结合 B7，虽 CTLA－4 与之亲和力更高，但 CTLA－4 在 T 细胞激活后才能表达，以此启动抑制信号，从而调节免疫应答程度。DC 除高水平表达 MHC－Ⅱ类分子外，还高水平表达 B7 家族分子，因此 DC 可为初始 T 细胞活化提供双信号。另一对重要的共刺激分子是 CD40/CD40L，免疫突触形成初期，DC 表达 B7 并未到达最佳水平，第一信号到达以及 CD28/B7 的最初结合，使 T 细胞表面 CD40L 表达上调，CD40L 与 DC 表面的 CD40 结合后，DC 大大提高 B7 表达，从而提供强有力的第二信号。此外，ICAM－1/LFA－1、LFA－3/CD2 等也起一定作用。

T 细胞活化的双信号模式可视为一种故障－安全（failure－safety）机制。微生物及其成分（如脂多糖）、固有免疫阶段产生的 IFN－γ 可增强 APC 表达共刺激分子 B7，提供第二信号引发 T 细胞活化和对微生物的应答效应；如只有第一信号缺乏第二信号时，T 细胞处于不应答状态，称为无能（anergy）。正常组织及静息 APC 不表达或低表达共刺激分子，缺乏第二信号可使自身反应性 T 细胞处于无能状态，有利于自身免疫耐受维持。

2. T 细胞活化的信号转导　T 细胞活化的信号转导（signal transduction）的本质是蛋白酪氨酸激酶（protein tyrosine kinase，PTK）活化，通过不同途径发挥级联反应激活系列信号分子，最终产生核转录因子调节靶基因转录的过程。PTK 的作用是使酪氨酸残基磷酸化激活，其底物是免疫受体酪氨酸活化基序（ITAM），CD3、CD4/CD8 分子肽链胞质区都具有 ITAM。转录因子为 DNA 结合蛋白，可转入 T 细胞核内，与 T 细胞效应分子基因中启动子和增强子结合。T 细胞效应分子基因包括细胞因子基因、细胞因子受体基因、黏附分子基因等，基因转录活化后，细胞分泌大量细胞因子，与 T 细胞表面受体结合后，进一步活化细胞增殖分化相关基因，细胞有丝分裂，克隆扩增，并向效应细胞分化。因此，细胞因子是 T 细胞活化的主要表现形式，转录因子调控细胞因子分泌，最终影响 T 细胞增殖和分化。

（二）T 细胞的增殖和分化

T 细胞活化信号转导引起细胞因子大量分泌和 T 细胞表面膜分子（如细胞因子受体）大量表达，最终导致 T 细胞行为变化：细胞分裂增殖和细胞分化。参与这一过程最重要的细胞因子及受体是 IL－2 和 IL－2R。IL－2 是 T 细胞自分泌生长因子，转录因子 NFAT 活化后进入核内，结合到 IL－2 基因调控区增强子上，启动 IL－2 基因表达。IL－2R 由 α、β、γ 三条多肽链组成，静止 T 细胞仅表达 β、γ 链，只有 T 细胞被激活后才表达 α 链（CD25），形成高亲和力的 IL－2R。IL－2 与之结合，被活化的 T 细胞迅速进入到细胞周期，通过有丝分裂发生克隆扩增。此外，IL－4、IL－6、IL－7、IL－10、IL－12、IL－15、IL－18、IL－23、IFN－γ 等也发挥重要作用。T 细胞分化与增殖过程并行，抗原性质和细胞因子类型决定着 T 细胞分化为不同功能特性的效应细胞及记忆性 T 细胞。

1. $CD4^+$ T 细胞的增殖分化　初始 $CD4^+$ T（Th0）细胞活化后在细胞因子的调控下发生增殖分化，形成不同的 Th 亚群。目前较为公认的 Th 亚群有：Th1、Th2、Th17、Treg 和 Tfh 亚群，不同细胞因子刺激诱导不同的 Th 亚群分化。IL－12 和 IFN－γ 等促进 Th0 向 Th1 极化，Th1 促进细胞免疫应答；IL－4 等促进 Th0 向 Th2 极化，Th2 促进体液免疫应答。Th1/Th2 细胞分化受各自细胞因子促进和相互抑制，形成了独特的 Th1/Th2 平衡，并同时形成了机体免疫应答的类型和格局。Il－1β（人）、TGF－β（小鼠）、IL－6、IL－23 等共同诱导 Th0 向 Th17 分化，Th17 分泌 IL－17、IL－22，并因 IL－17 而得名，Th17 在炎症反应和自身免疫性疾病发生过程中起到重要作用。调节性 T 细胞（regulatory T cell，Treg）的标志是 $CD4^+CD25^+Foxp3^+$，Treg 还可进一步分为不同类群（nTreg、iTreg），TGF－β1 诱导 Th0 分化为 Treg，Treg 通过分泌细胞因子和细胞接触发挥免疫调节和免疫抑制作用。IL－21 和 IL－6 诱导 Th0 分化为 Tfh，Tfh 迁移到淋巴滤泡辅助 B 细胞产生抗体。部分 Th 分化为记忆性细胞，在再次免疫应答中发挥作用。

2. CD8⁺ T细胞的增殖分化 初始CD8⁺ T细胞活化同样需要双信号，第一信号来自其TCR与抗原肽－MHC－Ⅱ类分子复合物结合，通常提呈抗原肽的是非专职APC（即表达MHC－Ⅰ的靶细胞），此类细胞低表达或不表达共刺激分子，因此CD8⁺ T细胞活化通常需要APC和CD4⁺ T细胞辅助。靶细胞凋亡后，其抗原经APC摄取加工处理为抗原肽，经MHC－Ⅱ和MHC－Ⅰ表达于APC表面，抗原肽－MHC－Ⅱ类分子复合物提呈给CD4⁺T细胞，活化为Th细胞；抗原肽－MHC－Ⅰ类分子提呈给CD8⁺T细胞，活化为CTL前体细胞，活化Th细胞释放细胞因子（提供第二信号）作用于CTL前体细胞，使其增殖分化为效应细胞CTL。CTL活化也可以不依赖Th，如病毒感染DC（此时也是靶细胞），由于DC高表达共刺激分子，直接刺激CD8⁺ T细胞产生IL－2，诱导其增殖分化为CTL。

三、T细胞介导的免疫效应及转归

T细胞介导的免疫应答通过不同效应T细胞亚群的作用，最终清除抗原或靶细胞。

（一）T细胞的应答效应

效应T细胞通过其TCR识别靶细胞表面的pMHC发挥特异性免疫效应，主要针对细胞内感染的病原体（如结核分枝杆菌、伤寒沙门菌等胞内寄生菌、病毒、真菌和某些寄生虫等）感染，并辅助体液免疫应答，参与迟发型超敏反应、移植排斥反应、某些器官特异性自身免疫病的发生和发展，也参与机体抗肿瘤免疫效应。

1. CD4⁺ T细胞的应答效应 在细胞免疫中主要发挥效应的CD4⁺ T细胞是Th1，其通过激活巨噬细胞活性参与细胞免疫应答。其他的CD4⁺ T细胞，如Th2、Th17和Treg通过介导其他免疫过程，如体液免疫、炎症反应和免疫调节也在此过程中发挥一定作用。

（1）Th1的生物学效应 Th1细胞主要通过分泌IL－2、IFN－γ、LT等多种细胞因子形成效应，即动员、募集和激活其他免疫细胞（介导免疫炎症），在机体抗胞内菌感染方面起重要作用。

① Th1细胞对巨噬细胞的作用：Th1细胞表面分子（如CD40L）和分泌的一些细胞因子（其中最重要的是IFN－γ）可使静息巨噬细胞活化，使其吞噬、消化病原体和释放细胞因子能力大大增强。未活化的巨噬细胞吞噬杀菌能力差，但当其被IFN－γ等细胞因子或细菌脂多糖激活后，吞噬溶酶体的各种杀菌酶或蛋白酶的活性增高，产生超氧离子等反应性氧中间产物和一氧化氮等强有力的杀菌物质，可对胞内菌产生强大杀灭作用，同时可产生大量细胞因子和其他炎症介质，介导炎症反应和其他作用。实际上，由于活化的巨噬细胞可高水平表达协同刺激分子和MHC－Ⅱ类分子，增强了抗原提呈效率，这也是一种免疫应答的正反馈调节，有助于应答早期免疫力迅速形成。

② Th1细胞对淋巴细胞的作用：活化的Th1细胞产生IL－2等细胞因子可促进自身及CTL的增殖，从而放大免疫应答。Th1细胞还可辅助B细胞产生IgG等具有调理作用的抗体，进一步增强了巨噬细胞对病原体的调理吞噬作用，同时也对体液免疫起到辅助

作用。

③ Th1 细胞对中性粒细胞的作用：活化的 Th1 细胞通过释放 TNF－α、LT 等细胞因子，活化中性粒细胞，增强其杀伤病原体的作用。

（2）Th2 的生物学效应 Th2 的生物学效应主要体现在对 B 细胞介导的体液免疫应答中，Th2 细胞分泌 IL－4、IL－5、IL－10、IL－13 等细胞因子，辅助 B 细胞活化与产生抗体，IL－4 还可促进 B 细胞合成的抗体向 IgE、IgG1、IgG4 转换。此外，Th2 细胞分泌的 IL－4、IL－5、IL－13 等细胞因子可促进肥大细胞、嗜碱细胞和嗜酸细胞的分化发育，参与超敏反应性炎症反应和抗寄生虫感染。

（3）Th17 的生物学效应 Th17 分泌 IL－17，同时还分泌 IL－21、IL－22 等，主要的生物学效应是介导炎症反应发生。IL－17 刺激多种细胞产生 IL－6、IL－1、TNF－α、GM－CSF、趋化因子等，可募集和激活中性粒细胞至感染部位，介导明显的甚至是剧烈的炎症反应，清除胞外菌和真菌。另外，近年研究显示，Th17 参与超敏反应和自身免疫性疾病的发生发展。

（4）Tfh 的生物学效应 Tfh 分泌 IL－21，表达 CD40L 和 ICOS，能与 B 细胞表面的 CD40 和 ICOSL 结合，辅助 B 细胞在外周淋巴组织活化增殖和分化，促进浆细胞分化和分泌抗体。

2. $CD8^+$ T（CTL）细胞的应答效应 CTL 具有特异性杀伤靶细胞功能，是细胞免疫中的核心效应细胞。其杀伤作用特点：①具有抗原特异性；②杀伤受 MHC－Ⅰ类分子限制；③直接杀伤靶细胞；④可高效、反复连续杀伤多个靶细胞，且在杀伤靶细胞后自身不受损伤。CTL 细胞高表达黏附分子，有利于其接触识别靶细胞，在其表面的 TCR/CD3 分子复合体与靶细胞表面的抗原肽－MHC－Ⅰ类分子复合物紧密结合后，就可特异性诱导靶细胞凋亡（apoptosis）。这些作用特点赋予 CTL 非常重要的生物学效应，即特异性杀伤和清除靶细胞，包括胞内寄生病原生物感染细胞、肿瘤细胞等。

CTL 发挥杀伤机制主要通过三种途径：

（1）穿孔素－颗粒酶途径 穿孔素－颗粒酶途径也称为颗粒胞吐途径，CTL 通过释放穿孔素、颗粒酶等细胞毒性颗粒物质杀伤靶细胞。CTL 与靶细胞紧密结合后，CTL 细胞骨架重排，胞浆内的细胞毒性颗粒转移到接触位置，定向胞吐至靶细胞膜。穿孔素是成孔蛋白，与补体 C9 具有 20% 基因同源性，在 Ca^{2+} 存在下，12～16 个穿孔素分子插入靶细胞膜上，形成穿膜的多聚穿孔素管状通道（分子量可达 1000kDa，内径平均 16nm），这种异常的通道使 Na^+、水分进入靶细胞内，K^+ 及蛋白质从靶细胞内流出，改变细胞渗透压，最终导致细胞溶解。此过程与补体介导的溶细胞过程类似，溶解细胞过程比较迅速。颗粒酶则是一种丝氨酸蛋白酶，通过穿孔素作用介导进入靶细胞内，水解细胞内多种生理底物，导致靶细胞死亡。

（2）Fas/FasL 途径 活化的 CTL 细胞大量表达 FasL，FasL 和靶细胞表面的 Fas 分子结合，通过 Fas 分子胞内段的死亡结构域（death domain，DD），引起凋亡酶级联反应，激活内源 DNA 内切酶等，最终导致细胞结构损毁而使细胞凋亡。

（3）TNF/TNFR 途径 活化的 CTL 细胞分泌大量 TNF－α，与靶细胞表面的 TNFR1 结合，TNFR1 与 Fas 同属死亡受体（TNFR/NGFR）超家族成员，其作用与 Fas/FasL 途径类似，通过 TNFR1 胞内段的死亡结构域，引起靶细胞凋亡。

表 9－1 不同效应 T 细胞亚群及其效应分子

T 细胞亚群	CD4⁺ Th1	CD4⁺ Th2	CD4⁺ Th17	CD4⁺ Tfh	CD8⁺ CTL
诱导分化的关键细胞因子	IL－12、IFN－γ	IL－4	IL－1β（人）、TGF－β（小鼠）、IL－6、IL－23	IL－21、IL－6	IL－2、IL－6
产生的细胞因子或效应分子	IFN－γ、LTα、TNF－α、IL－2、IL－3、GM－CSF	IL－4、IL－5、IL－10、IL－13、GM－CSF	IL－17	IL－21、IL－4、IFN－γ	IFN－γ、TNF－α、LTα、穿孔素、颗粒酶、FasL
免疫效应	参与和辅助细胞免疫，清除胞内感染病原体，介导Ⅳ型超敏反应	辅助体液免疫，参与抗寄生虫免疫，参与哮喘等超敏反应	参与固有免疫抗细菌、真菌和病毒，参与炎症反应和自身免疫性疾病发生	辅助体液免疫，参与自身免疫性疾病发生	参与细胞免疫，抗病毒感染和肿瘤发生，介导Ⅳ型超敏反应

（二）活化 T 细胞的转归

T 细胞介导的细胞免疫的主要效应细胞是 CD4⁺ Th1 和 CD8⁺ CTL，通过其各自效应最终杀伤靶细胞，清除抗原，在抗胞内感染、抗肿瘤免疫中发挥重要作用。当抗原被清除以后，T 细胞免疫应答的结局与转归是：一方面 T 细胞应答水平下降，恢复到静息或自身稳定状态；另一方面是在 T 细胞增殖分化阶段产生的记忆性 T 细胞则以长寿、功能静息的状态长久继续存活，以介导和加强再次免疫应答。

1. T 细胞应答水平下降 效应 T 细胞通过活化诱导的细胞死亡（activation induced cell death，AICD）、细胞因子撤退（cytokine withdrawal）和 T 细胞耗竭（T cell exhaustion）三种机制降低应答水平。AICD 是一种细胞凋亡形式，抗原结合 TCR 信号转导同时能诱导 T 细胞中促凋亡基因 FasL 和 TNFR1 的转录，致使活化的 T 细胞高水平表达 FasL、TNFR1，免疫应答过程中邻近细胞产生的 Fas、TNF－α 与之结合，诱导效应 T 细胞凋亡。当抗原逐渐被清除，对 APC 刺激逐渐减少，APC 分泌的细胞因子也渐渐减少，该过程就是细胞因子撤退，T 细胞活化将不能维持，而且当细胞因子不能与 T 细胞表面细胞因子受体结合时，这种"生存信号"的缺乏也可导致 T 细胞凋亡基因表达。AICD 和细胞因子撤退可有效清除外周抗原特异性 T 细胞克隆，此过程即 T 细胞耗竭。上述三种机制保证了在清除完抗原后，T 细胞应答水平下降并恢复到静息状态，可视作机体控制免疫应答水平的负调节机制。但有时如果抗原持续暴露，活化的 T 细胞克隆代谢性耗竭，可导致记忆 T 细胞消失，不能形成免疫记忆。

2. Treg 的免疫抑制作用 Treg 通常在免疫应答的晚期被诱导产生，主要生物学效应是与其他效应 T 细胞接触或产生 TGF－β 和 IL－10 等免疫抑制因子抑制其他效应 T 细胞活性，调控炎症反应程度和防止自身免疫性疾病发生。

（三）记忆 T 细胞的形成和效应

当抗原进入机体 1～2 周后，T 细胞增殖到达高峰，随着抗原逐渐被清除，抗原特异性效应 T 细胞凋亡，5% ~10% 细胞作为记忆 T 细胞长期存活。记忆 T 细胞的形成机制和具体过程至今尚未完全揭示，但其形成的免疫记忆是适应性免疫应答的重要特征之一。

记忆 T 细胞在功能上与初始 T 细胞类似，处于一种休眠状态，但其分布却不局限于二级淋巴组织中。记忆 T 细胞的活化要求较初始 T 细胞低很多，所需抗原浓度、刺激信号强度更弱，转导时间更短。记忆 Th 弥散分布于更为广泛的解剖部位，能对几乎所有外周组织的专职 APC 提呈的 pMHC 产生应答；类似的，记忆 Tc 能对分布于机体任何部位的被感染靶细胞产生应答，其活化也不需要 Th 辅助。记忆 T 细胞活化和分化基本遵循其初始 T 细胞的分化途径，但一经活化，其增殖速度更快，增殖时间更长，产生的效应与其初始 T 细胞相同，以便快速清除抗原，但活化的记忆 T 细胞能否产生新一代记忆细胞和效应细胞还不清楚。

第二节　B 淋巴细胞介导的体液免疫应答

外来抗原进入机体后诱导抗原特异性 B 细胞活化增殖，并最终产生特异性抗体发挥生物学效应的过程称为适应性体液免疫应答。成熟 B 细胞离开骨髓进入外周免疫器官，如未遭遇相应抗原即在数周内死亡；若遭遇相应抗原，即通过 BCR 与之结合，进而活化增殖分化为浆细胞，产生抗体，发挥免疫效应。适应性体液免疫应答也可分为抗原识别、细胞活化增殖和应答效应三个连续的阶段。虽然适应性体液免疫应答中 B 细胞作为免疫应答过程的核心，但此过程离不开 T 细胞免疫应答的帮助，而且是与固有免疫应答相互协调发挥作用。B 细胞介导的免疫应答根据抗原不同分为对 T 细胞依赖抗原（TD - Ag）免疫应答和对 T 细胞非依赖抗原（TI - Ag）的免疫应答。需要特别说明的是，B 细胞可分为 B1 和 B2 亚群（详见第二章），本节中所指执行特异性体液免疫应答的是 B2 亚群，但除非特别说明，直接称其为 B 细胞。

一、B 细胞对 TD 抗原的免疫应答

（一）B 细胞对 TD 抗原的识别

B 细胞介导的体液免疫应答是以 B 细胞受体（BCR）识别特异性抗原开始的。与 T 细胞识别抗原的机制不同，BCR 能够识别包括蛋白质、多糖、脂类等多种类的抗原，在此过程中不需要抗原提呈细胞的参与，且不受 MHC 的影响；抗原空间构象的不同会影响 BCR 与之结合并识别的特异性。在 B 细胞抗原识别过程中，BCR 特异性结合抗原，产生 B 细胞活化的第一信号；而后，B 细胞内化其 BCR 结合的抗原，对抗原进行加工，形成抗原肽 - MHC - Ⅱ类分子复合物（peptide - MHC - II complex，pMHC），并将其提呈给抗原特异性 Th 识别，Th 活化后通过表达 CD40L 与 B 细胞表面的 CD40 结合提供 B 细胞活化的第二信号。

（二）B 细胞的活化

与 T 细胞活化相似，B 细胞的活化也需要双信号，活化后信号转导途径也与 T 细胞

相似。

1. B 细胞活化的第一信号 BCR 与抗原表位特异性结合启动第一信号，这是特异性的抗原刺激信号。BCR 胞浆区短，无信号转导功能，主要依赖 BCR－Igα/Igβ 复合物中的 Igα 和 Igβ 转导信号，Igα/Igβ 与 TCR 的 CD3 相似，胞浆区有 ITAM 基序，BCR 识别并结合抗原后发生交联，激活 Lyn、Blk 或 Fyn 等蛋白酪氨酸激酶，使 Igα/Igβ 胞浆区 ITAM 磷酸化，启动的级联信号转导过程，最后经 PKC、MAPK 及钙调蛋白三条途径激活转录因子（NF－κB、AP－1 和 NFAT 等）调控 B 细胞的激活过程。在成熟 B 细胞表面，CD19 与 CD21、CD81、CD225 以非共价键形式结合，形成 B 细胞活化共受体复合物，其存在能显著降低 B 细胞活化所需阈值，提高 B 细胞对抗原刺激的敏感性。

2. B 细胞活化的第二信号 $CD4^+$ Th 细胞和 B 细胞表面的多种黏附分子对的相互作用提供 B 细胞活化的第二信号（也称为共刺激信号），其中最重要的是 CD40－CD40L（CD154）。CD40 表达于 B 细胞、单核细胞和 DC 表面，CD40L 通常表达于活化的 $CD4^+$ T 细胞表面，CD40－CD40L 结合相互作用，向 B 细胞内传递活化第二信号。

3. 体液免疫应答中 T、B 细胞的相互作用 B 细胞对 TD 抗原的应答，需要 Th 细胞的辅助。BCR 识别并结合抗原（B 细胞活化第一信号形成），抗原即被 B 细胞内化，在 B 细胞内经加工处理后与 MHC－Ⅱ类分子形成复合物（B 细胞也是 APC）。B 细胞将 pMHC－Ⅱ复合物提呈给 Th 细胞的 TCR，产生 T 细胞活化的第一信号。同时 B 细胞表达 B7 分子，与 Th 细胞表面的 CD28 结合，提供 T 细胞活化的第二信号。Th 细胞活化后表达 CD40L，与 B 细胞表面的 CD40 结合，产生 B 细胞活化的第二信号（见图 9－5）。

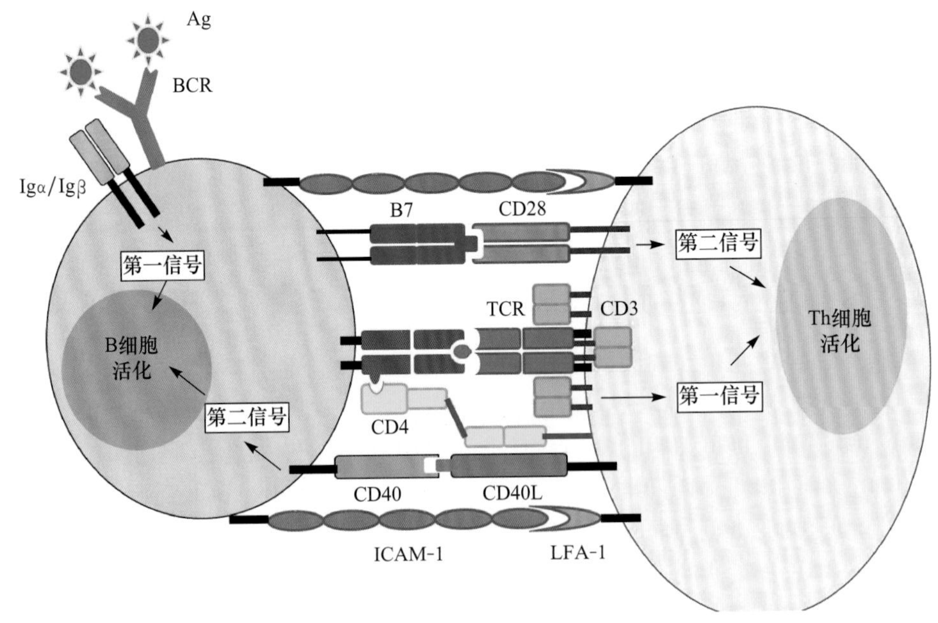

图 9－5 B 细胞与 Th 细胞的相互作用

除为 B 细胞活化提供必需的第二信号，Th 细胞分泌的多种细胞因子（如 IL－4 等）促进 B 细胞的进一步分化抗体类别转换和记忆性 B 细胞的形成，发挥极为重要的作用。如果活化的第二信号缺失，B 细胞将不能够被活化而进入免疫无能状态。

（三）B 细胞的增殖分化

B 细胞在接受了来自抗原持续的刺激和来自 Th 细胞的第二活化信号后进入细胞增殖阶段，随后这些细胞将会分化为能够分泌产生抗体的浆细胞和记忆 B 细胞。除了 Th 细胞和 B 细胞间在活化时进行直接接触外，Th 细胞分泌的细胞因子（如 IL－4，IL－21）也会对 B 细胞的活化、增殖、分化以及最终产生抗体的类别产生影响。经抗原刺激后活化的 B 细胞进入淋巴小结进一步分化、增殖，淋巴小结发展成为生发中心。生发中心中除了大量的 B 细胞外，还存在有少量的抗原特异性 T 细胞以及滤泡树突细胞（FDC）。FDC 通过捕获抗原或抗原抗体复合物为生发中心的 B 细胞提供持续的刺激，而抗原特异性的 Th 细胞以及其所分泌的细胞因子为 B 细胞进一步的成熟分化提供合适的微环境。生发中心中绝大多数 B 细胞发生凋亡，部分 B 细胞在 Th 细胞辅助下继续分化发育，最终形成浆细胞和记忆 B 细胞。作为体液免疫的主要效应物质，抗体分子亲和力成熟及类别转换是 B 细胞增殖分化过程中的关键事件。

1. 抗体生成的理论 人们观察到抗原刺激机体后会产生抗体已有一百多年的历史，但对于抗体产生的机制曾有过多种理论和假说，到目前为止普遍接受的抗体生成理论是克隆选择学说。克隆选择学说认为：一个淋巴细胞的表面受体对应于一个特定的抗原，体内淋巴细胞的群体是这些不同淋巴细胞随机的集合。当某一淋巴细胞上的受体识别了一个特定的抗原之后，这一淋巴细胞将会被活化，也就是说在淋巴细胞暴露于此抗原之前已经决定了这个受体的特异性。而特异的受体与相应的抗原结合后活化细胞，引起细胞增殖，其后产生的子代细胞与母代细胞具有相同的免疫特异性。这些细胞克隆扩增成熟后产生的浆细胞可分泌具有抗原特异性相同的抗体，少数抗原特异性 B 细胞可分化成为可长期存活的记忆 B 细胞。

2. 抗体分子的亲和力成熟 当抗原初次引发体液免疫应答时，表达有不同亲和力 BCR 的 B 细胞受刺激而被激活，从而产生亲和力不一的抗体，在这其中低亲和力抗体占主要部分。当再次免疫应答或抗原持续地刺激后产生的 IgG 或 IgA 抗体的亲和力逐渐升高，这一过程称为抗体的亲和力成熟。

发生抗体亲和力成熟的原因是由于编码抗体Ⅴ区基因的突变。正常人细胞突变的概率大约为 $1/10^7 \sim 1/10^{10}$，而抗体Ⅴ区基因大约每 1000bp 就有一对发生突变。抗体Ⅴ区基因突变导致所产生的抗体可变区氨基酸序列发生改变，由此产生的抗体对抗原的亲和力有可能增加，也有可能降低。这些能够产生较高亲和力抗体的 B 细胞在与低浓度抗原结合时仍然能够进一步活化；随着对于外来抗原的逐渐清除，那些突变 B 细胞克隆中表达低亲和力 BCR 的 B 细胞由于不能有效识别和结合抗原的 B 细胞发生凋亡，剩余的 B 细胞都是能够产生高效亲和力抗体的 B 细胞。

3. 抗体分子的类别转换 当初始 B 细胞被活化后，在早期阶段它主要产生 IgM 抗体和微量的 IgD 抗体。IgD 抗体在免疫防御功能中发挥哪些功能尚不明确。随着 B 细胞的进一步成熟，在细胞因子的作用下，B 细胞可以产生 IgG、IgA 或者 IgE 抗体，这一过程称作抗体分子的类别转换。不同类别的 Ig 其Ⅴ区相同，即具有相同的抗原特异性，仅仅是其类别的不同。如果促进类别转换的细胞因子或 Th 细胞等因素的缺失，不能为类别转换提供适当的信号，体内抗体会含量过高（IgM）或过低（IgG、IgA），抗感染机制将发生严重障碍，这是原发性免疫缺陷病的发病机制之一。

4. 浆细胞的生成和效应 B 细胞成熟的终末细胞主要是浆细胞，又称为抗体形成细胞（antibody forming cell，AFC）。浆细胞表面 BCR 较少，没有分裂和增殖能力，不能与抗原结合，也不能与 Th 细胞相互作用，不参与抗原提呈，但它代谢活跃，能够大量分泌抗体，每秒钟可生产约 2000 个抗体分子。作为这种高速运转的“抗体工厂”的代价，浆细胞在生发中心只能生存数天，大部分浆细胞将从生发中心迁入骨髓。

5. 记忆 B 细胞的生成和效应 生发中心存活的 B 细胞除分化发育为浆细胞外，另一些成为记忆 B 细胞（memory B cell，Bm）。Bm 形态上类似于静息 B 细胞，但表达多种表面标志，并且寿命较长。它通常定居于抗原下次可能出现的部位。例如，抗原初次进入淋巴结后，机体产生的 Bm 定居于淋巴滤泡被膜区，当抗原二次进入淋巴结，Bm 快速反应清除抗原；脾脏中形成的 Bm 聚集在脾脏边缘地带，主要负责清除血源性抗原；皮肤黏膜相关淋巴组织中的 Bm 则负责参与局部黏膜的再次免疫。

当 Bm 再次与同一抗原相遇可迅速活化，产生大量特异性抗体，其反应较静息 B 细胞更为迅速和强烈的原因主要包括：①Bm 大量表达黏附分子，更容易通过淋巴细胞归巢机制迁移到淋巴结初级淋巴滤泡；②Bm 经历过抗体亲和力成熟，更容易受抗原刺激发生应答；③无需 DC 活化静息 T 细胞形成 Th 这一过程，Bm 可直接作为 APC 与 Th 相互作用而被快速活化；④Bm 能迅速上调共刺激分子表达，更快获得 Th 提供的第二信号；⑤活化的 Bm 分化的第二代浆细胞产生亲和力更高的抗体。

一般认为 Bm 为长寿细胞，但其长寿的原因以及针对不同抗原形成的 Bm 寿命不同的原因尚不清楚。有免疫学家提出的“潜能减少假说”认为，每经历一轮抗原刺激，Bm 更易分化为浆细胞（短寿），而新形成的 Bm 则越来越少，这意味着机体终将在某次遭遇抗原后不再唤起 Bm 的活化，因此免疫记忆是有限的。

（四）B 细胞体液免疫的效应

B 细胞的抗原清除效应主要通过其分泌的抗体体现。B 细胞增殖分化为浆细胞后，浆细胞大量分泌抗体，不同类型的抗体通过不同的生物学效应清除抗原。抗体的生物学作用包括：中和作用、活化补体发挥效应（主要是经典途径）调理作用、抗体依赖的细胞介导的细胞毒作用（ADCC）等。另外，在特定条件下，抗体所参与的免疫应答会转而攻击宿主的组织器官，造成病理损伤。

二、B 细胞对 TI 抗原的免疫应答

胸腺非依赖性抗原（TI－Ag）如细菌多糖、多聚蛋白质和脂多糖等，无需 Th 细胞辅助激活初始 B 细胞诱导抗体产生。根据激活 B 细胞方式的不同，可将 TI 抗原分为 TI－1 抗原和 TI－2 抗原。

（一）B 细胞对 TI－1 抗原的免疫应答

TI－1 抗原主要是菌体胞壁成分，如脂多糖（LPS）等。TI－1 抗原通过 LPS 受体与 BCR 相结合，诱导 B 细胞的增殖和分化而产生抗体（见图 9－6）。此外，TI－1 抗原

还可以通过丝裂原成分与 B 细胞上的丝裂原受体结合，引起 B 细胞的增殖和分化，因此 TI－1 抗原又被称为 B 细胞丝裂原。成熟或不成熟的 B 细胞都可被 TI－1 抗原诱导产生低亲和力的 IgM。高浓度 TI－1 抗原与 B 细胞表面丝裂原受体结合，非特异性激活多克隆 B 细胞；低浓度 TI－1 抗原与 BCR 结合，特异性激活 B 细胞。此过程无需 Th 细胞辅助，在感染早期抗原浓度低时就能发生应答，因此在抗感染免疫中发挥较为重要的作用。但 TI－1 抗原不能诱导 Ig 类别转换、抗体亲和力成熟和记忆性 B 细胞形成。

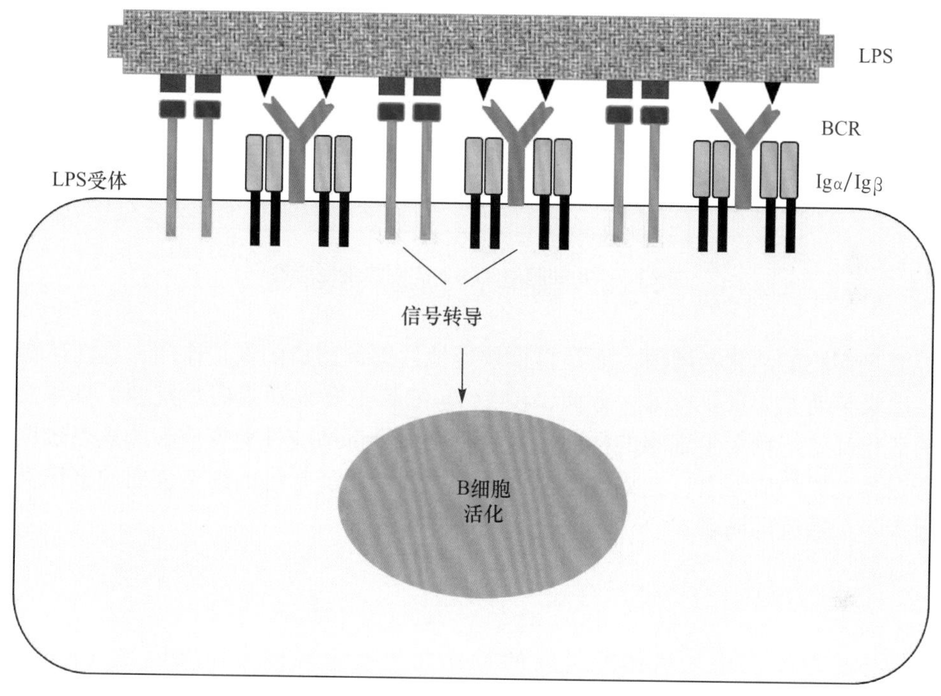

图 9－6　B 细胞对 TI－1 抗原的免疫应答

（二）B 细胞对 TI－2 抗原的免疫应答

TI－2 抗原主要包括细菌荚膜多糖等成分，这类抗原具有高度重复的表位结构，当这一高度重复的表位与多个 BCR 分子交联结合时就可以活化成熟的 B－1 细胞（见图 9－7）。由于 B－1 细胞至 5 岁左右才发育成熟，所以婴幼儿易感染含有 TI－2 抗原的病原体。合适的表位密度对于 B 细胞活化极为重要，密度过低 BCR 交联不足，B 细胞不能被有效激活，密度过高使 BCR 过度交联可导致 B 细胞无应答或无能。针对 TI－2 抗原的应答也主要产生 IgM 型抗体，不发生 Ig 类别转换和记忆性 B 细胞形成。但有证据显示，Th 的辅助能增强对 TI－2 抗原的应答并可诱导 Ig 类别转换，可能与 Th 释放的细胞因子有关，但作用仍待进一步揭示。TI－2 抗原激活 B－1 细胞后产生的抗体可发挥调理作用，促进吞噬细胞对病原体的吞噬作用，因此在抗感染免疫中也较为重要。

机体内 B 细胞对于 TI 抗原的识别因不需要 Th 细胞的帮助使得面对某些感染威胁时

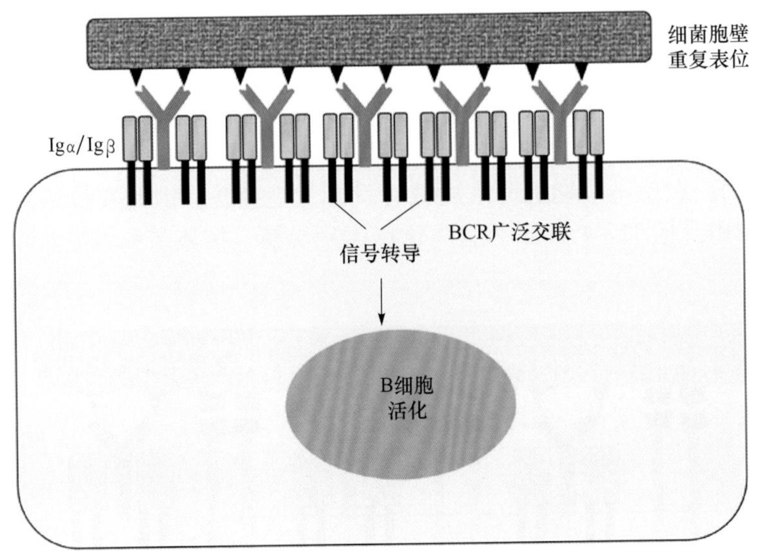

图9－7 B细胞对TI－2抗原的免疫应答

不必等待T细胞的活化与增值，而是直接快速地发挥抗感染的保护作用，这在防御胞外病原体感染早期尤为重要；另一方面，由于Th细胞主要识别蛋白类抗原，如果全部B细胞的活化都要依赖于T细胞的帮助，这就将使得全部适应性免疫应答的焦点过度集中在对蛋白类抗原的应答上，这将使得特别是在腹腔和肠道常见的细菌表面的多糖类和脂质抗原得不到适度的防御。

三、体液免疫应答抗体产生的一般规律

病原体抗原初次进入机体所引发的特异性免疫应答称为初次应答（primary response）。初次应答末期，随着抗原的逐步被清除，多数效应T细胞和浆细胞死亡，抗体浓度下降，但与此同时，在应答过程中形成的记忆性T细胞和记忆性B细胞得以长久保存（其寿命长久），但相同抗原再次刺激机体，记忆性淋巴细胞（Tm/Bm）引发的更为迅速高效的特异性免疫应答，称为再次应答（secondary response）（见图9－8）。

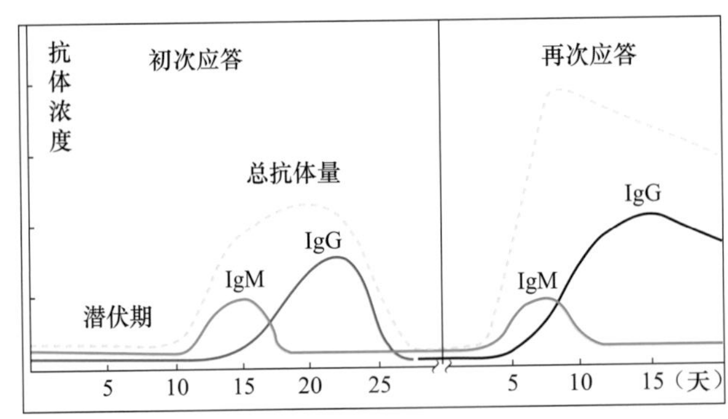

图9－8 体液免疫应答抗体产生的一般规律

（一）初次应答

初次应答的特点为初始细胞活化的阈值较高，对双信号的要求较为严格，只有树突状细胞才能活化初始 T 细胞等；细胞活化、增殖、分化的时间较长；抗体（效应 T 细胞）的形成水平较低，亲和力较低，维持时间较短。这一过程可根据产生的时间顺序分为四个阶段。

1. 潜伏期 从机体接受抗原刺激到可在血清中检测出针对此抗原的特异性抗体的阶段。潜伏期的长短多数情况下从几天到几周不等。抗原的性质、剂量、进入机体的途径、是否同时应用佐剂，以及宿主的生理状态都可影响潜伏期的长短。

2. 对数增长期 在潜伏期之后，机体内相应特异性抗体呈现相对较快的增长阶段；其中 IgM 首先出现，并先于 IgG 达到较高水平；随后 IgG 呈现出快速增长。

3. 平台期 当机体内抗体的产生与在同一时间被降解或被清除达到一个相对较高水平的平衡状态就进入了平台期。抗体在这一水平会维持相对稳定的较高浓度；与其相对应的生物学效应也会在宿主体内有所体现，比如在这一时期遭受感染的宿主的临床指症可能会有所改善等。达到平台期所需的时间和平台期的长短主要取决于抗原的性质和宿主的免疫学状态，平台期可从数天到数周不等。

4. 下降期 随着时间的推移，体内外来抗原被逐渐清除，免疫应答强度相对减弱，产生的特异性抗体的数量逐渐减少，而被降解和与抗原结合被清除的抗体逐渐增加，血清中的抗体浓度进一步下降。在几周或几个月后针对这一特定抗原的抗体会逐渐恢复到接近遇到这一特定抗原前的水平。

（二）再次应答

再次应答特点与初次应答明显不同。表现为记忆细胞活化的阈值较低，对协同刺激信号的要求并不严格，除树突状细胞外的其他抗原呈递细胞也能活化记忆 T 细胞等；记忆细胞活化、增殖、分化迅速；抗体（效应 T 细胞）的再次免疫应答效应水平较高，亲和力高，维持时间较长（见表 9－2）。

表 9－2 初次免疫和再次免疫应答特性的比较

特　性	初次免疫	再次免疫
所需抗原量	高	低
抗体产生的诱导期	长	短
高峰浓度	低	高
维持时间	短	长
Ig 类别	主要为 IgM	IgG、IgA 等
亲和力	低	高
特异性	低	高

再次应答过程较初次应答有显著的不同。①潜伏期较初次应答短；②对数期抗体浓度增加较快；③平台期抗体浓度较初次应答高，维持时间长；④高抗体水平下降缓慢。

初次应答与再次应答的这种差异，以体内特异性抗体的变化最为显著，故又称为抗体产生的一般规律。这一规律对临床开展免疫诊断、免疫预防具指导意义。

小结

适应性免疫应答是通过 TCR/BCR 识别抗原后，T、B 淋巴细胞活化、增殖、分化形成效应产物并清除抗原的过程。通常可将适应性免疫应答人为分为抗原识别、细胞活化增殖和应答效应三个连续的阶段；而根据介导细胞的不同，可将适应性免疫分为 T 淋巴细胞介导的细胞免疫应答和 B 淋巴细胞介导的体液免疫应答。

T 细胞识别 APC 的结构基础称为免疫突触，外源性抗原主要通过抗原肽 - MHC - Ⅱ类分子途径被加工处理提呈给 $CD4^+$ T 细胞；内源性抗原主要通过 MHC - Ⅰ类分子途径被加工处理提呈给 $CD8^+$ T 细胞。初始 T 细胞活化需要双信号。TCR 与抗原肽结合为 T 细胞活化提供第一信号；由 APC 表面的共刺激分子与 T 细胞表面的相应配体结合，形成 T 细胞活化的第二信号。初始 $CD4^+$ T 细胞（Th0）增殖分化形成不同的 Th 亚群，产生不同效应。细胞免疫的主要效应细胞是 $CD4^+$ Th1 和 $CD8^+$ CTL。经过应答，靶细胞得以清除，并形成记忆性 T 细胞以介导和加强再次免疫应答。

B 细胞介导的免疫称为体液免疫应答，分为对 TD - Ag 和 TI - Ag 的应答。在对 TD - Ag 应答中，BCR 识别抗原产生 B 细胞活化第一信号，Th 与 B 细胞相互作用（CD40/CD40L）提供第二活化信号，B 细胞增殖分化最终分化为成熟的浆细胞，大量分泌抗体，通过抗体的生物学效应清除抗原，同时形成记忆性 B 细胞。B 细胞对 TI - Ag 的应答一般不需要 Th 辅助。

记忆 T 细胞的结局

记忆 T 细胞能存活数月至数年，其寿命大大超过初始和效应 T 细胞，但记忆 T 细胞能否永远保护机体尚无确定证据。体外研究表明，来自某个克隆的记忆 T 细胞只能被刺激多次，随后这些细胞不能对抗原进行增殖和应答。在机体内，年老伴随着的胸腺生理性萎缩和功能退化，初始 T 细胞产生逐渐减少，新记忆 T 细胞形成必然减少，这也是对老年阶段免疫功能降低，对病原体更为易感的一种解释。

脂筏在 BCR 信号转导过程中的作用

脂筏（lipid rafts）是细胞膜上富含胆固醇和鞘磷脂的微结构域，大小约 70nm 左右，是一种动态结构。由于鞘磷脂具有较长的饱和脂肪酸链，分子间的作用力较强而结构致密，如同蛋白质停泊的平台，与跨膜信号转导关系密切。B细胞未被活化时其膜上的脂筏内仅有少量BCR，识别抗原后大量BCR复合物进入脂筏，其他参与B细胞信号转导的磷酸激酶和接头蛋白等也被募集到脂筏，这样就容易发生分子间相互作用以介导信号转导。

第十章　免疫耐受与免疫调节

生理情况下，机体免疫系统对外来抗原刺激可产生一系列免疫应答以清除抗原，维持机体的生理平衡和稳定，但对体内组织细胞和分子却表现为“免疫无应答”，从而避免自身免疫病的发生。机体免疫系统对特定抗原的“免疫无应答”状态称为免疫耐受（immunological tolerance）。引起免疫耐受形成的特定抗原称为耐受原（tolerogen）。免疫耐受具有高度特异性，即只对某种特定的抗原不应答，对其他抗原仍能产生免疫应答。因此，免疫耐受不同于免疫抑制或免疫缺陷所致的非特异性低应答或无应答状态。

免疫调节是一个由多种因素参与、十分复杂的生理性反馈过程，本章主要讨论对免疫应答反应类型及其强度的调节。

第一节　免疫耐受

1945 年 Owen 观察到异卵双胎小牛，由于胎盘血管相互融合，血液自由交流，出生后，两头小牛体内均存在两种不同血型的红细胞，构成红细胞镶嵌体（chimeras）。将一头小牛的皮肤移植给其孪生小牛，也不产生排斥，但不能接受其他无关小牛的皮肤移植。根据这一现象从而提出了免疫耐受的概念。

一、诱导免疫耐受形成的条件

抗原进入机体，通常情况下主要刺激机体产生免疫应答，在某些特殊情况下才可诱导免疫耐受。同一抗原物质既可以是耐受原，也可以是免疫原，主要取决于抗原的理化性质、结构、剂量、进入途径、机体遗传背景和生理状态等因素。

（一）机体因素

1. 免疫系统发育不成熟时，接受抗原刺激易形成免疫耐受　抗原刺激机体发生免疫应答趋向与免疫细胞的成熟程度有关。一般情况下，抗原刺激成熟的 T、B 细胞，多诱导其活化激发正免疫应答；刺激不成熟的 T 细胞、B 细胞，多诱导其凋亡形成免疫耐受。许多实验证实，在免疫系统发育不成熟的胚胎期或某些动物的新生期（如鼠类），接受抗原刺激可以诱导免疫耐受，给成年动物胸腺内注射抗原也易诱导免疫耐受。

2. 机体免疫功能被抑制时，接受抗原刺激可以形成免疫耐受　在给成年动物进行同种异体器官移植时，如果同时或预先注射免疫抑制剂（如环磷酰胺等），即使在移植后不用免疫抑制剂，移植物存活期也会得到显著延长，即诱导了一定程度的免疫耐受。

3. 动物种属与品系的遗传差异　不同种属动物对抗原的免疫应答存在着一定差异。各种动物在胚胎期接受抗原刺激均能形成免疫耐受。鼠类动物（如仓鼠、大鼠、小鼠等）在新生期也可诱导免疫耐受；有蹄类动物（如牛、马等）在新生期则很难诱导免疫耐受。同种动物不同个体间也存在着差异。实验证实：不同品系小鼠对抗原免疫耐受的诱导与维持，存在着显著不同。例如：好发自身免疫病品系的（NZB × NZW）F1 小鼠较难诱导耐受，即使诱导了耐受，耐受的维持时间也较短。

4. T 细胞与 B 细胞诱导免疫耐受的差异　T 细胞和 B 细胞对抗原诱导免疫耐受的条件及维持时间存在着显著不同。过低抗原剂量刺激易于诱导 T 细胞耐受，过高抗原剂量刺激易于诱导 T 细胞和 B 细胞同时耐受。一旦形成耐受，T 细胞维持耐受的时间较长，可达数月；而 B 细胞的耐受维持时间较短，仅为几周。

（二）抗原因素

1. 抗原的性质　抗原的性质不同，刺激机体免疫应答趋向也不同。一般来说，可溶性抗原比颗粒性抗原较易诱导耐受，在可溶性抗原中单体分子比多聚体分子更易诱导耐受。抗原分子量越小，耐受原性越强，相反则免疫原性越强。例如多聚鞭毛素（分子量 104kD）、单体鞭毛素（分子量 40kD）及由单体鞭毛素提取的成分 A（分子量 18kD）三者的耐受原性依次递增，而免疫原性依次递减。

2. 抗原结构　抗原分子的某些结构通过刺激外周效应 Treg 细胞或者活化 Th 细胞，决定着机体免疫应答的趋向。例如用 HEL 注射诱导的 H－2^b 小鼠免疫耐受实验证实：HEL 的 N 端氨基酸残基序列构成的表位能诱导 Treg 细胞活化，而其 C 端氨基酸残基序列构成的表位则诱导 Th 细胞活化。用天然 HEL 免疫，因 Treg 细胞活化而导致免疫耐受。如果去除 HEL 的 N 端的 3 个氨基酸，即去除了 Treg 细胞的识别表位，则使 Th 细胞活化产生免疫应答。

3. 抗原剂量　诱导免疫耐受的抗原剂量随抗原的种类、性质，以及接种动物的种属、品系、年龄及其参与的免疫细胞不同而有所差异。一般说来，抗原剂量越大所诱导的免疫耐受越完全和持久。但过低剂量的抗原刺激，也易诱导耐受。例如分别给小鼠注射低剂量（10^{-8}M）和高剂量（10^{-5}M）的牛血清白蛋白（BSA）后，均诱导了免疫耐受，而注射中剂量（10^{-7}M）BSA 则引起了良好的免疫应答。抗原剂量过高，可诱导 T 细胞和 B 细胞同时耐受，称为高带耐受（high－zone tolerance）；抗原剂量过低，主要诱导 T 细胞耐受，称为低带耐受（low－zone tolerance）。

4. 抗原给入途径　一般地说，经静脉给入抗原较易诱导免疫耐受，腹腔次之，皮下和肌肉注射较难。但不同部位静脉注射引起的后果也不相同，例如人白蛋白（HGG）经颈静脉注入引起免疫应答，经肠系膜静脉注入引起免疫耐受。

经黏膜表面给入抗原，如口服抗原可刺激局部产生分泌型 IgA，引起局部黏膜免疫。但易诱导全身免疫耐受，把这种现象称为“耐受分离”（split tolerance）。例如小鼠的实验性变态反应性脑脊髓炎（EAE）模型，是由 Th1 细胞和 CTL 细胞介导的对自身碱性髓鞘蛋白（MBP）的细胞免疫应答，致使靶细胞损伤。若给其口服 MBP 则能缓解 EAE。也就是说，口服抗原在某些情况下，可以逆转免疫应答的应答趋向，使已有正免疫应答转为免疫耐受。这对自身免疫性疾病的治疗具有重要指导性意义。

另外，最近有临床报道发现：在不同遗传背景的夫妻间进行组织器官移植，却出现了如同单卵双生兄弟姐妹间组织器官移植相近的不排斥现象。这可能是由于夫妻间长期密切接触，尤其是在性交过程中，通过生殖器黏膜彼此抗原刺激，诱导了免疫耐受所致。这为临床组织器官异体移植领域提供了新的思路和途径。

二、免疫耐受的形成机制

免疫耐受分为中枢耐受（central tolerance）和外周耐受（peripheral tolerance）。中枢耐受是指抗原刺激中枢免疫器官处于发育过程中的 T、B 细胞，所诱导的免疫耐受；外周耐受则是指在某些特殊情况下抗原刺激外周 T、B 细胞，未能激发其活化，而形成的免疫耐受。二者发生的诱因及形成机制有所不同。

（一）中枢耐受

中枢免疫器官内处于发育阶段不成熟的 T、B 细胞，接受抗原刺激，通常诱导免疫耐受。

1. 胸腺内诱导 T 细胞免疫耐受机制 胸腺内表达自身抗原肽 - MHC - Ⅰ分子复合物的胸腺基质细胞和表达抗原肽 - MHC - Ⅱ分子复合物的树突状细胞（DC）与巨噬细胞（MΦ）在诱导 T 细胞耐受中，发挥重要作用。

（1）胸腺内 $CD4^+CD25^+$ Treg 细胞诱导活化 在外周摄取、处理抗原，表达抗原肽 - MHC - Ⅱ类分子复合物的 DC 和 MΦ，迁移至胸腺，与 $CD4^+CD25^+$ Treg 细胞的 TCR 结合，诱导其分化、活化。活化 Treg 细胞通过与 $CD4^+CD25^-$ Th 细胞直接接触和释放抑制性细胞因子，抑制 Th 细胞增殖活性，导致克隆删除（clonal deletion），诱导 Th 细胞的免疫耐受。Treg 细胞在胸腺活化后，迁移至外周，对诱导和维持免疫耐受具有重要意义。

（2）T 细胞克隆流产学说 在胸腺中处于发育阶段的不成熟 T 细胞（除 Treg 细胞外），接受抗原刺激，引发细胞程序性死亡，导致克隆流产。①表达自身抗原肽 - MHC - Ⅰ类分子复合物的胸腺基质细胞，与 $CD8^+$ T 细胞的 TCR 高亲和力结合，诱导针对自身抗原的 $CD8^+$ T 细胞克隆凋亡；②由外周迁移至胸腺内表达抗原肽 - MHC - Ⅱ类分子复合物的 DC 和 MΦ，与 $CD4^+CD25^-$ Th 细胞的 TCR 高亲和力结合，诱导 $CD4^+CD25^-$ Th 细胞克隆凋亡。事实上，机体内也存在着少数针对自身抗原的 T 细胞。但这些自身抗原反应性 T 细胞进入外周后，通常不能活化。这可能与在胸腺内由自身抗原诱导活化的 Treg 细胞进入外周，对自身抗原反应性 T 细胞的抑制作用有关。

2. 骨髓内诱导 B 细胞免疫耐受机制 在骨髓（或法氏囊）内处于发育阶段的 B 细胞，发育至表达功能性 BCR 阶段，BCR 与骨髓（或法氏囊）微环境中出现的自身抗原结合，致使 B 细胞发育阻滞，触发受体修正机制，引起 BCR 受体重编，改变 BCR 识别特异性。受体重编成功则继续发育至成熟；若受体重编不成功，则引发细胞程序性死亡，导致克隆删除。

（二）外周耐受

处于外周免疫器官成熟的T、B细胞接受抗原刺激，通常激发免疫应答，只有在某些特殊情况下诱导免疫耐受。其机制主要涉及抗原在外周诱导克隆无能，克隆无能细胞容易引发细胞程序性死亡，导致克隆消除。

1. 抗原的过低或过高剂量刺激 APC表面必须有10～100个相同的抗原肽－MHC分子复合物与T细胞表面相应数目的TCR结合后，才能活化。抗原剂量过低，使APC表面表达的抗原肽－MHC分子复合物过少，不能有效激发T细胞活化，成为克隆无能状态。抗原剂量过高，则易于诱导T、B细胞凋亡。

2. 免疫细胞活化信号转导障碍 在APC与T细胞相互作用时，若T细胞信号转导发生障碍，则使其不能活化而成为克隆无能细胞。如果活化信号表达不足或缺失，或者负活化信号分子表达较高，接受抗原刺激也不能被活化，而成为克隆无能。

3. 激活性细胞因子缺乏和免疫细胞相应受体表达下调 如IL－2能促进免疫细胞活化、增殖。IL－2分泌不足或者靶细胞IL－2受体表达下调，都会影响免疫细胞的活化和增殖。表达IL－2受体的细胞有$CD4^+$ T细胞、$CD8^+$ T细胞、NK细胞和活化B细胞等，如果这些免疫细胞接受抗原刺激后，得不到IL－2等细胞因子的足够刺激，也会发生克隆无能。

4. 免疫细胞功能被抑制 免疫细胞功能被抑制时，接受抗原刺激，免疫细胞不能被活化，而易诱导克隆无能。

免疫耐受与免疫盲区、免疫隔离、免疫忽视和免疫抑制等都是对抗原的无应答或低应答，但其发生机制和最终结果存在着显著不同。免疫耐受是抗原诱导的对该抗原特异性免疫无反应性；免疫盲区是指T、B细胞在中枢器官发育过程中，胚基随机重排时未能形成针对某种抗原表位的TCR或BCR，从而对特定抗原表位不反应，也可称为“天然耐受”；免疫隔离是抗原性物质存在于机体特殊部位，因生理屏障作用与免疫系统隔离的现象；免疫忽视是免疫系统对低水平抗原或低亲和力抗原不发生免疫应答的现象；免疫抑制则是由于某种原因（如免疫抑制剂作用）抑制了反应性免疫细胞，对多种抗原的低应答或无应答。

三、免疫耐受的意义

免疫耐受与临床疾病的发生、发展及转归密切相关。在临床实践中，人们希望通过诱导或重建免疫耐受来防治同种异体组织器官移植排斥反应、自身免疫性疾病或超敏反应性疾病等；而肿瘤患者和缺乏特异性免疫应答的病原体携带者，则需要打破相应免疫耐受，激发免疫应答。

（一）诱导免疫耐受

1. 诱导对移植组织器官抗原的免疫耐受，克服移植排斥反应 ①在移植前，给受者大剂量静脉输注供者血液或可溶性HLA分子，诱导免疫耐受；②在移植前，大剂量静脉输注供者有核细胞或可溶性HLA分子的同时给予免疫抑制剂，加强免疫耐受的诱导；③在移植前，给受者胸腺内注射供者的有核细胞或可溶性HLA分子，同时应用免疫抑制剂，诱导中枢耐受和外周耐受。有望使移植物长期存活而不被排斥。

2. 重建自身抗原的免疫耐受，治疗自身免疫性疾病 实验表明，经黏膜给予抗原，可以产生SIgA，引起局部黏膜免疫，可以诱导全身免疫耐受。这为治疗或控制自身免疫性疾病提供了指导性研究方向。

（二）打破免疫耐受

1. 打破患者对自身肿瘤的免疫耐受，激活自身抗瘤免疫 肿瘤患者普遍存在着对自身肿瘤免疫反应低下或缺如的情况。如果打破这种耐受，就可能激活自身抗瘤免疫。如将肿瘤细胞经体外处理使其抗原性改变或经基因克隆肿瘤特异性抗原和肿瘤相关抗原，制成自身肿瘤抗原疫苗，回注给肿瘤患者，激发抗瘤免疫。其机制是通过改变抗原结构，绕过原有耐受性Th细胞，重新激活新的Th细胞，从而打破原有的免疫耐受，激发抗瘤免疫。

2. 打破机体对某些病原体的免疫耐受，解除带菌状态 乙肝病毒（HBV）携带者，是患者对HBV的免疫耐受，使其HBV转阴极其困难，即使经治疗转阴后，还会再次感染而转阳。如果能打破对HBV的免疫耐受，将有可能清除HBV，且不易被再感染。临床上有通过给其注射乙肝疫苗，激活乙肝免疫，而使HBV长期转阴的报道。

免疫耐受动物人瘤异种移植模型

刘文泰等（1993年）运用免疫耐受原理，给新生24小时之内的叙利亚仓鼠腹腔内接种人胃癌BGC－823细胞株，成功建立了免疫耐受叙利亚仓鼠人胃癌异种移植模型。研究证实：该模型动物表现为终身荷瘤，荷瘤动物仅是对移植瘤的特异性免疫无反应，对其他无关抗原具有免疫应答能力。该模型与肿瘤患者仅对自身肿瘤免疫反应低下或缺如的体内环境基本相近。

第二节 免疫调节

免疫应答的调节主要讨论各种因素参与的对免疫应答类型及其强度的调节。主要包括免疫细胞、免疫分子对免疫应答的调节。神经－内分泌系统和MHC也对免疫应答产生影响。免疫调节是免疫系统自主产生的一个正常的生理现象。

任何一个调节环节的失误，都可引起全身或局部免疫应答的异常，出现病理性免疫应答。

一、免疫细胞对免疫应答的调节

（一）免疫细胞间的调节

1. 抗原提呈细胞的免疫调节作用 不同亚群或处于不同发育阶段或存在于不同部

位的 APC，所表达的特征性免疫分子或分泌的体液分子不同，在进行抗原提呈时，影响着免疫应答的应答趋向和反应类型。存在于胸腺内 APC 参与的抗原提呈，主要诱导免疫耐受，存在于外周 APC 的抗原提呈，主要激发免疫应答；DC1 和 MΦ 参与的抗原提呈，主要激活细胞免疫应答，DC2 和 B 细胞参与的抗原提呈，主要激活体液免疫应答。

2. Th 细胞的免疫调节作用 抗原刺激机体产生免疫应答，主要是从 APC 与 Th 细胞相互作用开始的，因此，Th 细胞对免疫应答的发生起着十分重要的调节作用。依据 Th 细胞所分泌的细胞因子及其作用不同，将其分为 Th1、Th2 和 Th3，分别是由 Th0 接受抗原刺激后分化而来。Th1 和 Th2 通过自身分泌的细胞因子促进自身分化、抑制对方分化。Thl 主要介导细胞免疫应答，而 Th2 主要辅助 B 细胞活化，引发体液免疫应答。Th3 通过分泌 TGF－β 对免疫应答起负反馈调节作用。

3. Treg 细胞的免疫调节作用 Treg 细胞主要为 $CD4^+CD25^+foxp3^+$ T 细胞，主要在胸腺诱导分化和活化，在胸腺内通过与 $CD4^+CD25^-$ Th 直接接触，能抑制其增殖活性，诱发克隆删除，诱导中枢耐受；抗原刺激活化 Treg 细胞还可进入外周，主要通过与免疫细胞的直接接触和分泌细胞因子，抑制 APC 和 T、B 细胞活化，维持免疫耐受。

（二）免疫细胞表面受体的调节

免疫细胞表面存在着多种功能性受体，决定其活化或抑制的主要是两种作用截然相反的受体——激活性受体和抑制性受体。

1. 激活性受体 受体相关分子胞内段带有 ITAM。该受体与相应配体结合，在胞膜相连的一类蛋白酪氨酸激酶（Sro－PTK）作用下，ITAM 中的酪氨酸发生磷酸化，招募游离于胞浆中其他类别的蛋白酪氨酸激酶（Syk－PTK）分子或与 SH_2 结构域所结合，被招募的 PTK 和连接蛋白活化后，参与活化信号的转导。

2. 抑制性受体 受体相关分子胞内段带有 ITIM。该受体与相应配体结合，造成带有 SH_2 结构域的蛋白酪氨酸磷酸酶（PTP），对 ITIM 中的磷酸化酪氨酸进行识别，结果 PTP 被招募并进一步活化。活化的 PTP 能使 ITAM 中的磷酸化酪氨酸残基上的磷酸根去除（脱磷酸化）。这样，由 PTK 参与的激活信号转导通路即被截断。

T 细胞、B 细胞、NK 细胞和肥大细胞皆表达功能相反的激活性受体和抑制性受体（见表 10－1）。不同配体分别与激活性受体或抑制性受体结合，对免疫细胞起着正、负反馈调节作用。

表 10－1 免疫细胞表面的激活性受体和抑制性受体

免疫细胞种类	激活性受体	抑制性受体
T 细胞	TCR，CD28	CTLA－4，PD－1，KIR*
B 细胞	BCR	FcγRⅡ－B，CD22，CD72
NK 细胞	NCR，CD16	KIR，CD94/NKG2A
肥大细胞	FcεRⅠ	FcεRⅡ－B，gp49B1

* T 细胞中仅表达于某些 $CD8^+$ CTL。

（三）免疫细胞自身反馈性调节

T 细胞表面有先后顺序表达的 CD28（激活性受体）和 CTLA－4（抑制性受体），其配体均为 APC 细胞表达的 B7 分子。先表达的 CD28 与 B7 结合而活化，约在 T 细胞活化 24 小时后，才开始表达 CTLA－4，CTLA－4 与 B7 结合后产生抑制活化信号。

B 细胞活化后，合成并分泌抗体 IgG，IgG 与抗原结合，形成抗原抗体复合物。通过抗原抗体复合物中未结合的抗原表位和 IgG 的 Fc 段，分别与活化 B 细胞的 BCR 和 IgG Fc 受体（FcγRⅡ－B）结合，引起受体交联，产生抑制活化信号，特异性抑制针对相应抗原的 B 细胞克隆的活化。

B 细胞的这种反馈性调节，可表现为自身抑制，也可表现为交叉抑制。如存在多个相同表位的颗粒性抗原（如病原体、细胞的表面抗原），抗体与抗原表位结合后，通过其他未结合的相同表位与自身或带有相同 BCR 的 B 细胞结合、IgGFc 段与 FcγRⅡ－B 受体结合，引发自身或带有相同 BCR 的 B 细胞活化抑制，即为自身抑制；如存在多种不同表位的抗原分子，抗体与相应表位结合后，通过未结合的其他表位与相应 B 细胞的 BCR 结合、IgGFc 段与 FcγRⅡ－B 受体结合，引发针对其他表位的 B 细胞活化抑制，即为交叉抑制（见图 10－1）。

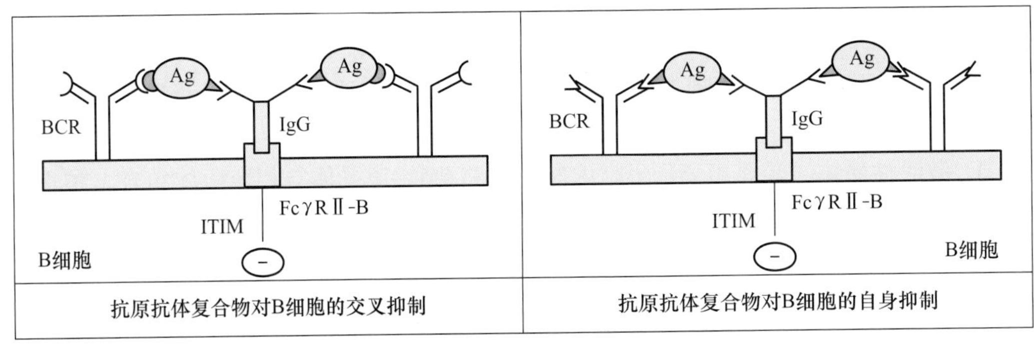

图 10－1 抗原抗体复合物对 B 细胞活化的交叉抑制和自身抑制

免疫细胞活化后的反馈调节机制保证了 T、B 细胞活化发生效应后，还能有效地产生抑制活化信号，从而维持机体免疫环境的相对稳定。

二、免疫分子对免疫应答的调节

（一）抗原对免疫应答的调节

抗原的性质、剂量及其给入途径直接影响着免疫应答的反应类型。可溶性抗原比颗粒性抗原、单体抗原分子比多聚体抗原分子、分子量较小抗原比分子量较大抗原较易诱导免疫耐受，相反则易激发免疫应答；过高或过低剂量抗原刺激，易诱导免疫耐受，而中等剂量抗原刺激，则易激发免疫应答；经静脉给入抗原易诱导免疫耐受，而经皮下注射则易激发免疫应答。

抗原的持续存在决定着免疫应答的反应强度和维持时间。抗原在体内分解、中和、清除及消失，相应的免疫应答也将逐渐下降甚至终止。

多种抗原物质先后或同时刺激机体免疫应答，会发生抗原竞争。在一定时间内先进入机体的抗原能抑制后进入抗原的免疫应答；免疫原性较强的抗原表位能抑制免疫原性较弱抗原表位的应答。

另外，抗原与抗体结合后，也可以抑制 B 细胞的活化。

（二）抗体和抗原抗体复合物对免疫应答的调节

通过血清交换，人为地提高动物体内某一特异性抗体的数量，发现该动物产生同一特异性抗体的能力迅速下降，表明抗体本身对特异性免疫应答具有负反馈调节作用。其机制可能与以下因素有关：①抗体数量增加后，加速了抗原的清除，从而降低了体内抗原浓度，减少了抗原的刺激；②抗原抗体复合物通过抗原表位和抗体 IgG 的 Fc 段，分别与 B 细胞的 BCR 和 FcγRⅡ－B 受体结合，由 FcγRⅡ－B 引发抑制性信号，阻止 B 细胞的进一步活化。

（三）补体对免疫应答的调节

CD21 分子是补体成分 C3dg、C3d 和 iC3b 等的受体，补体激活过程中产生的与抗原分子结合的 C3dg、C3d 和 iC3b 复合物，通过抗原表位与 BCR、C3d 等与 CD21 结合，经 CD19 分子转导活化信号，能辅助 BCR 信号的转导，可使 B 细胞对抗原刺激的敏感性提高 100～1000 倍。

（四）细胞因子对免疫应答的调节

细胞因子在免疫应答过程中，对免疫细胞的活化、分化、增殖以及效应等各个阶段，均发挥着重要的调节作用。例如：DC1、巨噬细胞在抗原提呈过程中分泌的 IL－12 等，促使 Th0 向 Th1 分化；DC2、B 细胞在抗原提呈过程中分泌的 IL－4 等，促使 Th0 向 Th2 分化。活化 Th1 细胞分泌的 IL－2，能促进 CTL 细胞活化、促进多种免疫细胞增殖等。

三、神经－内分泌－免疫网络的调节

机体是一个有机的整体，免疫系统行使功能时，必然受到其他系统的影响和调节，其中影响最大的是神经和内分泌系统。几乎所有的免疫细胞上都存在着神经递质和内分泌激素受体。因此，神经系统、内分泌激素、各种免疫细胞及免疫分子之间构成了调节性网络。如皮质类固醇和雄激素等能下调免疫反应；而雌激素、生长激素、甲状腺素、胰岛素等能增强免疫应答。多种免疫性细胞因子如 IL－1、IL－6 和 TNF－α 通过下丘脑－垂体－肾上腺轴，刺激皮质激素的合成；皮质激素可下调 Th1 和巨噬细胞活性，使细胞因子的合成降低，这样又减少了对皮质激素的合成刺激，从而解除了皮质激素对免疫细胞的抑制，又使细胞因子合成增加，再促进皮质激素的合成。如此循环，构成调节网络。

四、基因水平的免疫调节

（一）免疫识别盲区

抗原识别受体 TCR/BCR 的 V 区是 T、B 细胞发生过程中由原胚系基因片段 V、(D)、J 的重排、拼接而成，从而形成了针对巨大数量抗原的特异性 TCR/BCR。然而，不同种属或不同个体，这种重排和拼接不可能完全一致，可能存在着缺乏针对某一抗原表位的 TCR/BCR 的免疫识别盲区。因此，亲缘关系越远的男女通婚，就越有可能减少或避免其后代对抗原的免疫识别盲区，从而提高免疫应答能力，提高人群的健康水平。

（二）MHC 多态性的免疫调节

MHC 对免疫应答起着重要的调控和调节作用。MHC 拥有的等位基因差异，影响着个体免疫应答能力。因此，不同种属、不同个体对于同一抗原刺激所产生的免疫应答存在着差异。不同种族人通婚，将有可能上调后代群体免疫能力。

小结

免疫系统发育不成熟和免疫功能被抑制时，接受抗原刺激易形成免疫耐受；不同种属或个体的遗传差异形成的免疫耐受不同；T 细胞与 B 细胞诱导和维持免疫耐受不同。

分子量较小的抗原或某些表位结构易诱导免疫耐受；抗原剂量过高诱导 T 细胞和 B 细胞同时耐受，剂量过低主要诱导 T 细胞耐受；抗原给入途径诱导免疫耐受的次序为静脉 > 腹腔 > 皮下和肌肉，经黏膜给入可引起“耐受分离”。

抗原刺激胸腺内 Treg 活化和中枢免疫器官发育中的 T、B 细胞，诱导克隆流产或受体重编。

某些特殊情况下，抗原刺激外周 T、B 细胞，诱导克隆无能或克隆消除。

组织器官移植、自身免疫性疾病和超敏反应性疾病等需诱导和维持免疫耐受；肿瘤患者和病原体携带者，则需打破免疫耐受，激发免疫应答。

免疫细胞直接参与的免疫调节：①DC1 和 MΦ 主要激发细胞免疫应答，DC2 和 B 细胞主要激发体液免疫应答；②抗原刺激 Th 活化激发免疫应答（Th1 介导细胞免疫应答，Th2 介导体液免疫应答，Th3 对免疫应答起负反馈调节作用），Treg 活化诱导免疫耐受。

免疫细胞表达的激活性受体和抑制性受体，分别对其活化起着激活和抑制作用。

T 细胞活化后表达 CTLA－4 产生抑制活化信号；B 细胞活化后分泌 IgG，与抗原结合后通过 Fc 段与 FcγRⅡ－B 受体结合，产生抑制活化信号。

抗原的性质、剂量及其给入途径直接影响着免疫应答的应答趋向和反应类型；抗原的持续存在决定着免疫应答的反应强度和维持时间；多种抗原先后或同时刺激会发生抗原竞争。

抗体清除抗原，降低抗原对免疫细胞刺激，下调免疫应答；抗原抗体复合物通过抗原表位和抗体 Fc 段分别与 B 细胞的 BCR 和 FcγRⅡ－B 受体结合，由 FcγRⅡ－B 受体引发抑制性信号，导致 B 细胞的交叉抑制和自身抑制。

抗原-C3d复合物分别与B细胞的BCR和共受体结合，促进BCR活化信号的转导。

细胞因子对免疫细胞的活化、分化、增殖、效应等各个阶段，发挥重要调节作用。

神经系统、内分泌激素、免疫细胞及免疫分子之间构成调节性网络。

TCR/BCR在胚系基因重排时，未能形成针对某一抗原表位的TCR/BCR。

MHC分子直接调控和调节免疫应答。因此，不同种族或亲缘关系较远者通婚，将可能上调后代群体的免疫应答能力。

第三部分 临床免疫

第十一章 超敏反应

超敏反应（hypersensitivity）是指机体受到抗原刺激时，产生的以生理功能紊乱或组织细胞损伤为主的异常免疫应答。1963 年英国免疫学家 Coombs 和 Gell 根据反应发生的机制和临床特征将超敏反应分为四型，即Ⅰ型超敏反应（速发型超敏反应或过敏反应）、Ⅱ型超敏反应（细胞毒型或细胞溶解型超敏反应）、Ⅲ型超敏反应（免疫复合物型超敏反应）、Ⅳ型超敏反应（迟发型超敏反应）。其中Ⅰ～Ⅲ型反应由抗体介导，Ⅳ型反应由 T 细胞介导。

第一节 Ⅰ型超敏反应

Ⅰ型超敏反应，又称速发型超敏反应或过敏反应，主要由特异性 IgE 抗体介导产生，可发生于局部或全身。其主要特征是：①反应发生快，消退亦快；②常引起生理功能紊乱，一般不造成严重的组织细胞损伤；③具有明显个体差异和遗传倾向。

Ⅰ型超敏反应的发生与遗传因素密切相关，因为在某些具有多态性的基因位点上，特定的等位基因与过敏的易感性强烈相关。目前认为，与过敏有关的包括 13 个染色体区域和 20 多个基因，其中染色体区域 5q31～33 受人关注，它包含一个基因群，能够编码与 Th2 细胞活化密切相关的细胞因子，包括 IL－3、IL－4、IL－5、IL－9、IL－13 等，促进 Th2 的活化。

特应症是一类与遗传密切相关的Ⅰ型超敏反应，由常染色体显性遗传，特应症人员与正常人相比，血清中 IgE 明显升高，肥大细胞增多且胞膜表达的 IgE 受体也较多。目前认为，能够产生高 IgE 抗体的人群可能具有特定的 MHC－Ⅱ等位基因。

除遗传因素外，环境因素也影响到Ⅰ型超敏反应的发生。例如：个体成长的环境可以影响免疫系统的能力以及它是如何对变应原做出反应。另外，空气的不流通可增加机体与室内变应原接触的机会；人们所处环境中，污染物的增加提高了人群致敏的几率。

一、发生机制

（一）参与反应的成分

1. 变应原 能够引发Ⅰ型超敏反应的抗原称为变应原。临床常见的变应原有：①吸入性变应原，如花粉、尘螨、真菌、动物皮毛、昆虫变应原等。②食入性变应原，如奶、蛋、鱼虾、蟹贝等。③药物类变应原，如青霉素、磺胺、普鲁卡因等，可经口服、吸入、注射等途径进入机体，引起局部或全身过敏反应。

2. 抗体 参与Ⅰ型超敏反应的主要抗体是 IgE，该抗体主要由鼻咽、扁桃体、气管和胃肠道等处黏膜下固有层的浆细胞产生，这些部位也是变应原入侵并引起过敏反应的好发部位。正常人血清中 IgE 含量很低，在发生Ⅰ型超敏反应的患者体内，其含量显著升高。变应原的刺激使得 Th2 活化分泌 IL－4 等细胞因子，这些细胞因子能够诱导变应原特异性 B 细胞增殖，分化为浆细胞产生特异性 IgE 抗体，而 Th2 细胞的活化可被 Th1 细胞分泌的细胞因子 IFN－γ 抑制，因此，降低 Th2 细胞的应答，提高 Th1 细胞的活性将有助于过敏反应患者的治疗。

目前发现 IgE 受体有 FcεRⅠ和 FcεRⅡ两种类型。FcεRⅠ是高亲和力受体，主要表达于肥大细胞和嗜碱性粒细胞表面，IgE 与之结合引发Ⅰ型超敏反应。FcεRⅡ是低亲和力受体，分布广泛，可表达于 B 细胞、T 细胞、单核细胞等，参与调节 IgE 介导的免疫应答的强度。

3. 参与细胞 ①肥大细胞、嗜碱性粒细胞：是参与Ⅰ型超敏反应的主要细胞，来源于髓样干细胞前体。肥大细胞主要分布于皮下结缔组织和黏膜下层，嗜碱性粒细胞主要存在于血液中。两类细胞表面均具有高亲和力的 IgE Fc（FcεRⅠ）受体，它们被变应原激活后，释放大致相同的生物活性介质，引起相应的生物学效应；②嗜酸性粒细胞：主要分布在呼吸道、消化道和泌尿生殖道黏膜内，来源于髓样干细胞前体。肥大细胞和嗜碱性粒细胞脱颗粒，可释放嗜酸性粒细胞趋化因子（eosinophil chemotactic factor of anaphylaxis，ECF－A），吸引嗜酸性粒细胞局部聚集。嗜酸性粒细胞可释放多种介质，引起组织损伤和参与晚期相反应。另外，嗜酸性粒细胞也可释放一些酶类，破坏肥大细胞和嗜碱性粒细胞释放的生物活性介质，负反馈调节过敏反应。

（二）发生过程

Ⅰ型超敏反应的发生过程可分为两个阶段：致敏阶段和发敏阶段（见图 11－1、图 11－2）。

1. 致敏阶段 变应原进入机体后，可诱导特异性 B 细胞活化、增殖、分化和类别

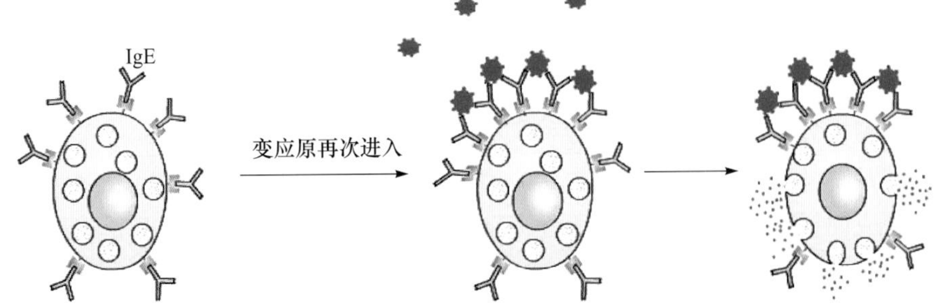

图 11-1 变应原再次进入与致敏细胞表面 IgE 形成“桥联”使之脱颗粒

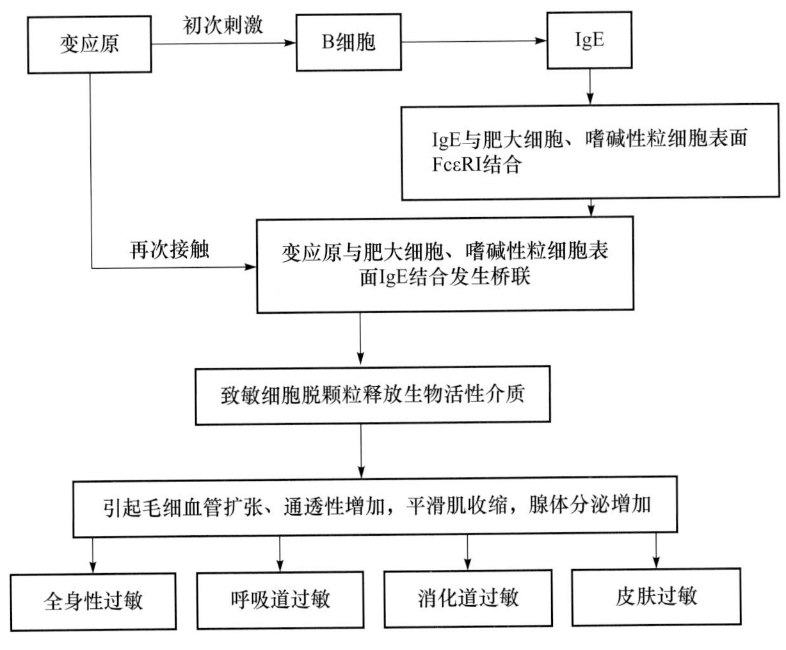

图 11-2 Ⅰ型超敏反应发生机制示意图

转换产生 IgE。IgE 通过 Fc 段与肥大细胞或嗜碱性粒细胞表面相应的 FcεRⅠ结合，使两类细胞处于致敏状态。这种状态一般可维持数月甚至更长，如长期不再接触相同变应原，致敏状态可逐渐消失。

2. 效应阶段 相同变应原再次进入机体后，即与肥大细胞或嗜碱性粒细胞表面的 IgE 特异性结合，只有变应原同时与细胞膜上两个或两个以上相邻的 IgE 结合使 FcεRⅠ发生“桥联”，才能刺激肥大细胞或嗜碱性粒细胞活化脱颗粒，释放储存的和合成的生物活性介质，从而引发生物效应。

（1）预存的主要介质 ①组胺：可引起毛细血管扩张，通透性增加；刺激支气管、胃肠道等平滑肌收缩；促进呼吸道、消化道黏液腺体分泌增加。②激肽原酶：可将血浆中的激肽原转化成缓激肽及其他激肽类物质，这些物质有收缩平滑肌、扩张血管和增强毛细血管通透性及吸引嗜酸性粒细胞、中性粒细胞聚集的作用。③嗜酸性粒细胞趋化因子（ECA-A）：趋化嗜酸性粒细胞至反应部位。

（2）新合成的主要介质 ①白三烯（LTs）与前列腺素D2（PGD2）：二者均为花生四烯酸的衍生物，由花生四烯酸经脂氧合酶或环氧合酶途径生成。LTs的主要作用是能强烈持久地收缩平滑肌、扩张血管、增强毛细血管的通透性以及促进黏液腺体的分泌。PGD2也有引起支气管平滑肌收缩，使血管扩张、通透性增加的作用。②血小板活化因子（PAF）：能使血小板凝集、活化，并释放血管活性胺类物质，增强Ⅰ型超敏反应。③多种细胞因子：如IL－4、IL－5、IL－6、IL－13等，发挥诱导血管内皮细胞黏附分子的表达，以及促进嗜酸性粒细胞趋化和活化等多种生物学效应。

根据反应发生的速度不同，Ⅰ型超敏反应分为早期相反应和晚期相反应。早期相反应发生于接触变应原后数秒钟内，可持续数小时，主要由组胺、前列腺素等引起，大多属于功能紊乱。晚期相反应一般发生在与变应原接触后4～6小时内，可持续数天，表现为以嗜酸性粒细胞、嗜碱性粒细胞、中性粒细胞、单核细胞、Th2细胞浸润为主要特征的炎症反应。其中，嗜酸性粒细胞对于Ⅰ型超敏反应的晚期相反应尤为重要。Th2细胞、肥大细胞和嗜碱性粒细胞等释放多种细胞因子，刺激嗜酸性粒细胞趋化并使之活化。活化的嗜酸性粒细胞脱颗粒释放白三烯、血小板活化因子、细胞因子等介质，这些介质一方面参与炎症反应，另一方面在造成组织损伤和维持过敏状态方面起重要作用。另外，募集的中性粒细胞和巨噬细胞也会释放细胞因子及其他介质直接或间接地损伤机体组织。

类过敏反应（allergy－like reaction）是由食品、添加剂、药物等物质直接刺激肥大细胞和嗜碱性粒细胞脱颗粒引起的类似于过敏的反应，与过敏反应不同的是，机体针对这些物质缺乏特异性的IgE反应，患者血清中IgE反应不升高。临床表现和治疗与过敏反应相似，但皮肤反应测试或体外过敏诊断无法测出该反应。常用的检测类过敏反应的指标有肥大细胞脱颗粒试验、肥大细胞释放的活性物质测定、血清IgE测定等。

二、临床常见疾病

（一）过敏性休克

是一种最严重的累及全身的Ⅰ型超敏反应。通常在接触变应原后数分钟内即可发生，重者可导致死亡。以药物或血清引起最常见。

1. 药物过敏性休克 青霉素引起最常见，此外，头孢菌素、普鲁卡因、链霉素等药物也可引起。药物本身及其降解产物多为半抗原，需与机体蛋白质发生结合成为完全抗原后引发反应。如：青霉素降解产物青霉噻唑醛酸或青霉烯酸与机体蛋白结合后可诱导机体产生特异性IgE，从而启动Ⅰ型超敏反应。此外，有些人初次注射青霉素也可能发生过敏性休克，这可能与其曾接触过此类变应原，如曾经吸入青霉菌孢子或使用过被青霉素污染的器具而使机体处于致敏状态有关。

2. 血清过敏性休克 发生于临床上使用动物免疫血清（破伤风抗毒素、白喉抗毒素）进行紧急预防或治疗时。患者因曾用过相同的免疫血清使机体已处于致敏状态，而发生过敏性休克。重者短时间内即可死亡。

（二）呼吸道过敏

呼吸道过敏常因吸入花粉、尘螨、真菌孢子和动物毛屑等变应原或呼吸道病原微生物感染而引起。过敏性鼻炎和过敏性哮喘最为常见。过敏性鼻炎又称花粉症或枯草热，由于鼻黏膜和眼结膜血管扩张，通透性增高，鼻黏膜水肿，腺体分泌增加，出现鼻塞、流涕、喷嚏、流泪等临床症状。过敏性哮喘常发于儿童和青壮年，有明显的家族史，主要由平滑肌痉挛引起，表现为呼吸困难、哮喘。

过敏性哮喘分为早期相反应和晚期相反应，前者发生快、消退也快；后者发生慢，持续时间长，局部伴有以嗜酸性粒细胞和中性粒细胞为主的炎症细胞浸润。

（三）消化道过敏

少数人进食蛋、奶、坚果、鱼、虾、蟹及一些药物后发生，主要表现为过敏性胃肠炎，出现恶心、呕吐、腹痛和腹泻等症状，有时伴有皮肤荨麻疹，还会出现口周红斑、唇肿、口腔疼痛、舌咽肿等。研究表明，患者胃肠道 sIgA 分泌减少和蛋白酶缺乏导致食物中蛋白未完全分解被胃肠道黏膜吸收可能与消化道过敏反应发生有关。

（四）皮肤过敏

皮肤过敏常因摄入药物、食物或接触花粉、羽毛，肠道寄生虫感染及寒冷刺激等引起，主要表现为荨麻疹、湿疹和血管神经性水肿。

三、防治原则

（一）查找变应原，避免接触

查找引起Ⅰ型超敏反应的变应原并避免接触是最有效的方法。可询问病史或进行临床皮肤试验。皮试方法为：将可疑变应原进行适当比例稀释后，取 0.1mL 在受试者前臂内侧做皮内注射，15～20 分钟观察结果，若局部出现红晕、风团直径大于 1cm 为皮试阳性。

（二）脱敏疗法

脱敏疗法，又称为过敏原特异性免疫治疗（allergen - specific immunotherapy，SIT），WHO 等专业机构曾经针对过敏性疾病患者，提出“避免接触过敏原、专业的疾病教育、适当的对症药物治疗、标准化抗原特异性免疫治疗（脱敏治疗）”四位一体的综合治疗方案。作为最直接的病因治疗方法，SIT 主要用于过敏性鼻炎、过敏性皮肤病、花粉症、昆虫毒液过敏等Ⅰ型超敏反应的防治。

1. 异种免疫血清脱敏疗法 适用于抗毒素皮试阳性但又必须使用者。可采用小剂量、短间隔（20～30 分钟）、多次注射抗毒素的方法进行脱敏，最后再大量注射不致发生超敏反应。其机制可能是小剂量变应原进入机体，仅与少数致敏细胞上的 IgE 结合，脱颗粒后释放活性介质较少，不足以引起明显的临床症状，同时介质作用时间短，无累积效应。短时间内，经多次小剂量注射变应原，体内致敏细胞逐渐脱敏，直至致敏状态完全被解除，此时再注射大量抗毒素不会发生过敏反应。但这种脱敏是暂时的，经一定时间后机体又可重新被致敏。

2. 特异性变应原脱敏疗法 对已查明但又难以避免接触的变应原如花粉、尘螨等，可采用小剂量、间隔较长时间、多次皮下注射相应变应原的方法进行脱敏治疗。其机制可能是反复多次变应原皮下注射，诱导机体产生特异性 IgG（封闭抗体），以降低 IgE 抗体的应答；IgG 与相应变应原结合，可阻止其与致敏细胞上的 IgE 结合，从而阻断超敏反应的发生。

（三）药物防治

1. 抑制活性介质合成和释放的药物 色苷酸二钠可稳定细胞膜，阻止致敏细胞脱颗粒和活性介质的释放；阿司匹林为环氧合酶抑制剂，可阻断花生四烯酸经环氧合酶作用生成 PGD2。肾上腺素、异丙肾上腺素、前列腺素 E 等能激活腺苷酸环化酶，增加 cAMP 的生成，氨茶碱等类药能抑制磷酸二酯酶，阻止 cAMP 的分解，此两类药物均能提高细胞内 cAMP 水平，抑制致敏细胞脱颗粒、释放活性介质。

2. 活性介质拮抗药 苯海拉明、扑尔敏、异丙嗪等抗组胺药可通过与组胺竞争结合效应器官上的组胺受体，发挥抗组胺作用；阿司匹林对缓激肽有拮抗作用；多根皮苷酊磷酸盐为白三烯的拮抗剂。

3. 改善效应器官反应性的药物 肾上腺素能使外周毛细血管收缩，降低血管通透性，此外，还具有解除支气管平滑肌痉挛的作用，在抢救过敏性休克时具有重要作用；葡萄糖酸钙、氯化钙、维生素 C 等具有解痉、降低血管通透性和减轻皮肤和黏膜炎症反应的作用。

4. 中医药治疗 有些中药和方剂如消风散、麻杏石甘汤等对Ⅰ型超敏反应具有防治作用。

（四）新型免疫疗法

根据Ⅰ型超敏反应的发生机制和细胞因子对 IgE 的调控作用，目前试图采用以下方法对Ⅰ型超敏反应进行治疗。

1. 人源化抗 IgE 单克隆抗体的应用，可阻断 IgE 与肥大细胞或嗜碱性粒细胞表面的 FcεRⅠ结合，治疗持续性哮喘。

2. 将有佐剂作用的 IL－12 等分子与变应原共同使用，可诱导 Th2 型免疫应答向 Th1 型转换，下调 IgE 的产生。

3. 采用重组可溶性 IL－4 受体与 IL－4 结合，阻断其生物学效应，降低 Th2 细胞的活性，可有效减少 IgE 的产生。

4. 用编码变应原的基因与 DNA 载体连接制备的 DNA 疫苗，可诱导 Th1 型免疫应答。

第二节 Ⅱ型超敏反应

Ⅱ型超敏反应是由 IgG 和 IgM 类抗体与细胞或组织表面抗原特异性结合后，在补体、吞噬细胞、NK 细胞等参与下所引起的以细胞溶解和组织损伤为主的病理性免疫反应，又称为细胞毒型（cytotoxic）或细胞溶解型（cytolytic）超敏反应。

一、发生机制

（一）参与的成分

1. 细胞和组织表面的抗原 ①同种异型抗原：如ABO血型抗原、Rh抗原和HLA抗原；②自身抗原：感染或理化因素等所致改变的自身抗原；③正常组织细胞上的与外源性抗原相同或相似的共同抗原，如链球菌与心瓣膜、肾小球基底膜之间的共同抗原；④吸附于组织细胞上的外来抗原或半抗原：如药物半抗原与宿主细胞结合形成完全抗原。

2. 抗体 参与Ⅱ型超敏反应的抗体主要是IgG和IgM，其来源有针对微生物的抗体、被动转移性抗体（如输血）和自身抗体（如抗红细胞、抗白细胞、抗血小板、抗基底膜的自身抗体）等。

（二）细胞损伤机制

抗体与细胞膜上的相应抗原结合后，可通过下列机制导致细胞损伤（见图11－3）。

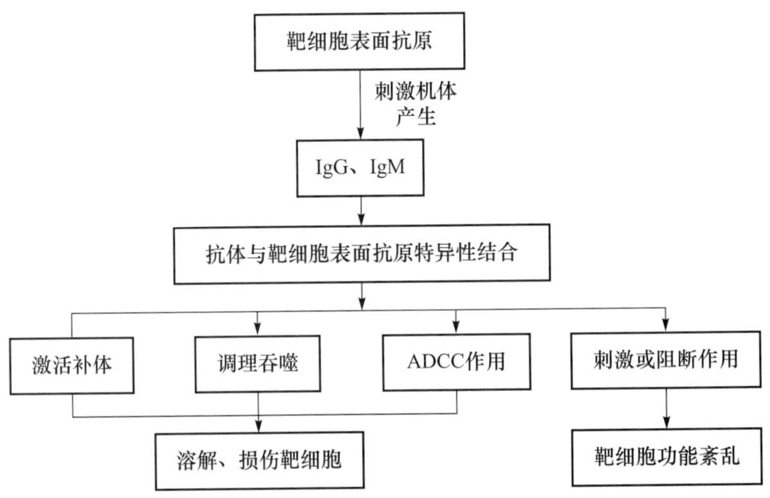

图11－3 Ⅱ型超敏反应发生机制示意图

1. 激活补体 抗体与靶细胞表面抗原结合后，通过激活补体经典途径使靶细胞溶解；或者通过补体裂解产物C3b、C4b等介导的调理作用，促进吞噬细胞杀伤靶细胞。

2. 结合效应细胞 抗体与靶细胞特异性结合后，经Fc段与效应细胞（吞噬细胞、NK细胞）表面Fc段受体结合，调理吞噬靶细胞或介导ADCC作用杀伤靶细胞。

二、临床常见疾病

1. 输血反应 常发生于ABO血型不符的输血，如A型供血者的血液误输入B型受血者。由于A型血红细胞表面有A抗原，B型受血者血清中有天然抗A抗体，两者结合后，通过活化补体导致红细胞溶解破坏引起溶血。

2. 新生儿溶血症 母子间Rh血型不符是引起新生儿溶血症的主要原因，Rh^-的母亲由于输血、流产或分娩等原因接受红细胞表面Rh抗原刺激后，产生抗Rh抗体，此抗体为 IgG 类抗体，可通过胎盘。当母亲再次妊娠，且胎儿血型为 Rh^+，母体的抗 Rh 抗体可经胎盘进入胎儿体内，与胎儿红细胞结合并使之溶解破坏，引起流产、死胎或新生儿溶血症。在初产妇产后 72 小时内给母体注射抗 Rh 抗体，以清除进入母体内 Rh^+ 红细胞，可有效预防再次妊娠时发生新生儿溶血症。

ABO 血型不符引起的新生儿溶血症临床较多见，但症状较轻。常发生于母亲是 O 型，胎儿是 A 型、B 型。O 型血的母亲，血清中天然抗 A、抗 B 抗体（属于 IgM 类），不能通过胎盘。而少量进入母体的胎儿红细胞却能诱发母体产生 IgG 类抗体，并可通过胎盘进入胎儿。胎儿除红细胞上有 ABO 血型抗原外，血清或其他组织中也存在 A 型、B 型血型物质，可吸附和结合大部分抗体，所以溶血较轻。目前尚无有效预防方法。

3. 自身免疫性溶血性贫血 某些病毒（流感病毒、EB 病毒等）感染，或服用药物（甲基多巴类）等，可作用于红细胞，使红细胞表面成分发生改变，刺激机体产生抗红细胞自身抗体，该抗体与红细胞发生特异性结合引起自身免疫性溶血性贫血。

4. 药物过敏性血细胞减少症 青霉素、磺胺、奎尼丁等药物抗原表位能与血细胞膜蛋白结合获得免疫原性，刺激机体产生相应抗体。该抗体与已结合药物的红细胞、粒细胞或血小板作用，或与药物结合形成抗原－抗体复合物，再吸附于红细胞、粒细胞或血小板上，引起药物性溶血性贫血、粒细胞减少症或血小板减少性紫癜。

5. 肺出血－肾炎综合征（Goodpasture's syndrome） 肺泡和肾小球毛细血管基底膜之间存在共同抗原，感染等因素诱导患者产生了针对基底膜抗原的自身 IgG 抗体，如抗第Ⅳ型胶原抗体。该自身抗体可与这两个部位的基底膜结合，并在局部激活补体或通过调理作用而导致肺出血和严重的肾炎。

6. 弥漫性毒性甲状腺肿（又称 Graves 病） 患者体内可产生针对甲状腺细胞表面甲状腺刺激素（thyroid stimulating hormone，TSH）受体的自身抗体。该抗体与甲状腺细胞表面的 TSH 受体结合，可刺激甲状腺细胞合成并分泌甲状腺素，引起甲状腺功能亢进。它是一种特殊的Ⅱ型超敏反应，即抗体刺激型超敏反应。

第三节 Ⅲ型超敏反应

Ⅲ型超敏反应是由可溶性抗原与相应抗体形成抗原抗体复合物（免疫复合物）沉积于局部或全身毛细血管基底膜，通过激活补体，并在血小板、中性粒细胞等参与下，引起以充血水肿、局部坏死和中性粒细胞浸润为特征的炎症反应和组织损伤，又称免疫复合物型超敏反应。

一、发生机制

中等大小可溶性免疫复合物的形成和沉积是引起Ⅲ型超敏反应的重要因素。

1. 抗原在体内持续存在 是形成免疫复合物的先决条件，病原微生物持续感染或间歇繁殖、长期用药、自身抗原成分的长期存在，以及反复接触外源性抗原，以致免疫复合物不断形成。

2. 免疫复合物的形成和沉积 上述可溶性性抗原与相应抗体（主要是 IgG、IgM）结合形成中等大小的可溶性免疫复合物沉积于血管基底膜是Ⅲ型超敏反应的初始环节，受以下因素影响：

（1）免疫复合物因素　免疫复合物的大小和性质是其沉积的重要因素。因抗原抗体比例不同，所形成的免疫复合物分子大小各异。抗原远多于抗体时，形成小分子可溶性复合物，经肾小球滤膜排出体外；抗原、抗体比例适当时，则形成大的不溶性复合物，易被吞噬细胞捕捉、吞噬；当抗原稍过剩时，形成中等大小可溶性复合物，易沉积。

（2）血管壁通透性　血管壁通透性的改变是免疫复合物沉积的重要条件，免疫复合物激活补体释放的过敏毒素作用于肥大细胞和嗜碱性粒细胞，释放组胺、PAF 等血管活性物质，或由免疫复合物导致血小板凝集并释放血管活性物质，引起血管通透性增加，有利于 IC 的沉积。

（3）解剖和血流动力学因素　IC 易沉积在血流缓慢、血管内高压、血管迂回形成涡流的组织，如肾小球基底膜和关节滑膜部位的毛细血管迂回曲折，血流缓慢，有利于免疫复合物的沉积。

（4）机体清除免疫复合物的能力　循环免疫复合物的清除由吞噬细胞和补体的功能决定，吞噬细胞和补体的缺陷均可促进免疫复合物持续存在，继而在组织沉积。

3. 免疫复合物致病机制　沉积的免疫复合物主要通过以下机制引起损伤（见图 11－4）。

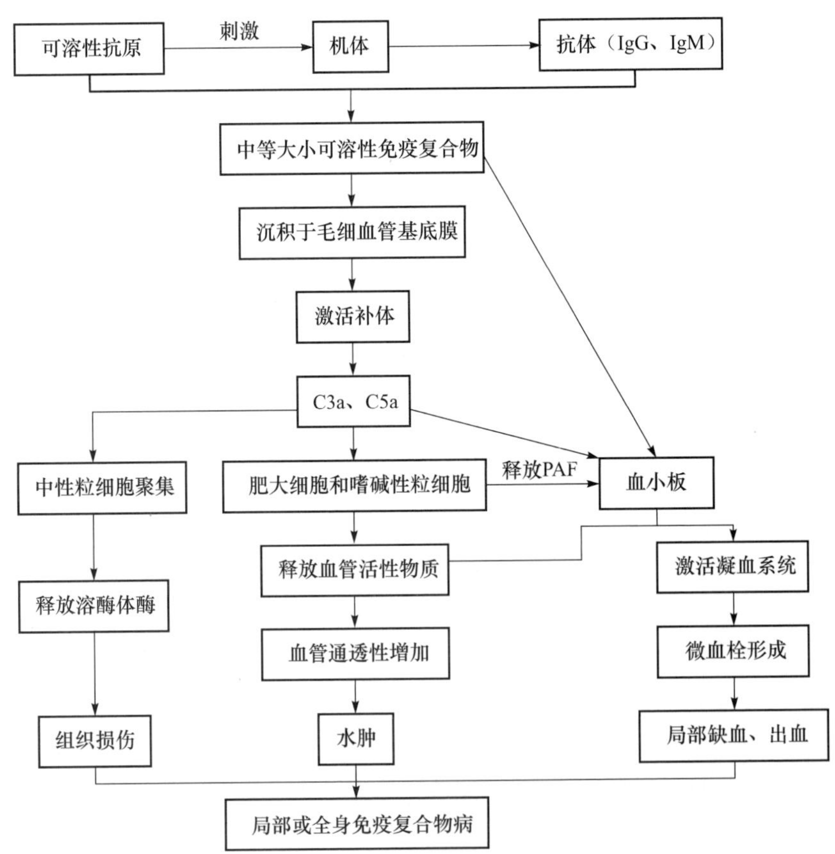

图 11－4　Ⅲ型超敏反应发生机制示意图

（1）激活补体　补体经经典途径被激活后，释放过敏毒素和趋化因子（C3a、C5a），引起肥大细胞、嗜碱性粒细胞脱颗粒释放血管活性物质，造成血管通透性增加，引起水肿，同时吸引大量的中性粒细胞聚集于免疫复合物沉积部位，聚集的中性粒细胞在吞噬免疫复合物的同时，释放大量的溶酶体酶，如蛋白水解酶、弹性纤维酶、胶原酶等，造成组织损伤和炎症反应加强。

（2）血小板活化　免疫复合物及肥大细胞或嗜碱性粒细胞释放血小板活化因子（PAF）等使血小板活化，释放5-羟色胺等血管活性物质使血管扩张、通透性增加，导致局部充血水肿；血小板聚集能激活凝血系统形成微血栓，从而造成局部组织缺血、出血、坏死。

二、临床常见疾病

（一）局部免疫复合物病

1. Arthus 反应　是一种实验性局部Ⅲ型超敏反应。1903 年 Arthus 用马血清经皮下反复免疫家兔，数周后再次重复注射同样血清时，在注射局部出现红肿、出血和坏死等剧烈炎症反应，这种现象被称为 Arthus 反应。这是由于所注射的抗原与局部相应抗体结合形成可溶性免疫复合物沉积所致。

2. 类 Arthus 反应　局部反复注射胰岛素、狂犬疫苗以及抗毒素等生物制剂，可刺激机体产生相应 IgG 类抗体，若此时再次注射同一制剂，即可在注射局部出现红肿、出血和坏死等与 Arthus 反应类似的局部炎症反应，这种现象被称为类 Arthus 反应。

（二）全身免疫复合物病

1. 血清病　通常在初次大量注射抗毒素血清后 7～14 天发生，患者出现发热、全身皮疹、淋巴结肿大、关节肿痛、一过性蛋白尿等一系列症状及体征。这是由于所注射抗原量较大，致使体内产生相应的抗体时，血循环中仍存在较多未被清除的所注射的抗原，两者结合形成免疫复合物沉积于全身各处血管如肾小球基底膜、关节滑膜、心脏及皮下组织所致。血清病具有自限性，停止注射抗毒素后症状可自行消退。有时大剂量应用青霉素、磺胺等药物也可引起类似血清病样的反应。

2. 免疫复合物型肾小球肾炎　A 族溶血性链球菌感染后 2～3 周，体内产生抗链球菌的抗体，与链球菌抗原结合形成循环免疫复合物，沉积于肾小球基底膜上，引起肾小球肾炎，临床 80% 以上的肾小球肾炎属Ⅲ型超敏反应。其他病原微生物如葡萄球菌、肺炎双球菌、乙型肝炎病毒或疟原虫等感染也可引起免疫复合物型肾炎。

3. 类风湿性关节炎　病因尚未完全明确。可能与某些病毒或支原体等的持续感染有关，感染后使体内 IgG 分子结构发生改变，诱发机体产生抗变性 IgG 的自身抗体。这种自身抗体以 IgM 为主，临床称之为类风湿因子（rheumatoid factor，RF）。自身变性 IgG 与类风湿因子结合形成的免疫复合物沉积于小关节滑膜引起类风湿关节炎。

4. 系统性红斑狼疮　病因和发病机制尚未明确，可能与遗传、性激素、环境因素或药物等有关，患者体内出现多种自身抗体，如抗核抗体、抗血小板抗体等，自身抗体与相应抗原形成免疫复合物沉积于全身多处血管，导致机体多系统损伤。

第四节 Ⅳ型超敏反应

Ⅳ型超敏反应又称迟发型超敏反应（delayed type hypersensitivity，DTH），是指致敏T细胞与相应抗原再次结合，引起的以单个核细胞浸润和组织细胞损伤为主要特征的炎症反应。此反应是抗原诱导的一种细胞免疫应答，其特点为反应发生较慢，一般在机体再次接受相同抗原刺激后24～72小时发生；无抗体或补体参与；效应T细胞和吞噬细胞及其产生的细胞因子等介导损伤。

一、发病机制

（一）参与反应的成分

1. 抗原 参与Ⅳ型超敏反应的抗原主要有细胞内寄生的微生物（如胞内寄生菌、病毒、真菌和寄生虫）、某些化学物质和药物以及组织细胞抗原（如肿瘤细胞、移植组织细胞）。

2. 参与细胞 参与Ⅳ型超敏反应的细胞主要是T细胞，包括$CD4^+$ Th1细胞和$CD8^+$CTL细胞；此外，单核-巨噬细胞也是参与反应的重要效应细胞。

（二）发生机制

抗原经抗原提呈细胞（APC）摄取并加工处理提呈给抗原特异性T淋巴细胞（$CD4^+$ Th1和$CD8^+$CTL），使其活化并分化成效应T细胞，效应T细胞再次受到相同抗原刺激后活化，最终导致炎症反应或组织损伤（见图11-5）。

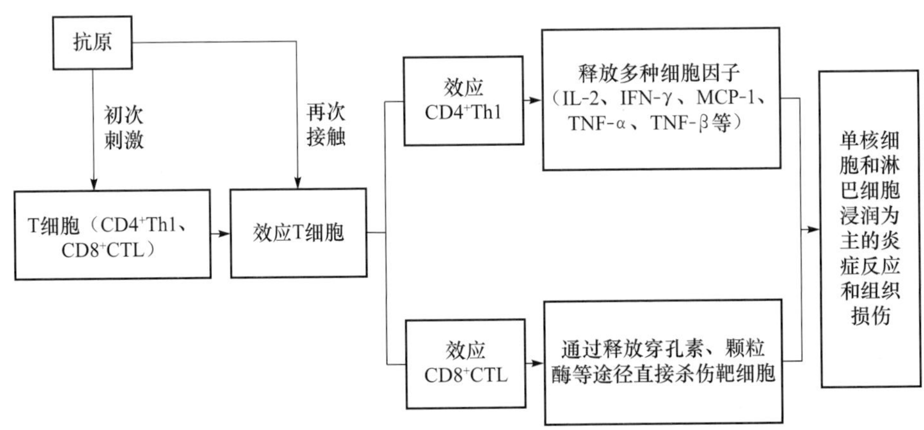

图11-5 Ⅳ型超敏反应发生机制示意图

1. $CD4^+$ Th1细胞介导的炎症损伤 Th1细胞活化后可释放多种细胞因子，如IL-2、IFN-γ、MCP-1、TNF-α、TNF-β、IL-3、GM-CSF等，引起单核细胞和淋巴细胞浸润为主的炎症损伤。其中，IL-3和GM-CSF可诱导骨髓单核细胞分化，增加巨噬细胞数量；TNF-α和TNF-β可使血管内皮细胞黏附分子表达增加，促使巨噬细胞和淋巴细胞向抗原部位募集，同时也可直接对靶细胞和周围细胞产生细胞毒作用，引起组织损伤；IFN－γ和TNF－α可使巨噬细胞活化，活化的巨噬细胞进一步释放促炎症因子（IL－1、IL－6等）加重炎症损伤。

2. CD8⁺CTL细胞介导的杀细胞效应 效应性CTL被抗原活化后，通过释放穿孔素、颗粒酶等直接杀伤靶细胞，也可通过其表达的FasL与靶细胞表面的Fas结合诱导靶细胞凋亡。

实际上，Ⅳ型超敏反应的发生机制和细胞免疫应答的机制完全相同，只是前者侧重于对机体的损伤，而后者侧重对机体的保护。

二、临床常见疾病

1. 传染性超敏反应 又称感染性超敏反应，是指在受到某些胞内微生物感染（如胞内寄生菌、病毒、真菌、某些原虫）过程中，机体产生了细胞免疫反应，同时也伴随着Ⅳ型超敏反应介导的炎症反应和组织损伤。这类病原体能长期存在于体内，与效应T细胞接触，使其释放淋巴因子，活化巨噬细胞，清除被感染的宿主细胞，同时又造成周围正常组织的损伤。

2. 接触性皮炎 机体接触某些化学物质如油漆、染料、塑料、化妆品和药物等引起的皮炎，这些化学物质作为小分子半抗原与机体的表皮细胞蛋白质结合后成为完全抗原，使初始T细胞活化、分化为效应T细胞。当机体再次接触相同抗原后可发生接触性皮炎，患者局部皮肤出现红肿、硬结、皮疹、水疱等，严重时可发生剥脱性皮炎。

3. 移植排斥反应 同种异体的组织或器官移植时，由于供、受者的组织细胞抗原不一致，可诱导受者产生效应T细胞，于2～3周后移植物被排斥，发生坏死、脱落。

临床上超敏反应性疾病的发生机制比较复杂，往往非单一类型，常可两三型机制同时存在而以某一型为主，或者在疾病的不同发展阶段由不同型超敏反应主导。另外，同一种抗原也可引起不同类型的超敏反应。如青霉素可引起Ⅰ、Ⅱ、Ⅲ和Ⅳ型超敏反应。四种超敏反应的比较见表11－1。

表11－1 四种类型超敏反应的比较

类 型	参与成分	发生机制	常见疾病
Ⅰ型（速发型、过敏反应）	IgE（少数为IgG4） 肥大细胞 嗜碱性粒细胞 嗜酸性粒细胞	变应原刺激机体产生的IgE吸附于肥大细胞或嗜碱性粒细胞表面，使机体致敏。相同变应原再次进入机体与肥大细胞、嗜碱性粒细胞表面的IgE结合，使细胞脱颗粒释放活性介质，引起效应器官的改变	青霉素过敏性休克 过敏性哮喘、过敏性鼻炎 胃肠道过敏症 荨麻疹、湿疹
Ⅱ型（细胞毒型、细胞溶解型）	IgG、IgM 补体 吞噬细胞 NK细胞	抗体与靶细胞表面抗原结合，通过激活补体、调理吞噬和ADCC作用溶解靶细胞	输血反应 新生儿溶血症 自身免疫性溶血性贫血 药物过敏性血细胞减少症 肺出血－肾炎综合征 Graves病

续表

类　型	参与成分	发生机制	常见疾病
Ⅲ型（免疫复合物型）	IgG、IgM、IgA 补体 中性粒细胞 肥大细胞 嗜碱性粒细胞 血小板	中等大小的免疫复合物沉积于血管基底膜，通过激活补体，使肥大细胞、嗜碱性粒细胞脱颗粒，中性粒细胞聚集和血小板活化引起炎症损伤	Arthus 反应 血清病 免疫复合物型肾小球肾炎 类风湿关节炎 系统性红斑狼疮
Ⅳ型（迟发型）	$CD4^+$ Th1$CD8^+$CTL	效应 T 细胞再次与抗原相遇：$CD4^+$ Th1 产生多种细胞因子，引起以单个核细胞浸润为主的炎症损伤；$CD8^+$ CTL 直接识别杀伤靶细胞	传染性超敏反应 接触性皮炎 移植排斥反应

小结

根据其发生机制和临床特征，超敏反应可分为Ⅰ型超敏反应（速发型超敏反应或过敏反应）、Ⅱ型超敏反应（细胞毒型或细胞溶解型超敏反应）、Ⅲ型超敏反应（免疫复合物型超敏反应）、Ⅳ型超敏反应（迟发型超敏反应）四种类型。临床实际情况往往较理论更为复杂。

Ⅰ型、Ⅱ型、Ⅲ型超敏反应主要由抗体介导。其中，Ⅰ型超敏反应主要由 IgE 抗体介导，Ⅱ型和Ⅲ型超敏反应主要由 IgG 和 IgM 抗体介导。Ⅳ型超敏反应主要由 T 细胞介导。超敏反应的发生由多种免疫细胞和分子共同参与并发挥作用。其中，Ⅰ型超敏反应中，肥大细胞、嗜碱性粒细胞和嗜酸性粒细胞发挥主要作用。Ⅱ型超敏反应中，吞噬细胞、NK 细胞和补体起主要作用。补体、血小板、中性粒细胞、肥大细胞和嗜碱性粒细胞在Ⅲ型超敏反应中发挥主要作用。而单核巨噬细胞和淋巴细胞则在Ⅳ型超敏反应中起主要作用。

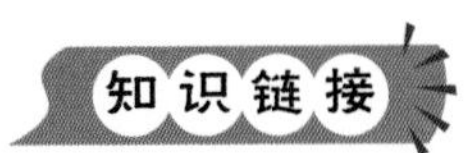

不会引起过敏的小猫

你喜欢猫吗？但是你会对它过敏吗？其实不必担心。早在 2006 年，研究人员已成功培育出不会令人有过敏反应的转基因猫。虽然每只猫的价格不菲（约 4000 美元），但世界各地涌入的订单却令公司供不应求。目前认为，60%～90%的猫的过敏反应都是由于一种称为“Fel dl”的蛋白质，这种蛋白质主要存在于猫的唾液和皮毛屑中，过敏者接触后会引发喷嚏、流泪、呼吸困难甚至哮喘等症状。科学家对“Fel dl”的基因进行了分离和测序。“敲除”这些基因就能够消除致敏性蛋白质。只要产生出雌性和雄性的“基因敲除”猫，它们就按正常的方式繁殖更多的“基因敲除”猫，但在售出之前，公司会将它们变成中性，以维护公司的投资利益。这是对猫过敏的爱猫族最大的福音，但是爱狗人士就没那么幸运了，因为对狗的过敏症由多种抗原引起。

第十二章　免疫缺陷病

免疫缺陷病（immunodeficiency disease，IDD）是免疫系统因先天发育不全或后天因素所致的免疫细胞的发育、分化、增殖和代谢异常，并导致免疫功能障碍所出现的临床上以反复感染为主的一组综合征（见图 12－1）。

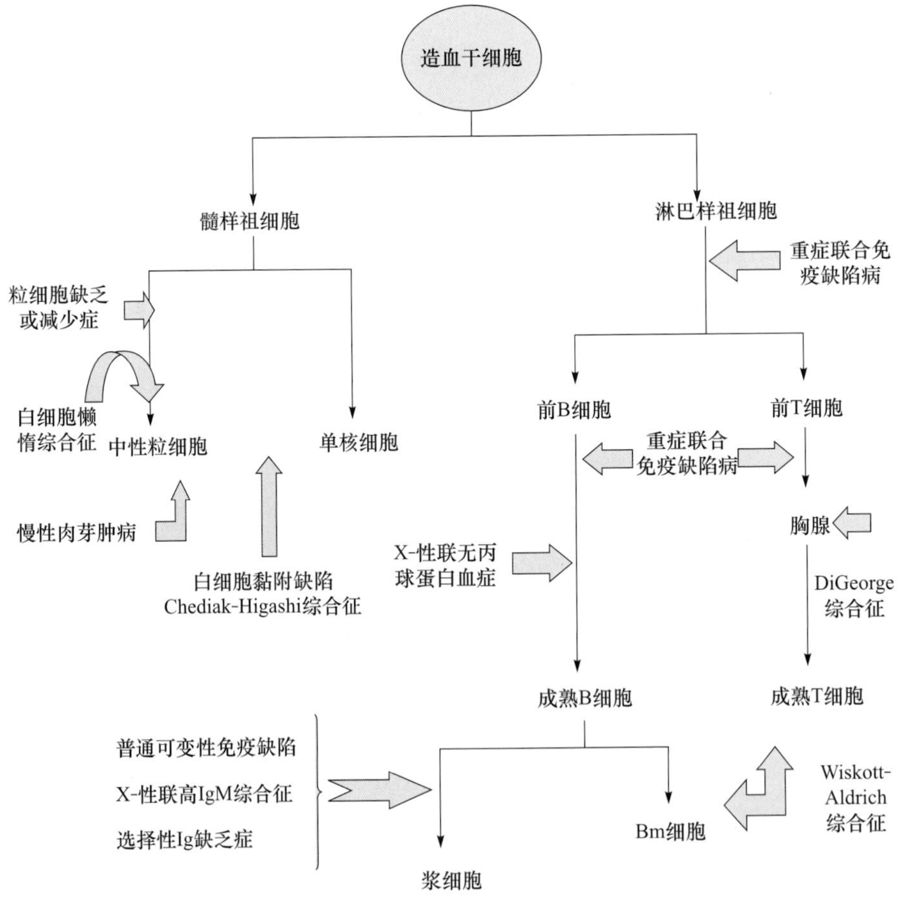

图 12－1　免疫细胞分化途径与免疫缺陷示意图

免疫缺陷病按其发生的原因可分为原发性免疫缺陷病（primary immunodeficiency

disease，PIDD）和获得性免疫缺陷病（acquired immunodeficiency disease，AIDD）两大类，二者均会导致免疫功能低下或缺失，易发生严重感染或肿瘤。

PIDD 常由于遗传因素或先天性免疫系统发育不良而引起；好发于小儿，发病年龄越小，病情越重；治疗效果较差。AIDD 由后天因素、继发因素导致；发生于各个年龄阶段；可针对病因治疗，治疗效果较好。IDD 的诊断除了临床表现之外，还需要进行全面的免疫学检查，以判定缺陷的成分与程度。免疫缺陷病的临床特点如下。

（一）反复、严重、难治性感染

抗体、吞噬细胞、补体缺陷患者，以细菌感染，尤以化脓性细菌感染为主。联合免疫缺陷患者，以机会感染为主要特点，除易感各种病原体之外，对体内寄生的某些无致病力或致病力弱的微生物（真菌、原虫等）也易感。细胞免疫缺陷患者，以病毒、真菌、原虫等病原体感染为主。

（二）易继发自身免疫病

IDD 常继发自身免疫病（以系统性红斑狼疮、类风湿性关节炎、恶性贫血较多见），IDD 患者自身免疫病的发病率高达 14%，正常人群则仅为 0.001% ~0.01%。

（三）易继发恶性肿瘤

IDD 患者尤其是细胞免疫缺陷患者，易继发肿瘤，以淋巴系统肿瘤和白血病居多。发生率较正常人群高 100 ~300 倍。

（四）遗传倾向性

多数 PIDD 有遗传倾向，约 1/3 为常染色体遗传，1/5 为性染色体遗传。15 岁以下的 PIDD 患者多为男性。

（五）系统受累和症状多样性

IDD 涉及免疫器官（如胸腺）、免疫细胞（如树突状细胞、巨噬细胞、NK 细胞、中性粒细胞、T/B 细胞），以及相关细胞信号转导通路上诸多分子的功能紊乱和改变。同时，IDD 在遗传背景、临床表现、免疫学特征等诸多方面呈现多样性和复杂性。

第一节 原发性免疫缺陷病

原发性免疫缺陷病（primary immunodeficiency disease，PIDD）又称先天性免疫缺陷病（congenital immunodeficiency disease，CIDD），是由于免疫系统遗传基因异常或先天性免疫系统发育障碍而致免疫功能不全引起的疾病。因缺陷发生部位不同导致免疫功能低下程度各有所异。2009 年，世界卫生组织（WHO）和国际免疫学联合会（IUIS）将 PIDD 分成八大类：以抗体缺陷为主的免疫缺陷病；联合免疫缺陷；已明确的免疫缺陷综合征；免疫失调性疾病；吞噬细胞数量、功能缺陷；天然免疫缺陷；自身炎性反应性疾病及补体缺陷（见表 12-1）。

表 12－1 常见原发性免疫缺陷病的分类及特点

疾病分类及病名	发病机制	遗传方式	主要免疫功能缺陷
1. 以抗体缺陷为主的免疫缺陷病			
X－性联无丙种球蛋白血症	BtK 缺陷	XL	无成熟 B 细胞
选择性 IgA 缺陷	未明确	AR 或 AD	低或无 IgA
2. 联合免疫缺陷			
X－性联高 IgM 综合征	CD40L 缺陷	XL	无 Ig 类别转化
X－性联重症联合免疫缺陷病	IL－2 受体 γ 链缺陷	XL	T、B 细胞成熟受阻
腺苷脱氨酶缺乏症	ADA 缺陷	AR	T、B 细胞代谢障碍
嘌呤核苷磷酸化酶缺乏症	PNP 缺陷	AR	T、B 细胞代谢障碍
3. 已明确的免疫缺陷综合征			
DiGeorge 综合征	胸腺发育不全	AD	T 细胞重度减少
毛细血管扩张性共济失调综合征	同源 PI3K 缺陷	AR	T 细胞减少
伴湿疹血小板减少的免疫缺陷病	WASP 基因突变	XL	细胞骨架缺陷
4. 免疫失调性疾病			
Chediak－Higashi 综合征	LYST 基因突变	AR	影响溶酶体运输
5. 吞噬细胞数量、功能缺陷			
慢性肉芽肿病	NADPH 氧化酶系统基因缺陷	XL	吞噬细胞功能缺陷
白细胞黏附缺陷病 I 型（LAD－1）	β2 链（CD18）缺陷	AR	白细胞黏附功能降低
6. 天然免疫缺陷			
疣状表皮发育不良	EVER1、EVER2 基因突变	AR	角质细胞、白细胞受累
7. 自身炎性反应性疾病			
早发性炎性肠病	IL－10、IL－10 受体基因突变	AD	IFN－γ 及其他前炎性因子增多
8. 补体缺陷			
遗传性血管神经性水肿	C1INH 基因缺陷	AD	C2a 过多
阵发性夜间血红蛋白尿	PIGA 基因突变	获得性 XL 突变	补体介导的溶血

注：XL：X 连锁；AR：常染色体隐性遗传；AD：常染色体显性遗传。

一、以抗体缺陷为主的免疫缺陷病

缺陷发生在前 B 淋巴细胞阶段，B 淋巴细胞不能成熟，于是就不能生成抗体。实验室指标特征：体内 Ig 水平降低或缺陷，外周血 B 细胞可减少或缺陷，T 细胞数量正常。主要临床表现：反复化脓性感染。

（一）X－性联无丙种球蛋白血症（X－linked agamaglobulinemia，XLA）

是最为常见的原发性抗体缺陷性疾病，又称 Bruton 病。为 X 连锁隐性遗传，多见于男性婴幼儿。发病机制为 B 细胞的信号转导分子酪氨酸激酶（Bruton's tyrosine kinase，Btk）基因缺陷，使得 B 细胞发育过程中信号转导障碍，导致 B 细胞发育停滞于前 B 细胞阶段，成熟 B 细胞数量减少或缺失。患儿一般在出生 6～8 个月时发病，临床表现以反复持久的细菌感染为多见，但对病毒、真菌等胞内感染仍有一定抵抗力。血清中各类 Ig 含量明显降低（IgG <2g/L），骨髓中前 B 细胞数正常，外周血 T 细胞数及功

能亦正常。

（二）选择性 IgA 缺陷

该病是最常见的选择性 Ig 缺陷，为常染色体显性或隐性遗传，其确切发病机制尚不清楚。免疫学特点为血清 IgA 水平低下（<50mg/L），SIgA 含量也很低，而 IgG 和 IgM 正常或升高；细胞免疫功能正常。临床上约半数病人可无临床症状，极少数病人出现严重感染，常伴自身免疫病和超敏反应。该病目前尚无满意的治疗方法，但一般预后良好，少数病人可自行恢复合成 IgA 的能力。

二、联合免疫缺陷病

联合免疫缺陷病（combined immunodeficiency disease，CID）是一类因 T、B 细胞均出现发育障碍或缺乏细胞间相互作用所致的疾病，多见于婴幼儿与新生儿。联合免疫缺陷病的病因和严重程度是不定的。如缺陷发生在淋巴干细胞阶段，造成 T、B 细胞严重缺失，或 T 细胞缺失、B 细胞数量正常但由于缺乏 T 细胞辅助而引起抗体缺陷等，就会发生重症联合免疫缺陷病（severe combined immunodeficiency disease，SCID），病人表现为易于感染各种微生物。

（一）T、B 细胞均缺陷的重症联合免疫缺陷病（T－B－SCID）

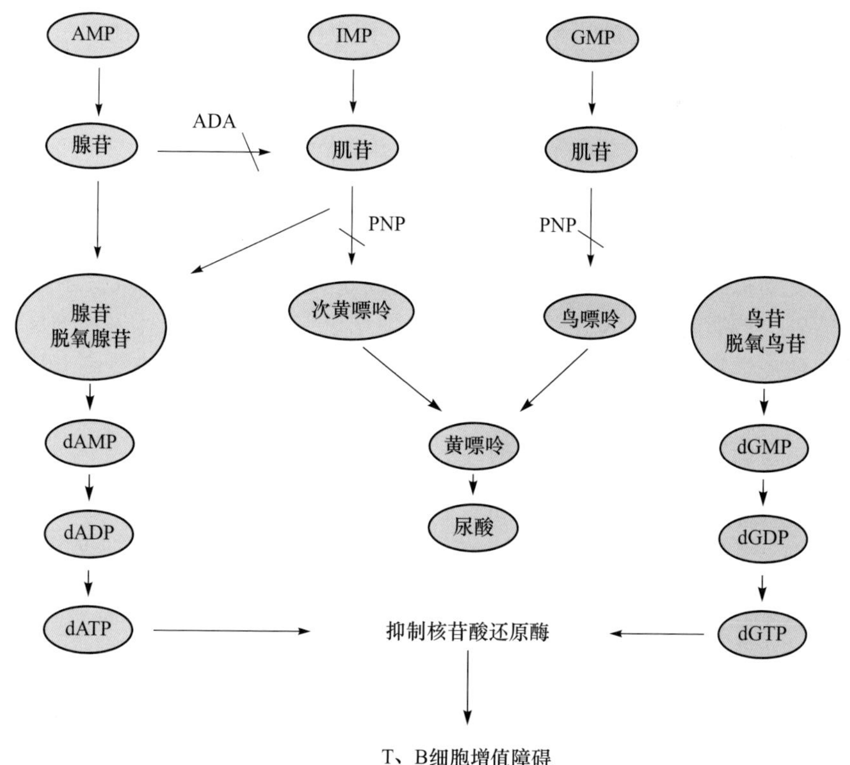

图 12－2 ADA、PNP 缺乏导致免疫缺陷的途径

T、B 细胞均缺陷的重症联合免疫缺陷病是源自骨髓干细胞的 T、B 细胞发育异常所致的细胞和体液免疫功能同时丧失的遗传综合征。患儿多在出生 1 个月内发病，易发生各种感染，生长发育停滞，预后差。

1. 腺苷脱氨酶（adenosine deaminase，ADA）缺乏症 属常染色体隐性遗传性 SCID，约占 SCID 的 17%。该病是由于 ADA 基因突变或缺陷，导致 ADA 的缺乏，使腺苷、脱氧腺苷分解障碍，造成核苷酸代谢产物 dATP 和 dAMP 在细胞内大量蓄积，对早期 T、B 细胞有毒性作用，影响 RNA、DNA、蛋白质和磷脂合成，使 T、B 细胞发育成熟受阻（见图 12-2）。该病患者反复出现细菌、真菌、病毒的感染。

2. 嘌呤核苷磷酸化酶（purine nucleotide phosphorylase，PNP）缺乏症 约占 SCID 的 4%，也属常染色体隐性遗传性 SCID。由于 PNP 基因突变或缺陷，导致 PNP 的缺乏，使鸟苷转化为鸟嘌呤、肌苷转化为次黄嘌呤通路发生障碍，造成核苷酸代谢产物 dGTP 等在细胞内大量蓄积，对早期 T、B 细胞有毒性作用，影响淋巴细胞的分化、发育、成熟，造成 T 细胞和 B 细胞缺陷（见图 12-2）。

（二）T 细胞缺陷 B 细胞正常的重症联合免疫缺陷病（T-B+SCID）

患者表现为血液中 T 细胞数量明显减少；B 细胞数量正常或升高，但几乎无功能，血清中 Ig 含量降低；NK 细胞数量降低或正常。

X-性联重症联合免疫缺陷病（X-Linked SCID，XSCID）为 X 性连锁遗传缺陷。患者临床表现为 T 细胞缺乏或显著减少，B 细胞数量正常但无 T 细胞辅助，导致 Ig 生成减少和类型转换障碍。发病机制为 IL-2Rγ 链基因突变；而 IL-2Rγ 链参与多种细胞因子（IL-2、IL-4、IL-7、IL-9、IL-15、IL-21 等）的信号转导并调控 T、B 细胞分化、发育和成熟。IL-2Rγ 链基因突变使得 T 细胞发育停滞于 pro-T 阶段，B 细胞和 NK 细胞发育受阻。

（三）X-性联高 IgM 综合征（X-linked high IgM syndrome，XLHM）

该病的发病机制是 T 细胞 CD40L 基因突变或缺失，生发中心形成受阻，出现抗体类别转换障碍。该病通常为 X 连锁隐性遗传，多见于男性。病人临床表现为反复发生化脓性感染。免疫学特点为血清中 IgG、IgA 降低，IgM 增高或正常。由于高 IgM 血症同时影响 $CD4^+$ T 细胞和树突状细胞及巨噬细胞的相互作用，该病也会表现出细胞免疫缺陷，因此该病目前归于联合免疫缺陷病。

三、吞噬细胞数量、功能缺陷

担负吞噬作用的吞噬细胞包括组织中的巨噬细胞和血液中的单核细胞、中性粒细胞。吞噬细胞缺陷包括吞噬细胞数量减少和功能异常，此类病人易患各种化脓菌感染，特别是机会菌感染。

（一）中性粒细胞数量减少

又可分为粒细胞减少症（granulocytopenia）和粒细胞缺乏症（agranulocytosis）。发病机制主要是遗传因素导致的髓样干细胞分化发育障碍。临床表现有高热、寒颤、乏力，肺部、泌尿道、皮肤、口腔黏膜等严重感染；重症者可死于败血症。

（二）吞噬细胞功能缺陷

1. 慢性肉芽肿病（chronic granulomatous disease，CGD） 该病发病机制为患儿体内高铁细胞色素氧化还原酶 NADPH（还原型辅酶Ⅱ）功能缺陷，导致吞噬细胞内“呼吸爆发”过程障碍，导致患者易反复发生严重的细菌、真菌感染。临床表现是反复的化脓性感染，淋巴结、皮肤、肝、肺、骨髓等器官有慢性化脓性肉芽肿或伴有瘘管形成。

2. 白细胞黏附缺陷（leukocyte adhesion deficiency，LAD） 分为 LAD－1 和 LAD－2 两种。

LAD－1 发病机制是由于 CD18 基因突变，使中性粒细胞、巨噬细胞、T 细胞、NK 细胞表面整合素家族成员表达缺陷，导致中性粒细胞不能与内皮细胞黏附、移行并穿过血管壁到达感染部位。

LAD－2 发病机制是一种岩藻糖转移酶基因突变，使得白细胞和内皮细胞表面缺乏能与选择素家族成员结合的寡糖配体 sialyl－Lewisx（sLex），导致白细胞与内皮细胞间的黏附障碍。

LAD 临床均表现为反复的化脓性细菌感染。

四、补体系统缺陷病

多数为常染色体隐性遗传，少数为常染色体显性遗传，属最少见的原发性免疫缺陷病。在补体系统中，几乎所有的补体固有成分、补体调控蛋白及补体受体都可发生缺陷。临床表现为反复化脓性细菌感染。

（一）遗传性血管神经性水肿

因患者 C1INH 基因缺陷，使 C2a 产生过多，导致血管通透性增高。表现为反复发作的局部皮肤、黏膜水肿，若水肿发生于喉头可导致窒息死亡。

（二）阵发性夜间血红蛋白尿（PNH）

该病发病机制为编码糖基磷脂酰肌醇（GPI）的 pig－α 基因翻译后修饰缺陷。补体调节成分衰变加速因子（DAF/CD55）和膜反应性溶解抑制物（MIRL/CD59）是补体溶细胞效应的抑制因子，它们通过 GPI 锚定在细胞膜上。由于 GPI 合成障碍，患者红细胞膜不能锚定 DAF 和 MIRL，而发生补体介导的溶血。表现为慢性溶血性贫血，全血细胞减少和静脉血栓形成，晨尿中出现血红蛋白。

五、已明确的免疫缺陷综合征

已明确的免疫缺陷综合征是一类不属于其他分类，但临床表型、致病基因已经明确的免疫缺陷综合征。

（一）先天性胸腺发育不全综合征（DiGeorge 综合征）

发病机制是妊娠早期胚胎第三、四咽囊分化发育障碍，导致起源于该部位的器官如胸腺、甲状旁腺、主动脉弓、唇和耳等发育不全。患者体内T细胞重度减少，缺乏T细胞应答；B细胞和抗体功能正常或偏低。患者有鱼状唇、耳朵位置偏低、眼间距宽等面部特征；主要临床表现为反复感染病毒、真菌等胞内寄生的病原体。若不慎接种卡介苗等减毒活疫苗，则可发生严重感染甚至死亡。

（二）毛细血管扩张性共济失调综合征（ataxia telangiectasia syndrome，ATS）

毛细血管扩张性共济失调综合征属常染色体隐性遗传病，其特点是进行性小脑共济失调，面部和眼结膜毛细血管扩张，呼吸道的反复感染（以肺炎、鼻窦炎多见），部分病例可并发恶性肿瘤。可能的发病机制为ATM基因突变，DNA修复缺陷，磷脂酰肌醇3－激酶（PI3K）基因缺陷，TCR和Ig重链基因断裂等。

（三）伴湿疹血小板减少的免疫缺陷病（Wiskott－Aldrich syndrome，WAS）

伴湿疹血小板减少的免疫缺陷病又称威斯科特－奥尔德里奇综合征，属性连锁隐性遗传病。发病机制是位于X染色体上编码WAS蛋白（WASP）的基因缺陷，细胞骨架功能障碍，使免疫细胞间相互作用受阻。该病的特点是新生儿、婴儿期即可发病，男性多见。临床以血小板减少、反复感染、皮肤湿疹为主要特征，亦可伴发恶性肿瘤、自身免疫病等。

第二节　获得性免疫缺陷病

获得性免疫缺陷病（acquired immunodeficiency disease，AIDD）是指后天发生于其他疾病基础上、营养不良、放射线照射、免疫抑制剂长期使用等所引起的免疫系统暂时或持久的损害，所导致的免疫功能低下。获得性免疫缺陷病较之原发性免疫缺陷病更为普遍，常为暂时性的免疫缺陷，大部分在消除病因后逐渐恢复。根据发病的原因不同可将获得性免疫缺陷分为两大类：继发于某些疾病的免疫缺陷和理化因素导致的免疫缺陷。

一、诱发获得性免疫缺陷病的因素

（一）疾病因素诱发的免疫缺陷

1. 感染　许多病毒、细菌、真菌及原虫感染常可引起机体免疫功能低下。如麻疹病毒、风疹病毒、巨细胞病毒、严重的结核杆菌或麻风杆菌感染均可引起患者T细胞功能下降。尤以人类免疫缺陷病毒（Human Immunodeficiency Virus，HIV）引发的艾滋病最为严重。

2. 恶性肿瘤　患恶性肿瘤特别是淋巴组织的恶性肿瘤常可进行性地抑制患者的免疫功能。在广泛转移的癌症患者中常出现明显的细胞免疫与体液免疫功能低下。

3. 蛋白质丧失、消耗过量或合成不足　患慢性消耗性疾病时蛋白质消耗增加；患肾病综合征、慢性肾小球肾炎、急性及慢性消化道疾病及大面积烧伤或烫伤时，蛋白质包括免疫球蛋白大量丧失；而消化道吸收不良和营养不足时，蛋白质合成不足。以上多种原因均可使免疫球蛋白减少，体液免疫功能减弱。

（二）理化因素诱发的免疫缺陷

1. 长期使用免疫抑制剂、细胞毒药物和某些抗生素 抗肿瘤药物（叶酸拮抗剂和烷化剂）可同时抑制T细胞和B细胞的分化成熟，从而抑制免疫功能。某些抗生素如氯霉素能抑制抗体生成和有丝分裂原诱导的T细胞、B细胞的增殖反应。大剂量肾上腺皮质激素可导致免疫功能全面抑制。

2. 放射线损伤 放射线是抑制同种组织器官移植排斥及治疗恶性肿瘤的有效手段。而大多数淋巴细胞对γ射线十分敏感。大剂量的放射性损伤可造成永久性的免疫缺陷。

二、获得性免疫缺陷综合征

获得性免疫缺陷综合征（acquired immunodeficiency syndrome，AIDS）自1981年首先由美国疾病控制中心报道以来，不仅在美国而且在全球日益蔓延。本病的特点为免疫缺陷伴机会性感染、继发性肿瘤和神经系统异常。临床表现为发热、乏力、体重下降、腹泻、全身淋巴结肿大及神经系统症状。50%患者有肺部机会性卡氏肺孢菌（pneumocystis carinii）感染，其他机会性病原体有曲霉、白色念珠菌、新生隐球菌、巨细胞病毒（cytomegalovirus）、疱疹病毒（herpes virus）和弓形虫（toxoplasma）等。此外，约有1/3患者有多发性Kaposi肉瘤、淋巴瘤等恶性肿瘤，病情险恶，死亡率高。约有1/3患者出现中枢神经系统疾病（如艾滋病性痴呆）。

本病的病因是HIV的感染。HIV选择性地侵犯和破坏$CD4^+$细胞（T细胞、单核/巨噬细胞、树突状细胞、神经胶质细胞等）；HIV感染机体后，机体内$CD4^+$ T细胞数量不断减少，淋巴组织结构不断破坏，最终导致严重的免疫缺陷。

（一）HIV侵入免疫细胞的机制

由于HIV与靶细胞表面的CD4分子高度亲和，因而CD4分子被认为是HIV的受体入侵门户。HIV为一种逆转录病毒，分核心及包膜两大部分，包膜的糖蛋白gp120可与靶细胞膜上的CD4分子结合，导致其构象改变，使其掩盖的gp41暴露出来。gp41的N末端由一段高度保守的疏水序列组成，该序列以“桥”的形式直接与细胞膜相互作用，将HIV包膜与靶细胞膜相连接，利用膜自身的疏水作用介导病毒包膜与靶细胞膜相互融合，使病毒核心进入靶细胞。

（二）HIV损伤免疫细胞的机制

1. $CD4^+$ T细胞 由于$CD4^+$ T细胞是调节整个免疫系统的枢纽细胞，$CD4^+$ T细胞的消减必然影响到IL-2、IFN-γ以及激活巨噬细胞、B细胞等有关的多种淋巴因子的分泌，将进一步影响$CD4^+$ T细胞及其他免疫活性细胞的功能。

（1）HIV直接杀伤靶细胞 包括：①病毒包膜糖蛋白插入细胞膜或病毒颗粒出芽释放时对靶细胞膜的损伤；②抑制细胞膜磷脂合成，影响细胞膜功能；③感染HIV的靶细胞表面表达的gp120分子与周围未感染细胞表面的CD4分子结合，引起细胞融合等，加速细胞死亡；④病毒增殖而导致的对细胞生理功能和正常代谢的干扰；⑤HIV感染并损伤骨髓前体细胞，导致造血细胞生成障碍。

（2）HIV 间接杀伤靶细胞作用　①诱导感染细胞产生具有细胞毒性的细胞因子；②HIV 感染细胞的膜病毒抗原与特异性抗体结合，通过激活补体或介导 ADCC 效应将细胞裂解；③HIV 编码的产物有超抗原样作用，引起可表达 TCRVβ 链的 $CD4^+$ T 细胞死亡。

（3）HIV 诱导细胞凋亡　①gp120 分子与 T 细胞表面 CD4 分子交联，激活钙通道使细胞内钙离子浓度升高致细胞凋亡；②gp120 分子与 T 细胞表面 CD4 分子交联，促使靶细胞表达 Fas 分子，通过 Fas/FasL 途径导致凋亡；③HIV 编码 tat 蛋白可增强 $CD4^+$ T 细胞对 Fas/FasL 效应的敏感性，促进其凋亡。

2. B 细胞　gp41 的羧基末端肽能诱导多克隆 B 细胞激活，引起高丙种球蛋白血症并产生多种自身抗体；导致 B 细胞功能紊乱及 Th 细胞对 B 细胞辅助作用减弱，患者抗体应答能力下降。

3. 巨噬细胞　HIV 感染单核/巨噬细胞，损伤了其杀菌、趋化、黏附功能，影响了细胞表面 MHC－Ⅱ分子的表达，使细胞抗原提呈能力下降。巨噬细胞被 HIV 感染但却不易被病毒杀死，可成为病毒的庇护所；而且病毒可随巨噬细胞游走全身，导致感染的扩散。

4. 树突状细胞　该细胞是 HIV 感染的重要靶细胞以及庇护所。外周免疫器官（淋巴结、脾脏等）中的树突状细胞通过 Fc 受体结合 HIV－抗体复合物，其细胞表面就成为了 HIV 的贮存库，不断感染外周免疫器官内的巨噬细胞、Th 细胞，并致外周免疫器官结构、功能损坏，引起组织、外周血中树突状细胞数量大幅减少，功能下降。

5. NK 细胞　HIV 感染 NK 细胞后，NK 细胞数量没有减少但其分泌 TNF－α、IFN－γ 等细胞因子能力下降，因而导致其细胞毒的活性下降。

（三）HIV 传播途径

AIDS 的主要传染途径为：①性交接触感染，最为常见；②血液传播，如输血和血制品的应用等；③母婴传播，母体病毒经胎盘感染胎儿或通过哺乳、黏膜接触等方式感染婴儿。④HIV 诱导的机体特异性免疫应答

1. 体液免疫　HIV 感染机体数星期后，体内出现抗 HIV 特异性抗体，称为血清转阳。但由于 HIV 包膜蛋白的过度糖基化和突变体的快速出现，产生的抗体对控制血浆中病毒载量的作用有限，反而促进了体内病毒的进化，产生了可以逃逸抗体作用的突变株。针对这些突变株，机体又会产生新的中和抗体，此类抗体又会诱导新的突变株逃逸机体免疫，属于多次反复共进化过程。而体内抗体反应的推进总是比逃逸突变体的进化慢了一步。

2. 细胞免疫　机体主要通过细胞免疫阻止 HIV 的感染。

（1）$CD8^+$ T 细胞　HIV 感染机体后，可特异性激活 $CD8^+$ T 细胞，杀伤被病毒感染的靶细胞，并可针对 HIV 编码的所有蛋白抗原。CTL 所产生的细胞毒效应以及血浆中病毒的水平与病程及预后有关，在急性期，机体不断产生特异性抗体及 CTL，使 HIV 的复制受到抑制；而到了疾病晚期，$CD4^+$ T 细胞数量不断下降，导致针对 HIV 的 CTL 细胞也开始下降，对病毒复制的抑制作用不断减弱，机体内病毒数量大幅增加。

（2）$CD4^+$ T 细胞　HIV 可刺激机体 $CD4^+$ T 细胞分泌各种细胞因子，辅助体液免

疫和细胞免疫。在急性期，病毒感染者外周血 T 淋巴细胞以分泌 IL－2、IFN－γ 为主；而疾病发展到晚期，以分泌 IL－4、IL－10 为主；表明了 Th1 细胞为主的细胞免疫对机体的保护作用。

（五）HIV 感染的免疫学诊断

HIV 感染的免疫学诊断方法主要包括 HIV 抗原检测、抗 HIV 抗体检测、HIV 核酸检测、CD4$^+$T 细胞和 CD8$^+$T 细胞数目和功能检测等。

1. HIV 抗原检测 HIV 核心抗原 p24 一般潜伏期检测为阴性，但出现于急性感染期和 AIDS 晚期；故检测该抗原可作为感染者早期或晚期病毒量的间接指标。

2. 抗 HIV 抗体检测 作为艾滋病的常规检测指标，可用于 HIV 感染者的诊断、血液筛查、监测等。

3. HIV 核酸检测 对 HIV 核酸进行定性、定量检测，可用于疾病早期诊断、病程预测监控、病毒耐药性及遗传变异检测、指导治疗及疗效判定等。

4. CD4$^+$T 细胞和 CD8$^+$T 细胞数目和功能检测 测定 CD4$^+$T 细胞和 CD8$^+$T 细胞数目和功能，可辅助临床进行疾病分期、评估进展、判断预后、选择抗病毒治疗适应证及疗效评价等。

目前 HIV 感染的检测，参照美国临床实验室标准化协会（Clinical and Laboratory Standards Institute CLSI）M53－P 及相关文件主要包括初步试验和补充试验，应根据特定情况如急性 HIV 感染、近期 HIV 感染的诊断，怀孕期、分娩期和新生儿期 HIV 感染，采取特定的检测策略和结果解释。HIV 感染的正确诊断对阻止 HIV 的传播及适当的临床治疗是至关重要的，实验室应按照 CLSI 标准进行 HIV 检测及结果解释，以提高检验结果的可靠性，为临床诊疗提供有效的依据。

（六）AIDS 预防和治疗

本病的预后差，死亡率达 100%，致病原因虽已清楚，但制备有效的疫苗尚有待时日，其困难在于 HIV 在不同的患者有惊人的多型性，目前又无理想的治疗药物，因此大力开展预防，对防止 AIDS 流行至关重要。

1. 预防 加强 AIDS 相关知识的宣传教育；禁毒和控制性行为传播；对血制品及血液进行严格检验和管理；防止医院交叉感染等。

2. 治疗 目前临床上常采用的是美籍华裔科学家何大一提出的“鸡尾酒”疗法，即选择一种蛋白酶抑制剂与两种逆转录酶抑制剂联合用药，从而有效抑制病毒复制。自 20 世纪 90 年代中期开始使用该方法，有效降低了病毒载量以及艾滋病的死亡率；但由于该方法尚不能完全清除病毒和治愈 HIV 感染，患者需要终生服药。

第三节 免疫缺陷病的治疗原则

目前尚无根治免疫缺陷病的方法。有的免疫成分可以采用替代疗法，如输入 γ－球蛋白制剂以补偿 γ－球蛋白的不足，或进行骨髓或造血干细胞移植等。有感染的应积极控制感染。免疫重建是一个方向，免疫增强剂可能有一定作用。

一、减少感染

加强营养，细心护理，减少感染机会十分重要。应避免接种活疫苗，如脊髓灰质炎减毒活疫苗、麻疹减毒活疫苗等，接种活疫苗有诱发感染的危险。要积极治疗各种慢性感染。一般情况下，IDD 患儿不宜使用肾上腺皮质激素及其他免疫抑制剂。要严格控制扁桃体和腺样体切除术。除非有特殊情况，脾切除术应列为禁忌。

二、抗生素的应用

应加强感染的病原学检查。应做咽、血、脓和其他分泌物的细菌培养，有目的地选择抗生素。如抗生素无效，应考虑有分枝杆菌、真菌、病毒或原虫感染的可能。应用丙种球蛋白仍有反复感染或患 Wiskott - Aldrich 综合征等而常发生严重感染时，应预防性持续使用抗生素。

三、免疫制剂的应用

免疫制剂的应用，可补充各种免疫分子（免疫球蛋白、细胞因子等），以增强机体免疫功能。

（一）丙种球蛋白

人血丙种球蛋白注射剂中 95% 以上是 IgG，仅有微量的 IgM、IgA 和其他血清蛋白质。因为 IgM、IgA 的半衰期只有 7 天左右，而且含量甚低，故无治疗意义。作为替代疗法，对于那些缺乏 IgG 或 IgG 亚类的体液免疫缺陷者，坚持注射丙种球蛋白能有效控制感染，但对联合免疫缺陷者收效有限。

（二）转移因子

转移因子（transferfactor，TF）是 T 淋巴细胞分泌的一种介质，是致敏淋巴细胞的提取物，可转移迟发型超敏反应，将细胞免疫能力转移给未致敏的淋巴细胞。这是一种过继免疫（adoptive immunity）。因为转移因子是低分子物质（分子量低于 10000），本身不具有免疫原性。极少量转移因子即可迅速发挥作用。原发或继发性细胞免疫缺陷病人均可应用。

（三）胸腺肽

胸腺肽是一种由牛、猪等动物胸腺分离制备的低分子量多肽类。可影响 T 细胞的产生、cAMP 和 cGMP 的细胞内调节，并增强机体的细胞免疫功能。主要用于细胞免疫功能低下，也有人成功地用于治疗联合免疫缺陷病。

（四）其他

应用重组 IFN - γ 治疗 CGD，应用重组 IL - 2 增强 AIDS 病人的免疫功能，应用重组 ADA 治疗 ADA 缺乏导致的 SCID 等。

四、免疫重建

借助骨髓或造血干细胞移植以补充机体免疫细胞，重建机体免疫功能。目前已用于治疗重症联合免疫缺陷病、伴湿疹血小板减少的免疫缺陷病、慢性肉芽肿病、DiGeorge综合征等。

五、基因治疗

取患者的淋巴细胞或脐血干细胞作为受体细胞，将正常外源基因转染受体细胞后，再回输体内，所产生的正常基因产物可替代不正常或缺失的基因产物。例如，分离患者 $CD34^+$ 细胞，转染正常的 ADA 基因后回输体内，治疗 ADA 缺陷引起的 SCID；同样，ZAP－70、IL－2Rγ 链等基因缺陷所致疾病也有可能通过该方法治疗。

小结

免疫缺陷病（IDD）是免疫系统因先天发育不全或后天因素所致的免疫细胞的发育、分化、增殖和代谢异常，并导致免疫功能障碍所出现的临床上以反复感染为主的一组综合征。免疫缺陷病按其发生的原因可分为原发性免疫缺陷病（PIDD）和获得性免疫缺陷病（AIDD）两大类，他们均会导致免疫功能低下或缺失，易发生严重感染或肿瘤。PIDD 分成八大类：以抗体缺陷为主的免疫缺陷病；T、B 细胞联合免疫缺陷；其他定义明确的免疫缺陷综合征；免疫失调性疾病；吞噬细胞数量、功能缺陷；天然免疫缺陷；自身炎性反应性疾病及补体缺陷。AIDD 是指发生在其他疾病基础上（如慢性感染、恶性肿瘤、烧伤、外科手术、代谢紊乱等）、营养不良、放射线照射、免疫抑制剂长期使用所引起的免疫系统暂时或持久的损害，所导致的免疫功能低下。AIDS 是一种最常见的 AIDD，HIV 主要侵犯 $CD4^+$ T 细胞及表达 CD4 分子的单核/巨噬细胞、树突状细胞、神经胶质细胞等。HIV 感染机体后，机体内 $CD4^+$ T 细胞数量不断减少，淋巴组织结构不断破坏，最终导致严重的免疫缺陷。

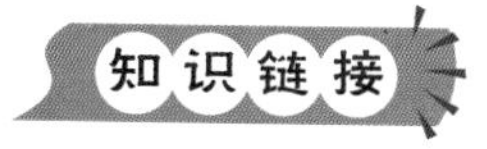

艾滋病的发现

1981 年 1 月的一天，美国加州大学洛杉矶分校医学中心接诊了一名叫迈克尔的病人，是个 31 岁的高大帅气的男模，同性恋者，因不明原因的高烧和体重减轻住院。5 天后，在没有被确诊的情况下，迈克尔出院了。一周后，他又因高烧重回医院。这次的病因为卡氏肺孢子虫肺炎，这是一种极罕见的肺炎，通常会出现在有免疫缺陷的儿童或是器官移植者身上。

从 1980 年 10 月至 1981 年 5 月间，共有 5 位男性同性恋住院患者被确诊为卡氏肺孢子虫肺炎，同时他们还是巨细胞病毒感染者。1981 年 6 月 5 日，美国疾病预防和控制中心发布消息称洛杉矶爆发了一种异常的肺炎。这一天后来被定为艾滋病发现日。

同年 7 月美国疾病预防和控制中心发现过去两年半的时间，共有 26 位男性同性恋患者有罕见的卡波肉瘤（Kaposi's）。那时，即便专业人士也认为，这是男同性恋的特有疾病。这个被称作“令人恐惧的医学之谜”的病症，在 1982 年 9 月被疾病控制中心首次正式命名为获得性免疫缺陷综合征（简称 AIDS）。

随着被感染人数和死亡人数的增多，人们发现，不仅仅是男同性恋者，异性恋男女、吸毒者等更多的人开始患病。关于艾滋病的传染方式，当时人们知之甚少。

1983 年 5 月，法国巴斯德研究所的肿瘤病毒室主任吕克 · 蒙塔格尼博士等人在《科学》杂志上发表了一份报告，称分离出一种新的人类逆转录病毒。1984 年，美国国家卫生研究院肿瘤研究所的罗伯特 · 盖洛及同事在《科学》杂志上发文宣布，他们发现的一种人类逆转录病毒可能是导致艾滋病的元凶。

尽管两家在首先发现权上一直存有争议，直到 1994 年 7 月 11 日美国卫生和人类服务部承认艾滋病毒发现权属法国研究小组，由此终止了这场法美两国历时数年在这个问题上的医学纷争。不过人类毕竟发现了导致艾滋病的病毒，即人类免疫缺陷病毒（HIV）。随后，科学家们发现 HIV 可以通过精液、阴道分泌物、血液和乳汁等传播。

联合国艾滋病规划署发布的全球艾滋病流行状况报告指出，目前全世界 HIV 感染者超过 3300 万。

第十三章　自身免疫病

免疫系统具有识别“自己”与“非己”的能力，对“非己”产生免疫应答，对“自己”产生免疫耐受。但在一定条件下免疫系统仍会对“自己”产生免疫应答，有时甚至造成自身组织或者器官的损伤并导致其生理功能障碍，发生自身免疫病（autoimmune disease，AID）。已经发现的人类自身免疫病有数十种，几乎涉及人体所有的组织和器官。自身免疫病的治疗尚缺乏理想手段，是危害现代人类健康的主要疾病之一。

第一节　自身免疫与自身免疫病

一、自身免疫

免疫系统产生针对宿主自身抗原的自身抗体（autoantibody）或自身反应性T淋巴细胞（autoreactive T lymphocyte），称为自身免疫（autoimmunity）。正常情况下，自身免疫应答是自限性的，属生理性的自身免疫。正常人血清中可检出自身抗体，自身抗体出现的频率和滴度随年龄增长而增高。大多数自身抗体的效价较低，与自身抗原的亲和力低，不足以造成自身组织的损伤，故又称为“生理性自身抗体”。其主要功能是清除体内衰老、凋亡、蜕变的自身成分，识别和清除带有交叉抗原的微生物，调节免疫应答平衡，以维持机体生理自稳。例如，类风湿因子（rheumatoid factor，RF）是抗自身变性IgG的抗体，可与多价变性IgG结合形成免疫复合物，被单核/巨噬细胞清除；抗独特型抗体具有免疫调节作用。

二、自身免疫病

正常的自身免疫对机体具有生理功能，但自身免疫应答过强或时间过长，以致破坏自身正常组织结构并引起相应临床症状时，则导致自身免疫病。自身免疫病由病理性的自身抗体或自身攻击性T细胞引起，所有AID患者体内均存在针对自身抗原的自身抗体和（或）自身反应性T/B细胞。病理性的自身抗体由抗原刺激产生，多为IgG，特异性强，与自身抗原结合的亲和力高。某些病理性自身抗体（如抗血小板抗体、抗甲状腺球蛋白抗体、抗乙酰胆碱受体抗体和抗肾上腺皮质细胞的抗体等）可直接导致疾病发生；另一些自身抗体（如抗DNA抗体、抗核蛋白抗体等）则通过形成免疫复合物而导致组织损伤。多种自身免疫病由自身攻击性 T 细胞介导，如多发性硬化症（multiple sclerosis，MS）、胰岛素依赖性糖尿病（insulin - dependent diabetes mellitus，IDDM）、桥本甲状腺炎（Hashimoto's thyroiditis，HT）等。

三、自身免疫病的基本特征

不同 AID 的临床表现和诊断标准不同，但具有以下共同特点：

1. 患者体内可检出高效价自身抗体和（或）自身反应性 T 细胞；应用患者血清或淋巴细胞可使疾病被动转移。

2. 多数自身免疫病的病因不清，有各种不同的诱因，如微生物感染、精神因素等。

3. 女性患者多于男性，发病率随年龄而增高（但多初发于育龄阶段），有一定的遗传倾向。

4. 病情转归与自身免疫应答的强度密切相关，且应用免疫抑制剂治疗有效。

5. 除某些病因明确的继发性自身免疫病可随原发疾病治愈而消退外，多数病因不明的自身免疫病常呈反复发作和慢性迁延趋势。

6. 疾病常常有重叠性，患者可出现多种自身免疫病的特征。

四、自身免疫病的分类

根据自身免疫应答针对的靶抗原所分布的范围，自身免疫病一般分为器官特异性自身免疫病（organ specific autoimmune disease）和系统性自身免疫病（systemic autoimmune disease）。前者的靶抗原定位于特定的器官或细胞类型，病理改变常局限于某一特定器官，如胰岛素依赖型糖尿病（IDDM）、多发性硬化症（MS）和桥本甲状腺炎（HT）等；后者的靶抗原位于多种组织和器官，多为细胞核成分等，病变分布广泛，可发生于多种器官及组织，如肝脏、肾脏和关节等，系统性红斑狼疮（SLE）、类风湿性关节炎（RA）等属此类（见表 13 - 1）。自身免疫病的上述两类并非绝对，多数自身免疫病介于两者之间，往往以某个器官为主，同时不同程度影响其他器官。如原发性胆汁性肝硬化症，病变主要表现为小胆管炎性细胞浸润，但血清中抗体主要针对线粒体，非肝脏特异。此外，某些 AID 患者可同时伴发其他 AID，出现疾病的交叉重叠现象。如自身免疫性甲状腺炎患者中恶性贫血的发病率明显增高，同时恶性贫血患者中自身免疫性甲状腺炎的发病率高于期望值。

表 13 - 1　自身免疫性疾病及其相应的自身抗原

自身免疫病	病变定位	已知的主要自身抗原
器官特异性自身免疫病		
桥本甲状腺炎（HT）	甲状腺	甲状腺球蛋白、甲状腺过氧化物酶
毒性弥漫性甲状腺肿（Graves 病）	甲状腺	甲状腺细胞表面 TSH 受体
原发性肾上腺皮质功能减退症（Addison 病）	肾上腺	肾上腺皮质细胞，ACTH 受体
恶性贫血	胃	胃壁细胞腺苷酸环化酶、内因子
胰岛素依赖性糖尿病（IDDM）	胰岛	胰岛 β 细胞，谷氨酸脱羧酶（GAD），酪氨酸磷酸酶（IA）

续表

自身免疫病	病变定位	已知的主要自身抗原
多发性硬化症（MS）	脑，脊髓	髓鞘碱蛋白（MBP）
重症肌无力（MG）	肌肉	乙酰胆碱受体
自身免疫性溶血性贫血	红细胞	红细胞膜表面分子
特发性血小板减少性紫癜	血小板	血小板膜蛋白
系统性自身免疫病		
类风湿性关节炎（RA）	关节、肺、心脏等	IgG，中间丝相关蛋白，纤维蛋白
多发性肌炎（polymyositis）	骨骼肌	肌肉抗原，氨酰 tRNA
系统性红斑狼疮（SLE）	皮肤、关节、肾、肺、心、脑等	核抗原（DNA、组蛋白、核糖核蛋白等）、细胞浆成分（线粒体、微粒体）

第二节 自身免疫病发生的相关因素和机制

多数自身免疫病的确切病因和机制目前尚未完全阐明，自身免疫耐受的终止或破坏是自身免疫病发生的根本原因。在维持自身耐受的情况下，机体免疫系统通过中枢耐受和外周耐受机制对自身组织成分保持无应答或低应答状态。自身免疫病患者的直系亲属患同一种疾病的几率（同病率）为 5% ~10%，同卵双生双胞胎的同病率为 15% ~50%。一方面说明遗传因素在自身免疫病的发生中起重要作用，另一方面说明遗传因素绝非自身免疫病发生的唯一因素。一般认为，遗传因素与环境因素（如饮食习惯、药物、紫外线照射、微生物感染等）相互影响和作用，导致自身耐受的终止和破坏。

如下的因素和机制与自身免疫病的发生相关。

一、自身抗原相关因素与机制

（一）隐蔽抗原释放

机体某些组织位于被称为免疫赦免区（immune priviledge site）的特殊解剖位置，如脑、睾丸、眼球等，其中的某些抗原成分［如神经髓鞘磷脂碱性蛋白（myelin basic protein，MBP）、精子、晶状体蛋白］与免疫系统相对隔绝，称为隐蔽抗原（sequestered antigen）。由于这些抗原在胚胎期未曾与免疫系统接触，与其相应的淋巴细胞未发生克隆删除而依然存在。在手术、外伤或感染等情况下，这些位于免疫赦免区的成分释放入血流或淋巴液，与免疫系统接触，激活相应的自身反应性淋巴细胞，从而引发针对隐蔽抗原的自身免疫应答和 AID。例如：眼外伤导致眼球晶状体蛋白（隐蔽抗原）释放，刺激机体产生相应的自身抗体和特异性 CTL 细胞，对健侧眼组织进行攻击，从而导致交感性眼炎。

（二）自身抗原改变

生物因素（细菌、病毒、寄生虫）、物理因素（光、热、辐射）、化学因素（化合物、化学药物）等均可使自身物质发生改变，对自身具有了免疫原性，刺激机体发生免疫应答，产生自身抗体和自身反应性T细胞，引起AID。例如：自身变性IgG与相应自身抗体（IgM，类风湿因子）形成的免疫复合物可引起类风湿性关节炎；多种药物可吸附于血细胞表面，使其具有免疫原性，刺激机体产生针对血细胞的自身抗体，导致自身免疫性血细胞减少症。

（三）分子模拟

某些病原微生物具有与宿主正常细胞或细胞外基质相同或相似的抗原表位，宿主针对病原微生物产生的免疫应答产物也能攻击具有相同或相似抗原表位的宿主自身成分，这种现象被称为分子模拟（molecular mimicry）。分子模拟可导致交叉反应而引发自身免疫病。例如，EB病毒基因编码的蛋白与人脑的碱性髓鞘蛋白有共同抗原表位，这些病毒的感染可能诱发多发性硬化症。链球菌的某些抗原与人的肾小球基底膜或心肌细胞抗原有分子模拟，所以链球菌感染可能引发急性肾小球肾炎和风湿热（见图13-1）。多种微生物的热休克蛋白（HSP）和人的HSP及多种组织有共同抗原，可因交叉反应而发生肾小球肾炎、慢性活动性肝炎、类风湿性关节炎、SLE等。因此针对外来抗原（尤其是病原微生物）的抗体与自身抗原发生交叉反应是诱发自身免疫异常的重要因素。

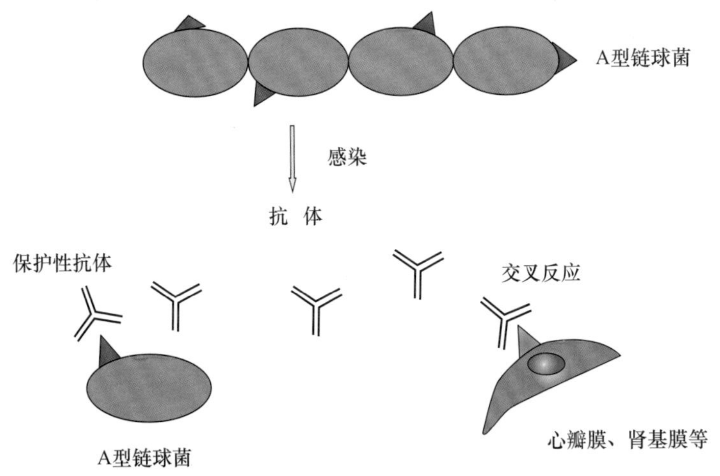

图13-1 分子模拟

（四）表位扩展

一种抗原分子可能有多种表位，有首先激发免疫应答的优势表位，还有后续激发免疫应答的隐蔽表位。免疫系统针对一个优势表位发生应答后，可能对隐蔽表位相继发生免疫应答，这种现象称为“表位扩展”（epitope spreading）。正常情况下，自身抗原的隐蔽表位并不暴露或水平极低，故相应的T细胞克隆可能逃逸胸腺的阴性选择，出现在外周成熟T细胞库中。随着疾病进展，免疫系统不断扩大所识别的自身抗原表位的范围，使更多的自身抗原遭受免疫攻击，导致疾病迁延不愈并不断加重。表位扩展与系统性红斑狼疮、类风湿性关节炎、多发性硬化症和胰岛素依赖性糖尿病的发病相关。

二、机体免疫功能失常

（一）自身反应性淋巴细胞“克隆删除”障碍

自身反应性 T 细胞和 B 细胞分别在胸腺和骨髓分化成熟的过程中，通过识别基质细胞所提呈的自身抗原肽－MHC 分子（或自身抗原）而发生克隆删除，此即阴性选择所致的中枢耐受。少数逃避克隆删除的自身反应性 T、B 细胞进入外周，若被自身抗原激活，则通过活化诱导的细胞死亡（AICD）而被清除，此即外周耐受。若中枢耐受或外周耐受机制发生障碍，某些自身反应性淋巴细胞可能逃避克隆删除，针对相应自身抗原产生应答，引起 AID。

（二）自身反应性淋巴细胞异常活化

1. 旁路活化　由于机体针对自身抗原的自身反应性 T 细胞通过中枢耐受或外周耐受机制被清除或处于耐受状态，所以虽然相应自身反应性 B 细胞仍保持对该自身抗原 B 细胞表位的应答能力，但因缺乏 Th 细胞的辅助而不能活化。某些微生物抗原具有与特定自身抗原相似或相同的 B 细胞表位，但具有不同的 T 细胞表位，这些微生物感染机体后，可激活针对微生物抗原 T 细胞表位的特异性 Th 细胞，从而绕过原已耐受的 Th 细胞，使由于缺乏 Th 细胞辅助信号而处于失活状态的自身抗原特异性 B 细胞克隆激活，产生自身免疫应答。此种途径称为 T 细胞旁路（T cell bypass）活化（见图 13－2）。

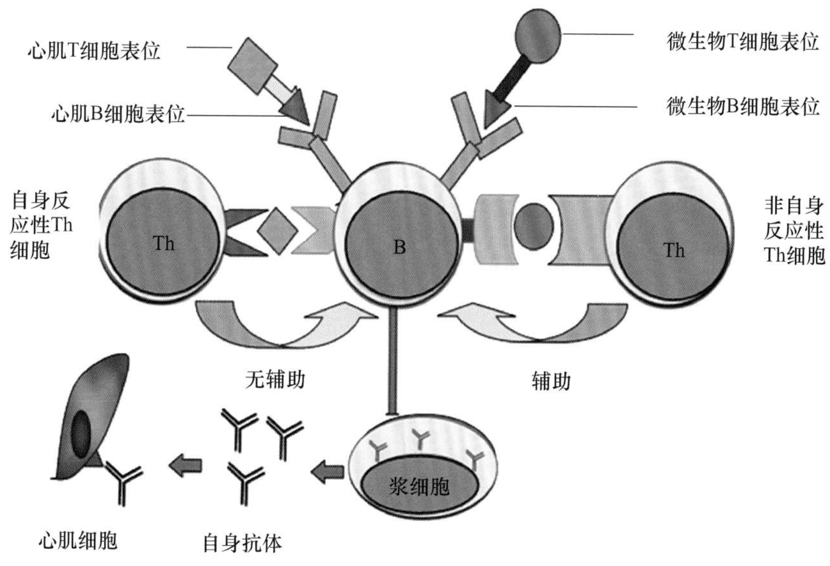

图 13－2　T 细胞旁路激活

2. 多克隆淋巴细胞活化　许多病原微生物组分属多克隆激活剂或超抗原，可非特异性激活大量淋巴细胞克隆，产生自身抗体或自身反应性 T 细胞。例如：脂多糖（LPS）可非特异性活化大量 B 细胞，产生自身抗体；EB 病毒也可活化多克隆 B 细胞，除产生特异性抗病毒抗体外，还可产生抗平滑肌、核蛋白、淋巴细胞和红细胞等的自身抗体（见图 13－3）；某些超抗原可激活大量 T/B 细胞，其中包括自身反应性 T/B 细胞。

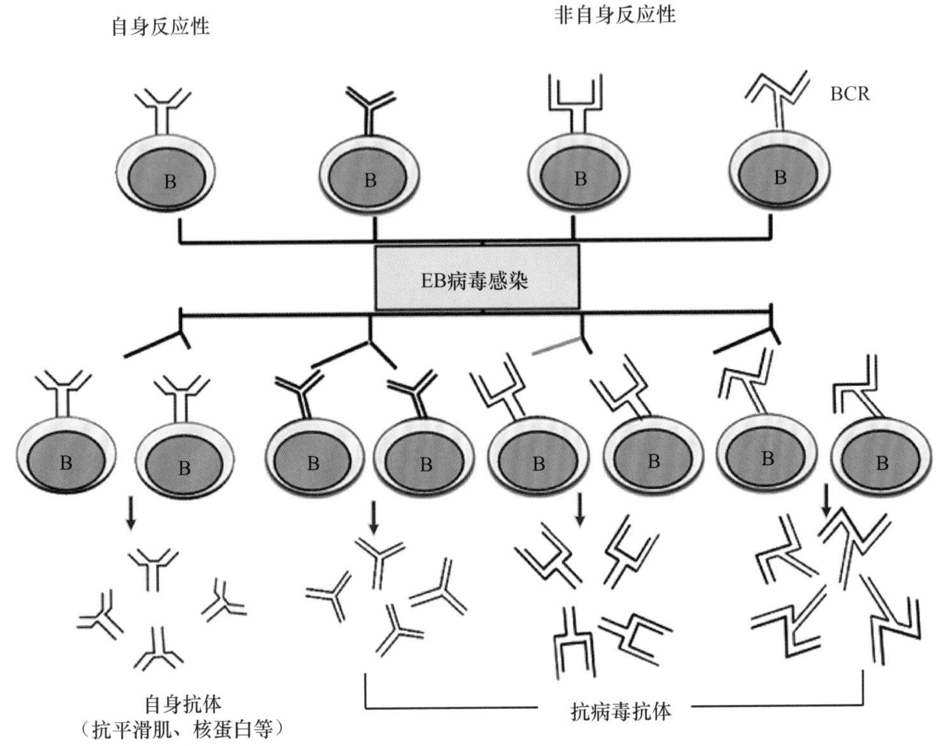

图 13－3 多克隆 B 细胞激活

3. 淋巴细胞突变 理化、生物或某些原发因素导致淋巴细胞发生突变，使其抗原识别能力异常，对自身物质产生免疫应答。

（三）免疫调节功能紊乱

1. MHC－Ⅱ类分子表达异常 正常细胞（除专职抗原提呈细胞外）几乎不表达 MHC－Ⅱ类分子，因而不能提呈自身抗原给自身反应性 T 细胞，这是 T 细胞对自身抗原产生外周耐受的机制之一。多种病原微生物的组分（如 LPS、细菌 DNA 和病毒核酸等）可直接刺激固有免疫细胞产生细胞因子，使正常细胞表达 MHC－Ⅱ类分子，从而终止自身反应性 T 细胞的外周耐受，引发 AID。如胰岛素依赖性糖尿病患者的胰岛 β 细胞高表达 MHC－Ⅱ类分子，而健康人的胰岛 β 细胞不表达该分子。

2. Treg/Th17 功能异常 调节性 T 细胞（Treg）分化或功能异常是导致自身免疫病发生的机制之一。非肥胖型糖尿病（non－obese diabetic，NOD）小鼠发生 1 型糖尿病，过继转移同品系小鼠的 Treg 则可抑制该疾病的发生；出生 3 天的小鼠切除胸腺可引发多器官的自身免疫病，过继输入 Treg 则可防止这些自身免疫病的发生。

Th17 细胞是人体内最重要的致炎效应细胞之一，与 AID 的发生、发展密切相关。树突状细胞分泌的 IL－23 刺激 Th17 细胞增殖并分泌 IL－17 等细胞因子，参与自身免疫病的发生发展。已发现 Th17 细胞与银屑病、多发性硬化症、类风湿性关节炎、炎症性肠病等自身免疫病密切相关。

Treg 细胞和 Th17 细胞的动态平衡在维持机体免疫自稳的过程中发挥着重要的作用，二者失衡可导致 AID 的发生。

3. Th1/Th2 细胞调节异常 病原微生物感染或组织损伤等因素所产生的炎症反应，能通过分泌的细胞因子影响 Th 细胞向 Th1 细胞和 Th2 细胞分化。Th1 细胞和 Th2 细胞功能失衡与 AID 发生相关。一般而言，Th1 细胞偏移，多发生器官特异性 AID，而 Th2 细胞及其分泌的细胞因子可拮抗此类疾病的发生；Th2 细胞偏移，则多发生系统性 AID。但是，Th1 细胞也参与系统性红斑狼疮和类风湿性关节炎的发生。

三、遗传因素

自身免疫病的发生有家族聚集倾向，即遗传易感性。遗传因素从两方面影响对 AID 的易感性：①机体对特定抗原能否产生免疫应答及应答的强度受遗传控制，尤以 MHC 的作用最为重要；②多种免疫分子参与免疫应答，若编码这些分子的基因发生异常，可影响自身耐受的维持，表现为对 AID 易感。

（一）自身免疫病与 MHC 基因

大样本群体分析发现，携带某些特定 HLA 基因的个体，患某些自身免疫病的危险性大于未携带该 HLA 基因的个体，即 MHC 与自身免疫病的发生有关联。例如：HLA－B27 与强直性脊柱炎关联；HLA－DR3 与重症肌无力、系统性红斑狼疮、胰岛素依赖性糖尿病和 Graves 病关联；HLA－DR4 与类风湿性关节炎、IDDM 和寻常性天疱疮关联。其机制有两种假说：①选择性假说：在胸腺 T 细胞的阴性选择中，由于个体 MHC 不能识别和结合某些自身抗原肽，使某些自身反应性 T 细胞逃避了阴性选择而存留。②分子模拟假说：特定的 MHC 分子提呈与自身抗原相似的微生物抗原，以分子模拟方式诱发自身免疫病。

（二）自身免疫病与其他基因

已发现多种免疫相关基因的缺陷与自身免疫病发生相关。例如：Fas/FasL 基因缺陷的患者，其 AICD（活化诱导的细胞死亡）机制出现障碍，使自身应答性淋巴细胞的凋亡受阻，易发生自身免疫性淋巴细胞增殖综合征、系统性红斑狼疮等多种 AID；补体成分 C1q 或 C4 缺陷者，因清除免疫复合物的功能障碍而易发生由免疫复合物引起的自身免疫病，如系统性红斑狼疮。

第三节 自身免疫病的组织损伤机制

AID 是由自身抗体和（或）自身反应性 T 细胞攻击破坏自身细胞和组织所致。AID 中自身组织损伤的机制类似于Ⅱ、Ⅲ、Ⅵ型超敏反应。某一种自身免疫病的发生可能由数种机制同时或先后参与，但以某种机制为主。

一、自身抗体介导组织损伤或功能异常

（一）自身抗体直接介导细胞和组织损伤

针对细胞表面或细胞外基质抗原的自身抗体直接与靶抗原结合，通过Ⅱ型超敏反应机制，如激活补体发生补体依赖的细胞毒作用（CDC）、经由抗体和补体发挥调理吞噬作用、通过NK细胞发挥ADCC作用而最终损伤自身细胞或组织。例如，在自身免疫性溶血性贫血、药物引起的血细胞减少症等疾病中，自身抗体与血细胞结合通过以上机制引起血细胞的裂解；抗Ⅳ型胶原的自身抗体与肺和肾的基底膜Ⅳ型胶原结合，通过以上机制引起基底膜损伤，发生肺肾综合征（goodpasture's syndrome）。

（二）自身抗体介导细胞和组织功能异常

抗细胞表面受体的自身抗体与细胞表面受体（自身抗原）结合后，激动或阻断受体的作用，导致细胞和组织功能异常，发生自身免疫病。

1. 激动型抗受体自身抗体 毒性弥漫性甲状腺肿（Graves病）患者血清中存在抗促甲状腺激素受体（thyroid stimulating hormone receptor，TSHR）的自身抗体，此抗体与TSHR结合，可模拟促甲状腺激素的作用，刺激甲状腺细胞分泌过量甲状腺激素，导致甲状腺功能亢进（见图13－4）；某些低血糖症患者体内产生抗胰岛素受体（激活剂样）的自身抗体，此类抗体与胰岛素受体结合，可发挥类似于胰岛素样的效应，引起低血糖症。

2. 阻断型抗受体自身抗体 自身抗体与细胞表面受体结合，可阻断天然配体与受体结合，或介导受体内化并降解，从而抑制受体功能。例如，重症肌无力患者体内存在抗神经肌肉接头部位乙酰胆碱受体的自身抗体，该抗体可竞争性抑制乙酰胆碱与受体的结合，并促进乙酰胆碱受体内化、降解，从而阻断运动神经元所释放乙酰胆碱对骨骼肌的信号传递，出现以骨骼肌收缩无力为特征的临床表现（见图13－4）。

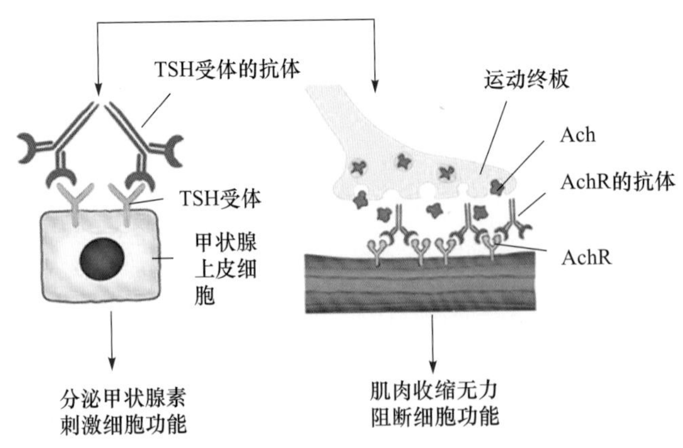

图13－4 Graves病和重症肌无力的发生机制

二、自身抗原－抗体复合物介导组织损伤

可溶性自身抗原与相应抗体结合可形成循环免疫复合物，其随血流而沉积于某些部

位的组织间隙，通过Ⅲ型超敏反应机制，激活补体而介导以中性粒细胞浸润为主的组织损伤。例如，系统性红斑狼疮患者体内持续产生针对自身细胞核抗原的自身 IgG 抗体，与自身核抗原结合形成大量循环免疫复合物，沉积在肾小球、关节、皮肤及其他器官的毛细血管，进而引起多器官、多系统病变；类风湿性关节炎也主要由自身变性 IgG 与相应自身抗体（IgM，RF）结合形成免疫复合物，沉积于关节滑膜，导致关节组织损伤。

三、自身反应性 T 细胞介导组织炎性损伤

自身反应性 T 细胞通过Ⅳ型超敏反应机制，主要引起单个核细胞浸润为主的炎性病变，在多种 AID（尤其是器官特异性 AID）的免疫损伤中起重要作用。例如：胰岛素依赖性糖尿病（IDDM）患者的胰岛组织中有 $CD8^+$ 和 $CD4^+$ T 细胞浸润，CTL 特异性杀伤胰岛 β 细胞，Th1 细胞产生细胞因子引起炎症反应，并损伤胰岛细胞；在实验性自身免疫性脑脊髓炎（experimental autoimmune encephalomyelitis，EAE）发病中，髓鞘碱性蛋白（MBP）特异性的 Th1 细胞介导中枢神经系统损害。此外，自身反应性 T 细胞在桥本甲状腺炎等 AID 发病中也起重要作用。

第四节　自身免疫病的防治原则

不同自身免疫病的临床表现不同，但由于它们具有相似的免疫学发病机制，因而享有共性的治疗原则。治疗自身免疫病的理想方法是重新恢复免疫系统对自身抗原的耐受，但迄今尚缺乏理想的治疗措施。目前，临床干预措施除消除引起免疫耐受异常的因素外，主要采用免疫抑制剂控制自身免疫应答，仅限于缓解或减轻 AID 患者临床症状。近几十年来，针对免疫机制研究免疫生物治疗以调节免疫应答的不同环节，阻断疾病发展进程，取得了一些进展，但目前国际上仅几种免疫生物制剂应用于临床，有数十种进入临床研究。

一、常规防治原则

（一）去除诱因

应用疫苗或抗生素预防或控制可通过抗原模拟诱发自身免疫病的微生物感染，以去除自身免疫病的诱因；因药物引起的自身免疫病应立即停止使用相应药物，并避免再次使用。

（二）抗炎疗法

控制炎症反应是缓解或减轻自身免疫病临床症状的主要疗法。糖皮质激素是最强的抗炎药物，非甾体类抗炎药有抗炎止痛作用，均是治疗自身免疫病的常用药。

（三）免疫净化

通过血浆置换、双重滤过血浆净化、免疫吸附血浆净化等技术，除去血液中异常的抗体、免疫复合物等引起自身免疫病的成分，达到治疗自身免疫病的目的。可用于治疗

血液中有高滴度自身抗体或免疫复合物的多种难治性自身免疫病，如毒性弥漫性甲状腺肿、重症肌无力、类风湿性关节炎和系统性红斑狼疮等，可缓解病情。

（四）免疫抑制剂

常用免疫抑制剂有环孢素 A（cyclosporin A，CsA）、FK506、硫唑嘌呤、环磷酰胺、甲氨蝶呤等。如 CsA 和 FK506 均可阻断 TCR 介导的信号转导，干扰 IL－2 基因转录，选择性抑制 T 细胞活化和增殖，用于治疗 SLE、RA、IDDM、EAE 和银屑病等自身免疫病。

二、免疫生物治疗

（一）针对细胞因子的治疗

针对细胞因子的治疗是自身免疫病免疫生物治疗中最成熟的疗法。由于致炎因子在自身免疫病的免疫损伤中有重要作用，因此成为免疫生物治疗的主要靶分子。可利用致炎因子的单克隆抗体、重组细胞因子受体、重组细胞因子受体拮抗剂等阻断细胞因子的致炎作用。如 TNF－α 单抗可抑制 TNF－α 及其表达细胞的致病作用，可用于 Crohn 病和类风湿性关节炎的治疗；IL－1 受体拮抗剂（IL－1Rα）通过干扰 IL－1 与其受体的结合而阻断其生物学作用，可用于治疗类风湿性关节炎。动物实验证明，应用 Th2 型细胞因子 IL－4、IL－10 或 IL－13 可抑制 EAE 发展；IFN－β 可抑制 IL－12 的作用，用于治疗多发性硬化症。

（二）口服自身抗原诱导自身耐受

口服抗原易诱导免疫耐受，可用于预防 AID 发生。目前已获准进行临床实验研究的有：口服重组胰岛素，用于防治糖尿病；口服Ⅱ型胶原，用于防治类风湿性关节炎；口服碱性髓鞘蛋白，用于治疗多发性硬化症等。但是，应用此法防治人类自身免疫病尚存在诸多待解决的问题。

（三）抑制 T 细胞活化

有多种方案抑制自身反应性 T 细胞的活化。如通过对自身抗原进行鉴定及序列分析，可设计出与 MHC 分子或 TCR 具有高亲和力的短肽，用于阻断 TCR 和自身抗原肽－MHC 分子间的特异性结合，阻断自身抗原诱发的 T 细胞应答；抗 CD4 和抗 TCR 单克隆抗体可抑制自身反应性 T 细胞活化及其功能；CTLA－4 Ig 是 CTLA－4 与 Ig Fc 段构成的可溶性融合蛋白，可与 B7－1、B7－2 高亲和力结合，阻止它们与 T 细胞表面 CD28 分子相互作用，从而抑制 T 细胞激活。目前以上方法大多仅应用于动物实验。

（四）清除自身反应性 T 细胞

在 MBP 诱导 EAE 的实验研究中发现，给正常鼠注射少量 MBP 特异性 T 细胞（T 细胞疫苗），实验动物不仅不发生 EAE，且随后给其注射大量活化的 MBP 特异性 T 细胞和 MBP 加佐剂，也不发生 EAE，说明 MBP 特异性 T 细胞可作为疫苗，用于防治啮齿类动物的 EAE。将毒素或放射性物质与自身抗原肽偶联，通过与特异性 TCR 结合而选择性杀伤自身反应性 T 细胞。此外，还可用其他方案清除自身反应性 T 细胞。

（五）同种异体造血干细胞移植

由于自身免疫病的发生与患者免疫细胞异常有关，故应用同种异体造血干细胞移植以重建患者的免疫系统，有可能治愈某些自身免疫病。

自身免疫病免疫生物治疗的研究显示出其具有良好的应用前景。

小结

正常机体发生生理性的自身免疫，维持机体生理自稳。但自身免疫应答过强或时间过长，以致破坏自身正常组织结构并引起相应临床症状时，则导致自身免疫病。不同 AID 的临床表现和诊断标准不同，但具有一些共同特点。自身免疫病可分为器官特异性自身免疫病和系统性自身免疫病。

多数自身免疫病的确切病因和机制尚未完全阐明，遗传因素与环境因素相互影响和作用，导致自身耐受的终止和破坏是自身免疫病发生的根本原因。自身免疫病发生的相关因素和机制包括自身抗原因素（隐蔽抗原释放、自身抗原改变、分子模拟、表位扩展）、机体免疫功能失常（自身反应性淋巴细胞“克隆删除”障碍、异常活化、免疫调节功能紊乱）及遗传因素（MHC 基因、其他免疫相关基因）。

自身免疫病的组织损伤是由自身抗体和（或）自身反应性 T 细胞攻击破坏自身细胞和组织所致。AID 中自身组织损伤的机制类似于Ⅱ、Ⅲ、Ⅵ型超敏反应。

迄今尚缺乏理想的治疗措施。目前常规防治原则是消除引起免疫耐受异常的因素、抗炎治疗、免疫净化疗法和免疫抑制剂治疗。针对免疫机制采用免疫生物治疗以调节免疫应答的不同环节，阻断疾病发展进程，可望成为治疗自身免疫病的理想疗法。

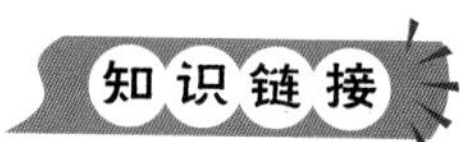

自身免疫病与表观遗传学

自身免疫病是由遗传因素和环境因素参与的复杂疾病。遗传背景只能决定个体对疾病的遗传倾向或者易感性，而不是疾病发生的最终因素。以往研究发现，有些被证明具有遗传性的疾病并不能完全用精确的遗传学观点解释，这就说明基因组中除了 DNA 和 RNA 之外，基因的表达还受到其他因素的调控。表观遗传学是在不改变基因序列的前提下，通过 DNA 甲基化、组蛋白共价修饰、RNA 干扰、染色质重塑等多种机制而影响和调节基因的功能和特性，并能通过细胞分裂和增殖周期遗传给后代。表观遗传学对环境刺激非常敏感，这就提示我们是否可以从基因序列变异以外的因素来认识疾病的发生、发展。研究者已在多种自身免疫病中发现，免疫细胞表观遗传学调节的失误将破坏自身的免疫耐受。如研究发现，女性易患狼疮的原因与DNA甲基化状态相关，女性系统性红斑狼疮患者其一条失活的X染色体的调节序列发生DNA低甲基化使CD40过度表达。表观遗传学在自身免疫病的发生发展中的重要作用正日益受到各国研究者的重视，未来将开发出新的药物以纠正自身免疫病患者的异常表观遗传修饰，从而达到对疾病治疗的目的。

第十四章　抗感染免疫

抗感染免疫（anti－infectious immunity）是机体免疫系统识别和清除病原体的一系列生理性防御机制。病原体在侵入机体形成感染的同时，也活化了机体的免疫系统，产生防御应答。病原体感染的结局取决于感染毒力和机体免疫力的博弈。如果病原体被机体免疫系统清除，机体康复；如果机体无法彻底清除病原体，感染就持续存在，导致慢性感染甚至危及生命。根据抗感染免疫发生时间及机制的不同，分为固有性抗感染免疫（innate immunity）与适应性抗感染免疫（adaptive immunity），后者包括由体液免疫（humoral immunity）和细胞免疫（cell－mediated immunity）构成的系统免疫，以及黏膜免疫（mucosal immunity）。

第一节　固有性抗感染免疫

固有免疫系统作为人体的第一道防线，在病原体入侵机体时首先发挥作用。通过屏障功能、体液效应分子，以及固有免疫细胞吞噬和杀伤病原体的功能，在感染发生的早期可抑制、阻断、杀灭病原体，并诱导固有免疫晚期应答非特异性清除病原体，对于控制病原体数量和感染范围起到关键作用。作为抗原提呈细胞（antigen－presenting cell，APC），树突状细胞与巨噬细胞等加工提呈病原体抗原活化T细胞，启动适应性免疫应答；并通过分泌细胞因子对适应性免疫应答进行调节。

一、抗细菌感染固有免疫应答

（一）抗胞外细菌感染

胞外细菌引起的固有免疫应答主要是补体活化、吞噬作用和炎症反应。

1. 补体活化　革兰阳性菌的细胞壁主要成分肽聚糖或革兰阴性菌细胞壁中的LPS，可经替代途径活化补体。细菌表面的甘露糖残基可与甘露糖结合凝集素（mannan－binding lectin，MBL）结合，通过凝集素途径活化补体。补体活化后产生调理作用，增强对细菌的吞噬。此外，补体激活后产生的膜攻击复合物（membrane attack complex，MAC），可在细菌的细胞膜上形成亲水性穿膜孔道以溶解细菌。此外，补体通过招募并活化粒细胞，刺激炎症应答。

2. 吞噬细胞的活化和炎症反应 吞噬细胞使用不同的PRR来识别胞外细菌，也可通过Fc受体和补体受体分别结合抗体和补体蛋白调理的细菌。识别病原体后，TLRs等受体及其下游胞质中的各种病原微生物产物识别元件都参与吞噬细胞的活化，促进其对微生物的吞噬及杀伤作用。此外，微生物活化的DCs和吞噬细胞分泌细胞因子，使白细胞趋化至感染（炎症）部位，吞噬并消灭细菌；RoRγt$^+$ ILC3细胞表达IL－23受体，响应IL－23刺激，分泌IL－22，促进杀微生物肽的产生，对抗革兰阴性菌感染起到重要作用。

（二）抗胞内细菌感染

固有免疫系统抵御胞内菌的主力是吞噬细胞和NK细胞。吞噬细胞（中性粒细胞首先启动，随后是MΦ）吞进并试图消灭这些微生物，但胞内菌可通过抑制溶酶体的降解作用，从而逃逸固有免疫细胞的吞噬杀伤。TLRs及胞质中的NLRs识别细菌产物，活化吞噬细胞。NOD1或NOD2与相应的配体结合后通过活化MAPK和NF－κB信号级联反应导致促炎因子和趋化因子产生。

胞内菌活化NK细胞的机制，可通过诱导NK细胞活化配体的表达；或者刺激DCs与MΦ产生IL－12和IL－15，二者均可激活NK细胞。NK细胞产生的IFN－γ，又可激活MΦ的杀菌功能。NK细胞为机体提供了早期的防御。研究表明，缺失T细胞和B细胞的严重免疫缺陷小鼠，能够通过NK细胞产生的IFN－γ短暂控制胞内菌－单核细胞增生性李斯特菌（Listeria monocytogenes）的感染。

二、抗病毒感染固有免疫应答

病毒是严格的胞内感染病原体，通过宿主细胞表面的受体进入细胞，激活干扰素、NK细胞和MΦ等早期非特异免疫防御机制。

（一）干扰素（Interferon，IFN）

病毒感染可诱导宿主浆细胞样树突状细胞（plasmacytoid dendritic cell，pDC）分泌I型IFN。IFN产生的机制见图14－1。IFN－α/β能激活邻近细胞的抗病毒机制，活化宿主的多个病毒限制性因子，如APOBEC3G、TRIM5α、Tetherin、SAMHD1等抵抗病毒感染。IFN－γ和IFN－α/β除直接抑制病毒复制外，还能活化MΦ和NK细胞，提高MHC－Ⅰ和MHC－Ⅱ类分子的表达以促进适应性免疫应答对抗病毒感染。

（二）NK细胞

IFN－γ可激活、募集NK细胞至感染部位，NK细胞对多种病毒感染的细胞都具有杀伤作用，是机体在病毒感染早期重要的抗感染机制。病毒感染2天内可检测到活化的NK细胞（见图14－2）。NK细胞识别的细胞表面的具体分子尚不清楚。某些病毒能够通过下调靶细胞表面MHC－Ⅰ类分子的表达逃避CTL的杀伤作用，但不能逃逸NK细胞的杀伤作用。NK细胞亦是抗体依赖性的细胞介导的细胞毒作用（antibody dependent cell mediated cytoxicity，ADCC）的主要效应细胞。

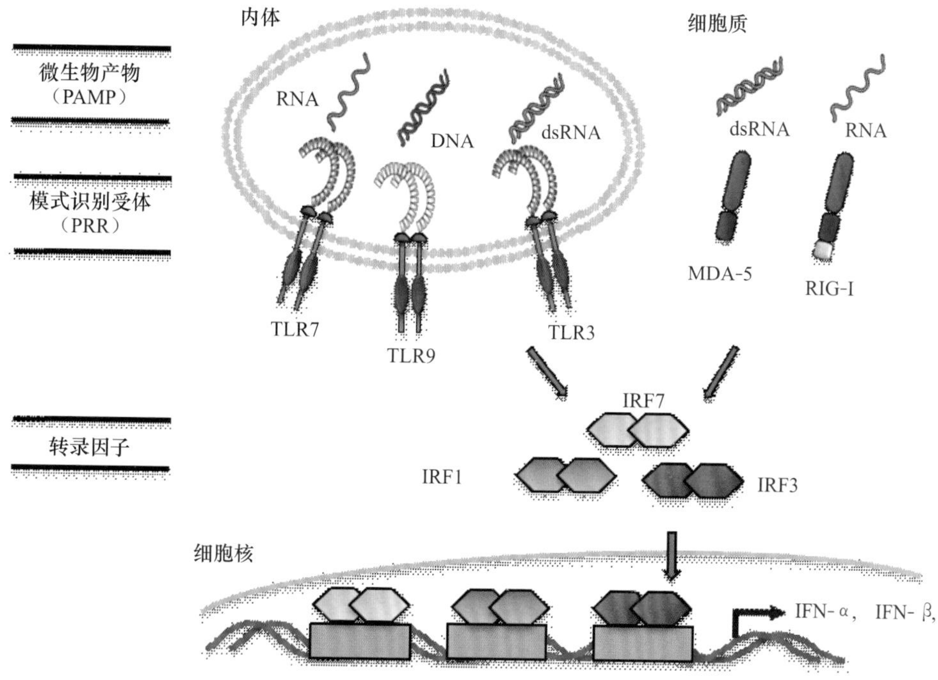

图 14－1　病毒诱导 I 型 IFN 产生的机制

注：病毒核酸和蛋白能被多种细胞受体识别（TLRs，RLRs 家族包括 MDA－5、RIG－I 等），进而活化下游转录因子（IRF 蛋白），刺激 I 型 IFN（IFN－α，IFN－β）产生。

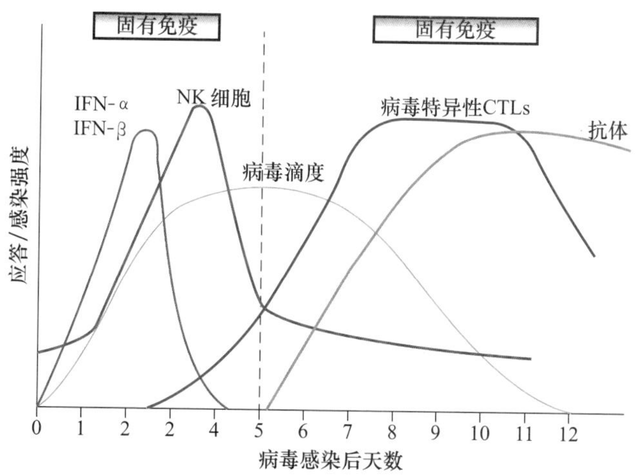

图 14－2　病毒引起的固有免疫和适应性免疫应答

三、抗真菌感染固有免疫应答

真菌感染机体后可寄生在胞外组织和吞噬细胞内。因此，宿主对真菌感染的免疫应答通常和胞外、胞内细菌的免疫应答类似。但是，对其机制的了解却不及抗细菌和病毒免疫，主要是由于缺少合适的动物模型，且感染多发生在不能产生有效免疫应答的个体中。

真菌引起的固有免疫应答主要是由中性粒细胞和 MΦ 介导。中性粒细胞减少症患者尤其易被真菌感染。吞噬细胞和 DCs 能通过 TLRs 和 CLRs 识别真菌体。中性粒细胞可激活呼吸爆发释放活性氧 H_2O_2、HClO 以及溶酶体酶类，将吞进的真菌在胞内杀死。毒性菌株新型隐球菌（*Cryptococcus neoformans*）能够抑制 MΦ 分泌细胞因子 TNF 与 IL－12，而刺激其分泌 IL－10，从而抑制 MΦ 的活化。真菌组分是补体替代途径的强激活剂，此外，补体活化过程中产生的 C5a 与 C3a 可趋化炎性细胞至感染局部，共同发挥抑制真菌的功能。

四、抗寄生虫感染固有免疫应答

常见的动物性寄生虫有原虫、蠕虫、外寄生虫（蜱虫、螨虫）等。尽管原虫、蠕虫可以通过不同机制活化固有免疫应答，但它们已经产生了抵抗宿主的防御机制，故通常能在宿主体内存活并复制。固有免疫应答主要通过吞噬作用清除原虫感染，一些原虫的表面分子能被 TLRs 识别而活化吞噬细胞，但某些原虫能够抵抗并在 MΦ 中进行复制。疟原虫、鼠弓形体、隐孢子虫都表达糖基化磷脂酰肌醇，可活化 TLR2、TLR4。吞噬细胞也会攻击蠕虫并分泌杀菌物质，但蠕虫表面的结构常能抵抗中性粒细胞和 MΦ 的杀伤作用。某些蠕虫可经替代途径活化补体，但其中一些通过不表达与补体结合的表面分子或表达宿主调节蛋白如 DAF 抵抗补体的破坏，从而获得抗性。ILC2 表达 CD127、IL－17RB 以及 IL－33 受体，也参与抗寄生虫感染的固有免疫应答。

第二节　适应性抗感染免疫

由固有免疫系统的 APC 提呈病原体抗原表位，分别活化 T 淋巴细胞和 B 淋巴细胞，前者增殖分化为细胞毒性 T 细胞（cytotoxic T lymphocyte，CTL），特异性杀伤病原体感染的细胞，杀伤病原体感染的靶细胞；后者分化为浆细胞分泌抗体，阻断病原体感染。适应性免疫具有特异性和记忆性，可防御相同病原体的再次感染。

一、抗感染细胞免疫应答

细胞免疫应答是适应性免疫应答的重要组成部分，主要由 APC 和 T 淋巴细胞参与，发挥清除病原体以及被病原体感染的细胞的作用。专业的 APC 主要包括巨噬细胞和树突状细胞，此外，表达 MHC－Ⅰ类分子的体细胞也可以加工并提呈抗原。$CD4^+$ T 淋巴细胞又被称为辅助性 T 细胞（T helper，Th），活化后通过分泌多种细胞因子，如 IL－2、IL－4、IFN－γ、IL－10 等，发挥辅助 $CD8^+$ T 细胞活化、增殖和形成免疫记忆的作用；$CD8^+$ T 细胞是抗感染细胞免疫应答中主要的效应细胞。

（一）T 淋巴细胞的效应机制

1. 活化的 $CD8^+$ T 细胞可通过大量分泌 IFN－γ 直接抑制病毒等病原体的复制。
2. 活化的 $CD8^+$ T 细胞可执行效应 CTL 功能，通过分泌穿孔素和颗粒酶杀伤被感染的细胞，或者通过 Fas－FasL 通路诱导被感染的细胞凋亡。
3. 活化的 Th1 细胞通过分泌 IL－2 和 IFN－γ，可有效激活 MΦ 和中性粒细胞，促进后者对胞内菌的吞噬杀伤。

（二）抗不同的病原体感染细胞免疫应答的机制

1. 细菌　机体清除胞外寄生的细菌如葡萄球菌、肺炎链球菌（*Streptococcus pneumoniae*）等，主要依靠 MΦ 和 NK 细胞的吞噬杀伤以及抗体的中和作用和补体的调理杀伤功能。而在细胞内繁殖的胞内菌如结核分枝杆菌（*Mycobacterium tuberculosis*）等，抗体和补体等体液免疫应答不能对其发挥有效的抑制作用，主要依靠细胞免疫应答来清除（见图 14－3）。

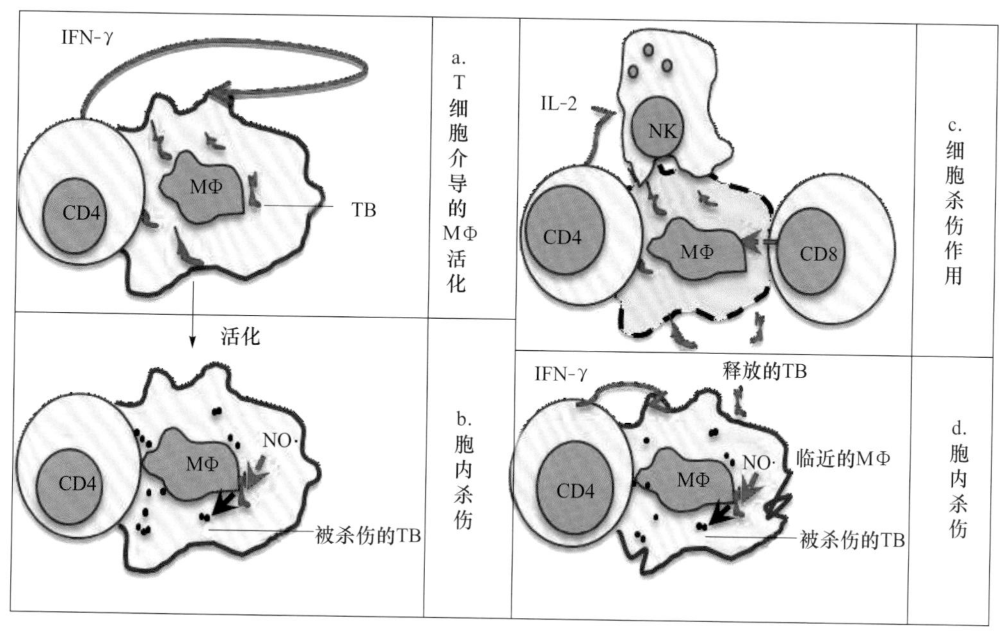

图 14－3　细胞免疫应答杀伤结核分枝杆菌的机制

注：a. 活化的 Th1 细胞通过分泌 IFN－γ 激活结核分枝杆菌感染的巨噬细胞；b. 活化的巨噬细胞通过自嗜以及胞内的 NO · 自由基杀伤结核杆菌；c. 活化的 CD8⁺ T 细胞通过效应 CTL 功能杀伤结核分枝杆菌感染的巨噬细胞；Th1 细胞分泌的 IL－2 可活化 NK 细胞杀伤被感染的细胞；d. Th1 细胞通过分泌 IFN－γ 活化临近的巨噬细胞，使结核分枝杆菌不能在其中建立感染。

荚膜组织胞浆菌等可感染巨噬细胞的真菌，机体对其感染的清除机制与结核分枝杆菌相似。

2. 病毒　机体清除病毒感染则需要体液免疫应答和细胞免疫应答的共同作用。通过特异性抗体 Fc 段的调理作用以及活化补体，可识别病毒感染靶细胞表面所表达病毒蛋白直接杀伤病毒感染细胞。当成熟的病毒颗粒从细胞膜表面出芽释放至胞外后，特异性中和抗体既可抑制新生成的病毒颗粒对靶细胞的感染，还可通过活化补体通路裂解包膜病毒，并通过补体介导的调理吞噬作用清除游离的病毒颗粒。效应性 CTL 功能是清除病毒感染细胞的关键因素，αβT 细胞通过特异性 TCR 识别 MHC－Ⅰ分子提呈的病毒抗原而活化进而杀伤病毒感染的细胞；αβT 细胞还能够通过分泌 IFN－γ 等细胞因子使相邻靶细胞不易被病毒感染，同时活化 NK 细胞杀伤感染细胞。此外，γδT 细胞直接识别病毒包膜蛋白的表位，从而不依赖 MHC－Ⅰ分子发挥效应功能（见图 14－4）。

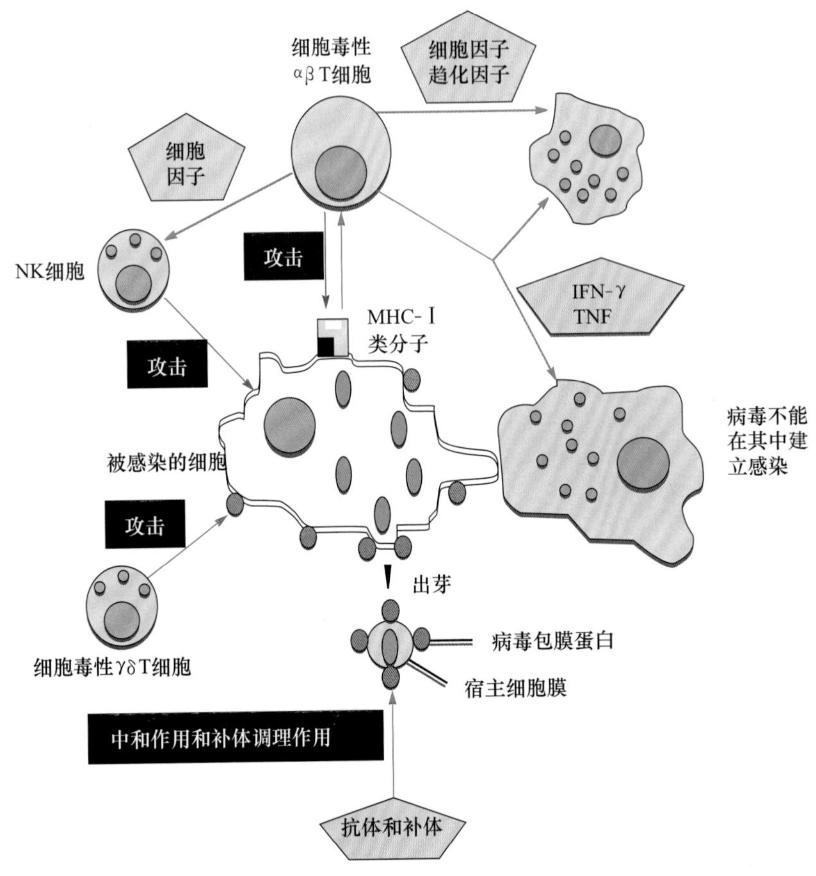

图 14－4 细胞免疫应答杀伤病毒感染细胞的机制

注：活化的 CD8⁺ T 细胞能够通过识别 MHC－Ⅰ类分子提呈的抗原杀伤被病毒感染的细胞，其分泌的 IFN－γ 等细胞因子活化 NK 细胞，杀伤被感染细胞，且 IFN－γ 能够保护临近细胞，使病毒不能在其中建立感染；γδT 细胞能够直接识别杀伤被病毒感染 T 细胞。游离病毒能够直接被抗体中和。

3. 真菌 荚膜组织胞浆菌等可感染巨噬细胞的真菌，机体对其感染的清除机制与结核分枝杆菌相似。

4. 寄生虫 免疫系统清除不同种类的寄生虫的机制不同：对于存在胞外生活史的寄生虫，体液免疫以及嗜中性粒细胞等发挥主要作用；而细胞（CTL、嗜中性粒细胞、巨噬细胞和 NK 细胞）介导的免疫反应则主要清除胞内寄生的寄生虫（见图 14－5）。

综上所述，细胞免疫应答作为适应性免疫应答的组成部分，具有特异性和记忆性的特征，部分特异性 T 淋巴细胞活化后将分化为记忆性 T 淋巴细胞，当再次遇到相同病原体时，记忆细胞将产生快速、强烈的免疫应答。目前大部分对于记忆 T 细胞的理解主要是来源于对位于血液循环以及淋巴组织中的 T 细胞的研究。近年研究发现，一种分化更为完全的记忆 T 细胞，因其长期存在于病原体感染过的组织部位而被命名为组织原位记忆 T 细胞（tissue－resident memory T cells，TRM）。TRM 不参与血液循环以及淋巴循环，在感染早期建立，其维持不需要外周循环中的记忆细胞的迁徙，并且为局部组织提供免疫保护。

寄生虫	布鲁氏锥虫 Tryp anosoma brucei	疟原虫 Plasmodium	布鲁氏锥虫 Tryp anosoma brucei	利什曼原虫 Leishmania
生活史特征	血液中寄生	红细胞或肝细胞中寄生	巨噬细胞中寄生	巨噬细胞中寄生
体液免疫应答				
重要性	+ + + +	+ + +	+ +	+
作用机制	依靠补体的调理作用裂解虫体	抗体阻断感染；补体的调理作用裂解虫体	感染急性期阻断感染	抑制感染
细胞介导的免疫应答				
重要性	—	-	- + + （感染慢性期）	+ + + +
作用机制	—	1. 在红细胞期，依靠细胞因子介导巨嗜细胞活化 2. 肝细胞期依靠CTL作用	1. 细胞因子介导巨噬细胞活化，依靠巨噬细胞的胞内杀伤机制杀伤虫体 2. 熬应性CTL熬应	

图 14－5　适应性免疫系统清除寄生虫感染的机制

二、抗感染体液免疫应答

B 细胞介导的抗感染体液免疫应答可清除胞外病原体，并阻止胞内感染的传播和扩散。成熟的初始 B 细胞离开骨髓进入外周循环，遭遇特异性抗原而活化，增殖、分化为浆细胞而产生抗体。B 细胞的应答过程随刺激机体的抗原种类不同而各异：①胸腺非依赖性抗原（TI－Ag），如细菌 LPS、鞭毛蛋白、荚膜肽聚糖等，无需 APC 和 Th2 细胞辅助，可直接刺激 B1 细胞应答，产生 IgM 类抗体。②胸腺依赖性抗原（TD－Ag）刺激 B2 细胞（即通常意义的 B 细胞）应答，需要 Th2 细胞辅助，产生以 IgG 为主的多类别抗体，产生免疫记忆。分泌型 IgA（SIgA）是黏膜抗感染的重要效应分子。黏膜免疫诱导部位淋巴结诱生的浆细胞通过血循环到达消化道、呼吸道、生殖道等黏膜免疫效应部位，IgA 以二聚体形式合成后在通过黏膜上皮细胞的过程中获得分泌片，以双体 SIgA 形式分泌至黏膜表面。

（一）抗体的抗感染效应机制

1. 抑制病原体黏附　病原体对黏膜上皮细胞的吸附是感染的先决条件。血液中的 IgG，以及黏膜表面的 SIgA 可与相应病原体结合，阻断其在黏膜上皮细胞表面的黏附与定植。

2. 调理吞噬作用　IgG 与病原体颗粒性抗原结合后，可通过其 Fc 段与巨噬细胞、中性粒细胞等表面相应 IgG Fc 受体（FcγR）结合，促进吞噬细胞对抗原的吞噬。

3. 激活补体　IgG1～IgG3、IgM 与相应抗原结合后，可因构型改变而使其 CH2/CH3 功能区内的补体结合位点暴露，从而激活补体经典途径。IgG4、IgA 和 IgE 的凝聚物可激活补体旁路途径。补体激活后可通过膜攻击复合物破坏抗原物质，也可通过激活的各类补体片段发挥趋化、促炎症等作用。

4. 抗体依赖细胞介导的细胞毒作用（ADCC） IgG 与病原体感染的靶细胞结合后，可通过其 Fc 段与 NK 细胞、巨噬细胞和中性粒细胞表面相应 FcγR 结合，促进上述细胞的细胞毒作用，裂解病原体感染的靶细胞。

5. 中和毒素 特异性抗体可直接中和细菌外毒素，能阻止外毒素与易感细胞上的特异性受体结合，所形成的免疫复合物最终被吞噬细胞吞噬清除。

机体诱导抗感染体液免疫应答具有免疫记忆。初次体液免疫应答抗体诱导潜伏期长（数天至 2 周），抗体效价低，早期为 IgM 类抗体，随后为 IgG 类抗体，亲和力低，持续时间短。再次应答诱导潜伏期短（1 至 2 天，甚至数小时以内），由于抗原对特异性记忆性 B 细胞表面受体（BCR）的亲和力不断筛选，使抗体亲和力显著提高，抗体效价亦呈指数级增高，并发生类别转换（主要为高亲和力的 IgG、IgA 和 IgE）且持续时间长。

（二）体液免疫应答防御不同病原体的效应机制

1. 胞外菌 人类致病细菌大多是胞外菌，机体产生的特异性抗体是清除胞外菌及毒素的主要防御机制。胞外菌的胞壁成分、荚膜肽聚糖等属于 TI 抗原，可直接刺激 B1 细胞活化，产生特异性 IgM 应答，其他细菌组分含有 TD 抗原，需 APC 和 Th2 细胞辅助，产生的抗体类型先是 IgM，后转换以 IgG 为主（见图 14－6a、b）。这些抗体通过与胞外菌中和，阻止细菌与宿主细胞黏附（见图 14－6c）。吞噬细胞表面具有 IgG 的 Fc 受体，因此抗体可以通过调理作用提高吞噬细胞的吞噬杀伤能力（见图 14－6d）。某些致病菌如白喉棒状杆菌（*Corynebacterium diphtheriae*）、破伤风梭菌（*Clostridium tetani*）、肉毒梭菌（*Clostridium botulinum*）等以外毒素为主要毒力因子，细菌在生长繁殖过程中产生的外毒素或人工制备的类毒素刺激机体产生的特异性抗体称抗毒素（antitoxin）。抗毒素与细菌外毒素结合后可封闭毒素的活性部位，阻止外毒素与易感细胞上的特异性受体结合，所形成的免疫复合物最终被吞噬细胞吞噬清除（见图 14－6e）。由于外毒素一旦与靶细胞结合便具有不可逆性，因此在紧急预防或治疗时应尽可能早期、足量使用抗毒素。另外，在感染过程中，补体的三条激活途径均可以对胞外菌产生杀伤作用（见图 14－6f）。

2. 胞内菌 与胞外菌不同，机体抗胞内菌感染的效应机制主要以特异性细胞免疫为主，但抗体对于宿主防御胞内菌也具有重要作用。被感染的细胞死亡时释放的细菌组分可以激活 B 细胞，产生中和性抗体。这些抗体可以与刚刚进入宿主的细菌结合，或与释放到胞外环境中但还没有感染新的宿主细胞的子代细菌结合阻断细菌入侵宿主细胞，通过调理吞噬作用或补体介导的溶解作用而清除。

3. 病毒 体液免疫应答在抗击病毒入侵过程中也发挥了重要作用。中和抗体（neutrilizing antibody）能与与病毒包膜或衣壳结合，覆盖病毒的结合位点，从而阻止病毒吸附于易感细胞或穿入细胞内，发挥抑制病毒血症、限制病毒扩散及抵抗再感染作用。病毒与中和抗体形成的免疫复合物更易被巨噬细胞吞噬、清除或提呈抗原。有包膜的病毒表面抗原与中和抗体结合后，激活补体，可致病毒裂解。IgG、IgM、IgA 三种不同类型免疫球蛋白的中和抗体具有不同的生物学特性。由于 IgG 分子量小，可通过胎盘由母体输给胎儿，在新生儿抗病毒感染中起重要作用。IgM 分子量大，不能通过胎盘，脐带血

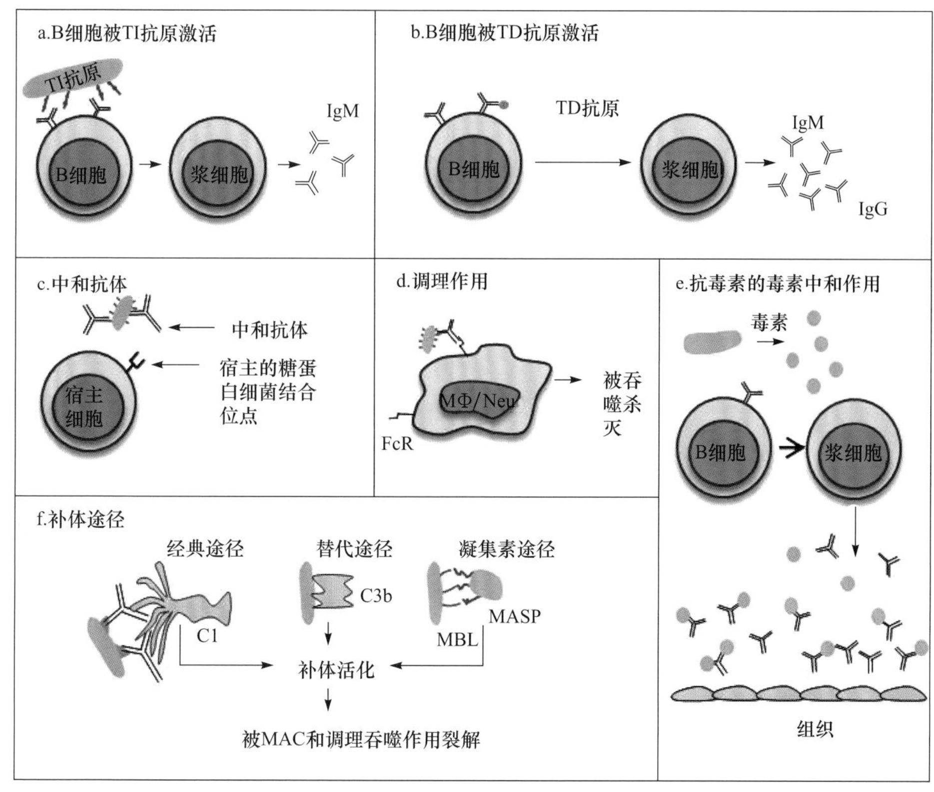

图 14－6　机体对胞外菌免疫防御的主要机制

中 IgM 升高，提示胎儿宫内感染。SIgA 产生于受病毒感染的局部黏膜表面，在抵御病毒黏膜感染中发挥重要作用。

非中和抗体（non－neutralizing antibody）指包膜病毒的基质或其中的核蛋白，以及病毒表面具有细胞融合功能的酶或病毒复制酶等诱导产生的抗体，一般没有阻断病毒入侵宿主细胞的作用，但具有一定诊断价值。此外，它还可特异性结合表达于感染细胞膜表面病毒抗原，在补体参与下裂解病毒感染的靶细胞，或通过 ADCC 作用杀伤靶细胞。

4. 真菌　一般认为抗体抗真菌感染的作用有限。浅部真菌感染诱生抗体水平很低，并易出现交叉反应，深部真菌感染可刺激机体产生相应抗体，但由于真菌细胞壁厚，抗体和补体不能完全杀灭它。但特异性抗体可阻止真菌转为菌丝相以提高吞噬率，并阻止真菌吸附于体表。如白假丝酵母菌（Candida albicans），SIgA 抗体可与其表面甘露聚糖复合体结合阻止其吸附。

5. 寄生虫　体液免疫在抗寄生虫感染中起着重要的作用。图 14－6 所示的机体对胞外菌免疫防御的效应机制均可用于防御较小的胞外原虫，例如抗寄生虫抗体介导中和作用、调理吞噬、激活经典补体途径。较大的胞外原虫可通过中性粒细胞和巨噬细胞介导的 ADCC 得以清除。

第三节　免疫逃逸

病原体和免疫系统的博弈影响病原体感染性疾病的进展，在宿主激活防御性免疫应答的过程中，病原体也进化了多种机制逃逸免疫系统的攻击。

一、胞内菌和病毒可通过感染细胞逃逸抗体的中和作用

抗体和补体等介导的体液免疫应答主要通过直接识别和结合病原体发挥抑制病原体的作用，而胞内菌（如结核分枝杆菌）和病毒主要在感染的细胞内完成生命周期，抗体不能进入细胞识别病原体，因此不能有效抑制病原体。

二、病原体变异

病原体基因组发生点突变导致的不改变病原体型别及感染特性的突变称为抗原漂变（drift）；病原体通过重组等导致病原体感染谱等发生的重大变化称为抗原转换（shift）（见图 14－7）。病原体通过以上变异能够逃逸适应性免疫应答中特异性抗体和 CTL 细胞的杀伤作用，如 HIV、流感病毒的膜蛋白会持续性地发生突变以逃逸免疫系统的攻击。

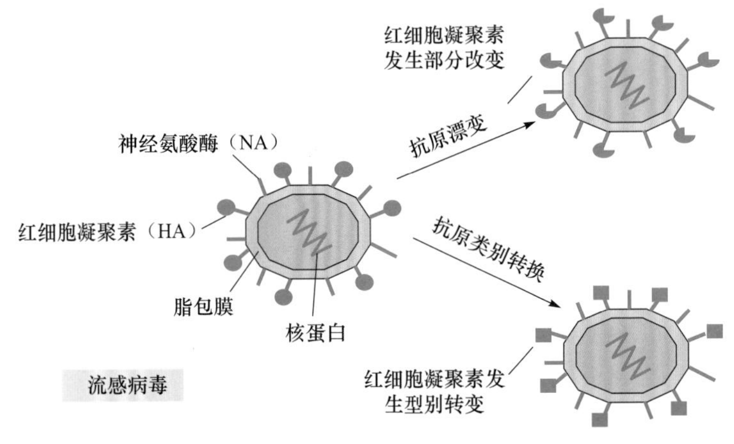

图 14－7 抗原变异

三、抑制效应细胞的功能

结核分枝杆菌感染巨噬细胞后能够通过促进感染的细胞分泌 IL－6 等细胞因子，抑制相邻巨噬细胞的吞噬杀伤功能。此外，许多病原体，如腺病毒、HIV，能够分别通过产生 E1A 和 Tat 蛋白抑制 MHC－Ⅰ类分子的转录，从而抑制抗原的 MHC－Ⅰ类途径提呈，从而使感染的细胞免受 CTL 杀伤。

四、抑制被感染的细胞凋亡

被病原体感染的细胞的自发凋亡是机体固有免疫的屏障之一，而许多病原体编码的蛋白，如痘病毒编码的丝氨酸蛋白酶抑制剂（serpin）以及 HBV pX 的基因产物能够分别抑制凋亡通路的蛋白 caspase 和 p53，从而抑制被感染的细胞的自发凋亡。

五、编码类似物，竞争性抑制机体的免疫应答

如百日咳杆菌（*Bordetella pertussis*）能够编码免疫球蛋白类似物，干扰机体产生的

特异性抗体的中和作用；许多痘病毒编码针对 IFN－γ、IL－1、IL－6 和 TNF 的分泌型受体，干扰这些细胞因子的调节作用；EB 病毒能够编码Ⅰ型 IFN 类似物 EBNA－2，阻断和下调干扰素的抗病毒作用。

小结

抗感染免疫（anti－infectious immunity）是机体免疫系统识别和清除病原体的一系列生理性防御机制，固有免疫系统和适应性免疫系统在抗感染免疫过程中各自发挥作用，以有效控制病原体感染。固有免疫系统在各种病原体感染早期迅速应答，非特异性清除外来感染的病原体。固有免疫系统的细胞在识别杀伤病原体及病原体感染的细胞的同时，通过胞内提呈途径，提呈免疫原并高效活化 T 淋巴细胞，启动特异性的适应性抗感染免疫应答。适应性免疫系统活化后能够通过多种机制发挥杀伤病原体及病原体感染细胞的作用。如：体液免疫中抗体可中和封闭病原体，阻断其感染毒力；细胞免疫中细胞毒性 T 淋巴细胞可特异性识别杀伤病原体感染的细胞，使病原体不能繁殖生存；黏膜免疫对于中和黏膜感染病原体、控制感染播散具有重要意义。

免疫系统的杀伤机制给病原体带来了生存压力，许多病原体通过多种方式逃逸免疫系统的杀伤。病原体通过和宿主相互作用，被清除或长期低量存在于机体，感染免疫的结局取决于感染毒力和机体免疫力的博弈。

微小 RNA（microRNA，miRNA）

微小 RNA（microRNA，miRNA）是一类非编码 RNA 分子，通过识别靶 mRNA 上的特异性结合位点并进行碱基配对，引起靶 mRNA 降解或抑制其翻译，从而对基因进行转录后表达的调控。miRNA 在免疫系统的发育和应答中起到重要作用，可有效靶向 TLRs 信号通路上的众多分子，包括接头蛋白、激酶、转录因子、调控分子以及炎症因子，对 TLRs 信号通路发挥重要的调控作用。例如 miR－146a、miR－155、miR－145、miR－346、miR－223 和 miR－199a 等能够靶向 TLRs 信号通路关键的接头分子和激酶，从而维持病原体感染中的免疫稳态；miR－210 抑制转录因子 NF－κB 的表达，miR－17－5p 和 miR－20a 抑制转录因子 STAT3 的表达，从而影响 TLRs 所介导的基因表达；miRNA 亦能靶向 TLRs 信号的调控分子，如 miR－146a 能够抑制 Notch1 从而抑制 DCs 内 TLR9 所引起的 IL－12p70 的产生；miRNA 还能够靶向 TLRs 信号通路下游产物，如在胞内病原体感染时，miR－29 能够直接靶向 IFN－α 从而抑制免疫反应。

第十五章　肿瘤免疫

肿瘤是细胞发生非可控性生长、分裂和增殖而导致的一类严重危害人类健康的重大疾病。由于化学致癌物、放射线、病毒感染、慢性炎症、遗传因素等多种因素的影响，正常细胞可以发生恶性转化，形成肿瘤。机体免疫系统能够有效识别和清除恶性转化细胞（肿瘤细胞），而肿瘤细胞亦可通过诱导和产生各种因素逃避免疫监视（immune surveillance）。肿瘤的发生发展实际上是机体免疫系统与肿瘤相互斗争的结果。肿瘤免疫学（tumor immunology）主要是研究肿瘤的免疫原性、机体对肿瘤的免疫应答和效应机制，阐明机体免疫功能与肿瘤发生发展的关系，探索肿瘤诊断、治疗和预防方法的科学。

第一节　肿瘤抗原

肿瘤抗原是肿瘤发生发展过程中所出现的新抗原（neoantigen），或者肿瘤细胞异常或过度表达的抗原物质。尽管人们很早以前就猜想肿瘤细胞可能存在与正常细胞不同的抗原物质，但直到20世纪50年代人们才最终确证了肿瘤抗原的存在。通过检测肿瘤抗原成分或利用肿瘤抗原成分诱导机体产生抗肿瘤免疫反应对于肿瘤的诊断与治疗具有重要意义。

一、肿瘤抗原的分类

目前已发现的肿瘤抗原有数千种，其分类尚无统一标准，一般根据肿瘤抗原的特异性分为肿瘤特异性抗原（tumor specific antigen，TSA）和肿瘤相关抗原（tumor associated antigen，TAA）两大类。

（一）肿瘤特异性抗原

肿瘤特异性抗原是肿瘤细胞所特有的，只在肿瘤细胞表达而不在正常细胞表达的一类抗原。根据肿瘤特异性抗原特异性的差异又可分为肿瘤高特异性抗原和肿瘤低特异性抗原。肿瘤高特异性抗原是指仅在一种肿瘤细胞表达的抗原，通常由物理化学因素所诱导产生，如化学致癌物、X－射线等；肿瘤低特异性抗原是指不仅仅在一种肿瘤细胞表达的抗原，通常由病毒诱导产生（见图15－1）。肿瘤特异性抗原在1957年首先由Prehn和Main通过化学致癌剂诱发的肉瘤在同系小鼠中移植与排斥的经典试验所发现，所以肿瘤特异性抗原又称为肿瘤特异性移植抗原（tumor specific transplantation antigen，TSTA）或肿瘤排斥抗原（tumor rejection antigen，TRA）。

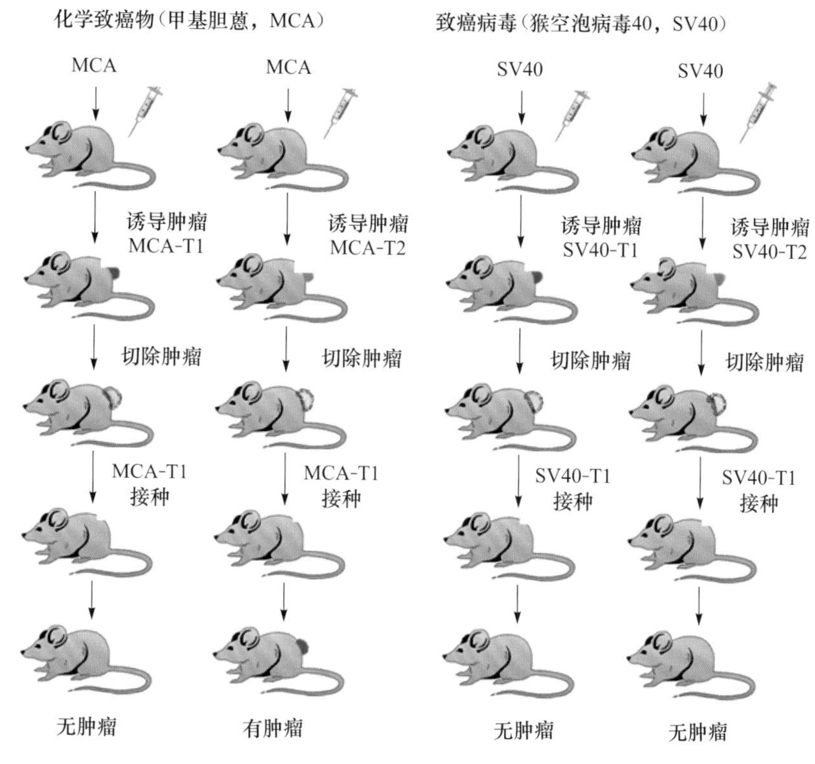

图 15－1 肿瘤特异性抗原

（二）肿瘤相关抗原

肿瘤相关抗原是在肿瘤细胞和正常细胞均可表达，但在肿瘤细胞中的表达明显高于正常细胞的一类抗原。此类抗原并非肿瘤细胞所特有，只是数量上较正常细胞为多，胚胎抗原、组织特异性分化抗原和过量或异常表达的抗原均属此类。

二、肿瘤抗原的产生机制

细胞内蛋白酶体可以将正常和异常表达蛋白降解成短肽，抗原提呈细胞表面的MHC－Ⅰ类分子可以将这些短肽提呈给 $CD8^+$ T 细胞。突变基因产物或异常表达的肿瘤细胞蛋白来源的短肽也可通过 MHC－Ⅰ类或Ⅱ类分子提呈给 $CD8^+$ 或 $CD4^+$ T 细胞（见图 15－2）。肿瘤抗原来源较多，主要产生机制归纳如下。

（一）正常沉默基因的表达

肿瘤细胞分裂失去控制，这就使得一些正常沉默基因（silent gene）可以重新表达。胚胎抗原（fetal antigen）是正常情况下仅出现在胚胎组织中，胚胎后期逐渐减少，胎儿出生后逐渐消失或仅有极微量留存的抗原物质。细胞发生恶性转化后，胚胎抗原可以重新合成而大量表达，出现在细胞质、细胞膜表面或分泌到血液中，其含量往往与细胞的

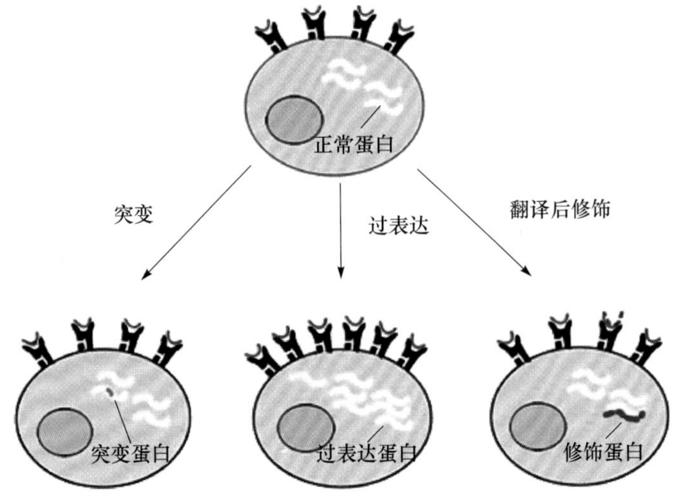

图 15－2 自身抗原转变成肿瘤抗原的途径

恶性程度呈正相关。由于机体正常组织在炎症时也可出现低水平胚胎抗原，因此，胚胎抗原属于肿瘤相关抗原。胚胎抗原在肿瘤诊断和预后判断中起重要作用，如肝癌细胞产生的甲胎蛋白（alpha－fetoprotein，AFP）和肠癌细胞产生的癌胚抗原（carcinoembryonic antigen，CEA）在临床上常被用作肝癌和肠癌的诊断、治疗效果、预后和复发判断的重要辅助指标。

另有一些蛋白在机体出生后仅在睾丸或卵巢等生殖细胞中表达，由于这类生殖细胞不表达 MHC－Ⅰ类分子，因此，正常条件下不会被 $CD8^+$ T 细胞识别。但在细胞癌变后，这类蛋白可在其他组织中异常表达，故此类抗原亦称为肿瘤睾丸抗原（cancer testis antigen，CTA）。目前已经从黑色素瘤、肺癌和乳腺癌等肿瘤中发现了多种此类蛋白，如 MAGE（melanoma－associated antigen）、BAGE（B melanoma antigen）、GAGE（G antigen）等。

（二）基因突变

基因突变包括点突变、DNA 碱基对缺失、染色体易位、病毒基因的插入等而导致的癌基因或抑癌基因结构与功能的改变。多种理化因素和病毒感染均可诱导基因突变，从而促进肿瘤的发生和发展。如 Ras 原癌基因是一个重要的突变基因，Ras 基因突变后产生持续信号激活 MAPK 通路，促进细胞分裂，目前已经发现约 40% 的人类肠癌和 90% 胰腺癌中有 Ras 基因的突变。基因编码的细胞周期关键蛋白 p53 也是一种在多种肿瘤中发生突变的热点蛋白。p53 突变后其抑制功能往往缺失，使得有 DNA 损伤的细胞不出现细胞周期阻滞或凋亡，而是继续分裂。p53 突变后其突变抗原可以通过 HLA－A2 提呈给 $CD8^+$ T 细胞，所以胞内突变抗原也可以是重要的肿瘤免疫治疗靶点。

（三）蛋白异常表达

有些蛋白在正常细胞中有表达，但在细胞癌变后其表达明显增加，如正常人黑色素细胞表达的被 T 细胞识别的黑色素瘤抗原（melanoma antigen recognized by T cell，MART），在人类黑色素瘤细胞中高表达。过度表达的肿瘤抗原中某些抗原肽经 MHC－

Ⅰ类分子提呈后可被机体 $CD8^+$ T 细胞所识别，同时患者体内可检测出相应抗体。如 HER2/neu 是与上皮生长因子受体高度同源的受体跨膜蛋白，具有激活酪氨酸激酶的作用。在人类乳腺癌和卵巢癌等肿瘤中，HER2/neu 高表达，可促进细胞恶性转化。过表达肿瘤抗原能够诱导机体产生抗体可能与其在正常细胞表达过低，尚未能形成免疫耐受有关。目前发现的异常表达肿瘤抗原较多，且被广泛应用于临床肿瘤诊断与治疗。

（四）致瘤病毒编码产物

研究表明，大约 10% ~15% 的肿瘤发生与致瘤病毒感染密切相关，如 EB 病毒（Epstein Barr virus，EBV）与 B 细胞淋巴瘤和鼻咽癌，人 T 细胞白血病病毒 -1（human T-cell leukemia virus -1，HTLV-1）与白血病，人乳头状瘤病毒（human papilloma virus，HPV）与宫颈癌，乙型和丙型肝炎病毒（hepatitis B and C virus，HBV，HCV）与肝癌等。一些病毒含有与细胞内癌基因同源的基因，这些基因表达产物在细胞分裂与程序死亡中占主导地位，可以促进细胞恶性转化。病毒来源的蛋白肽亦可被肿瘤细胞表面的 MHC 分子提呈，形成新的肿瘤特异性抗原。

（五）糖基化异常产物

肿瘤细胞内代谢的无序控制往往导致细胞膜结构改变，表达过量或结构异常的糖脂（神经节苷脂、血型抗原）或糖蛋白（黏蛋白），如人脑肿瘤和黑色素瘤中的神经节苷脂 GM2 和 GD2，卵巢癌中的糖蛋白 CA-125 和 CA-129，这些异常抗原的出现与肿瘤的侵袭和转移密切相关。应用相关单抗检测其含量，可以作为肿瘤诊断和预后判断的重要指标，此类抗原亦可作为肿瘤免疫治疗的作用靶点。

（六）组织特异性分化抗原

分化抗原是细胞在分化成熟不同阶段出现的抗原，不同来源、不同分化阶段的细胞其表达的分化抗原亦不相同。由于恶性肿瘤细胞在形态、代谢和功能等方面都与未分化胚胎细胞类似，因此肿瘤细胞表面可大量表达组织特异性分化抗原。如 B 细胞淋巴瘤表达 B 细胞分化抗原 CD19 和 CD20，参与 B 细胞的增殖与分化，CD19 和 CD20 已成为 B 细胞淋巴瘤的重要治疗靶点。前列腺癌表达前列腺特异性抗原 PSA，用于前列腺癌诊断，其诊断特异性达 90% ~97%，被认为是最有价值的前列腺癌的肿瘤标志物，被广泛应用于前列腺癌的筛选、诊断及治疗后的监测。

第二节 机体抗肿瘤免疫反应

机体免疫系统能够识别和摧毁新生的恶性转化细胞，称为肿瘤免疫监视（tumor immunosurveillance）。同时，由于恶性转化的肿瘤细胞具有遗传不稳定性，机体免疫系统能够杀灭肿瘤细胞，也能够诱导肿瘤细胞发生改变，在免疫系统这种达尔文选择压力（Darwinian selective pressure）作用下，导致肿瘤细胞发生免疫逃逸，这一过程为肿瘤免疫编辑（tumor immunoediting）。因此，肿瘤的发生发展是肿瘤细胞与机体免疫系统相互作用的结果。机体免疫系统对肿瘤细胞的免疫反应包括细胞免疫和体液免疫。细胞免疫包括固有免疫细胞和适应性免疫细胞参与的免疫反应，体液免疫主要是抗体及其他免疫效应分子参与的免疫反应。

一、细胞免疫

（一）T细胞介导的适应性免疫反应

参与这一反应的T细胞主要是αβT细胞，包括CD8⁺ T细胞和CD4⁺ Th细胞等。

1. CD8⁺ T细胞的抗肿瘤反应（见图15-3） CD8⁺ T细胞是抗肿瘤反应的主要效应细胞。肿瘤抗原或肿瘤细胞衰老、死亡后被DC等APC摄取，肿瘤抗原被加工后通过APC表面的MHC-Ⅰ类或Ⅱ类分子提呈给CD8⁺ T或CD4⁺ T细胞。APC表面如果有B7等共刺激分子表达，则可提供第二信号促进CD8⁺ T细胞活化和增殖、分化，分化的CD8⁺ T细胞（cytotoxic T lymphocyte，CTL）可以特异性识别和杀伤肿瘤细胞。APC也可通过活化CD4⁺ T细胞，由活化的CD4⁺ T细胞提供第二信号促进CD8⁺ T细胞分化成CTL。肿瘤细胞表面如果有共刺激分子，亦可直接将肿瘤抗原提呈给CD8⁺ T细胞，促进CD8⁺ T细胞分化为CTL。

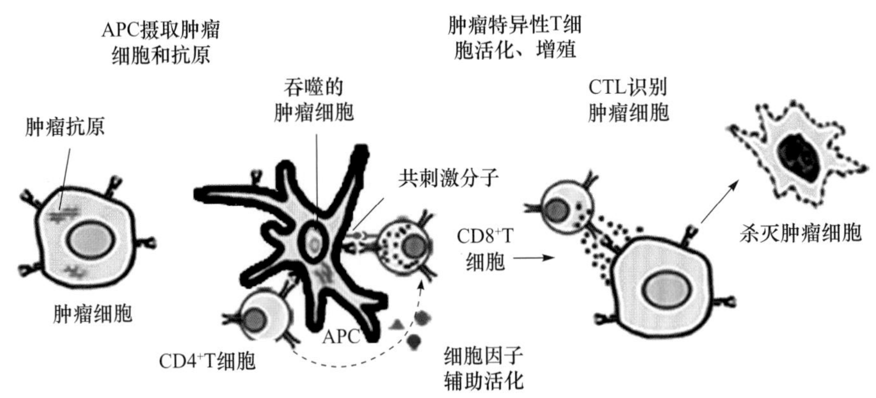

图15-3 CTL抗肿瘤反应

2. CD4⁺ Th细胞的抗肿瘤反应 抗原提呈细胞将摄取、加工的MHC-Ⅱ类分子/肿瘤抗原肽复合物提呈给CD4⁺ T细胞，使得CD4⁺ T活化和增殖。活化CD4⁺ Th细胞产生多种细胞因子和趋化因子间接参与抗肿瘤免疫反应。如IL-2等能够辅助激活CD8⁺CTL、NK细胞和MΦ，增强免疫效应细胞的肿瘤识别与杀伤能力；IFN-γ、TNF作用于肿瘤细胞，促进MHC-Ⅰ类分子表达，增强肿瘤细胞对CTL的敏感性；通过激活细胞内信号分子如STAT1诱导细胞凋亡，亦可激活MΦ，增强其对肿瘤的杀伤效应；IL-4等可促进B细胞增殖、分化和产生抗体，通过体液免疫杀伤肿瘤细胞。此外，有些CD4⁺ T细胞可通过识别肿瘤细胞表面MHC-Ⅱ类限制性抗原肽，直接杀伤肿瘤细胞。

（二）固有免疫细胞介导的免疫反应

参与这一反应的固有免疫细胞包括NK细胞、MΦ、DC、NKT细胞和γδT细胞等。

1. NK细胞的抗肿瘤反应（见图15-4） NK细胞杀伤肿瘤细胞依赖于受体与配体的识别和结合。NK细胞表面有两类主要的受体：激活性受体，如NKG2D、NKp30、

NKp44、NKp46 等；抑制性受体，如 KIR（killer cell immunoglobulin – like receptors）2DL1、KIR2DL2/3、KIR3DL1 等。激活性受体通过识别和结合靶细胞表面相应配体，如 NKG2D 识别和结合 MICA/B（major histocompatibility complex class Ⅰ – related chain A and B）或 ULBP 蛋白（UL16 – binding proteins），产生激活信号从而杀伤靶细胞；抑制性受体则通过识别和结合靶细胞表面相应配体，如 KIR2DL1、KIR2DL2/3、KIR3DL1 识别和结合主要组织相容性复合物Ⅰ（major histocompatibility complex class Ⅰ，MHC Ⅰ），产生抑制信号从而抑制对靶细胞的杀伤；对于既有激活性配体又有抑制性配体的靶细胞，NK 细胞的杀伤效应则依赖于激活信号与抑制信号之间的平衡。NK 细胞表面 CD16 分子是低亲和力的 Fc 受体，可以结合抗体通过 ADCC 发挥抗肿瘤作用。NK 细胞激活后主要通过分泌穿孔素（perforin）和颗粒酶（Granzyme）等效应分子杀伤肿瘤细胞，亦可通过分泌 IFN – γ、TNF 等细胞因子杀伤肿瘤细胞。此外，NK 细胞还可通过其表面的 FasL、TRAIL 与靶细胞表面的死亡受体 Fas、TRAILR 结合，诱导肿瘤细胞凋亡。

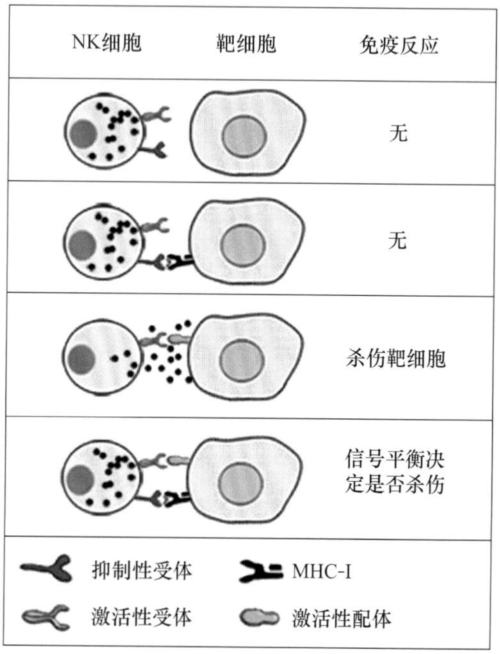

图 15 – 4　NK 细胞对靶细胞的识别与杀伤

2. MΦ 的抗肿瘤反应　MΦ 分布于组织中，也是抗肿瘤免疫的重要效应细胞。MΦ 具有较高程度的可塑性，可分化为经典激活 1 型 MΦ（M1）和替代激活 2 型 MΦ（M2）。M1 MΦ 能够吞噬和摧毁肿瘤细胞，加工提呈肿瘤抗原给 T 细胞诱导特异性抗肿瘤免疫反应；可通过 ADCC 效应杀伤肿瘤细胞；可通过分泌 TNF、NO 等细胞毒性因子间接杀伤肿瘤细胞；还可通过分泌 IL – 1、IL – 12 等细胞因子刺激 T 细胞增殖分化，增强 NK 细胞活性而杀伤肿瘤细胞。M2 MΦ 可促进血管增生，抑制抗肿瘤免疫反应从而促进肿瘤生长。在肿瘤组织微环境中的 MΦ 大多是 M2 MΦ，通过再教育（Re – educate）M2 使之成为 M1 已成为肿瘤治疗的一种新策略。

二、体液免疫

（一）抗体的抗肿瘤反应

肿瘤细胞表达的肿瘤抗原可以激活 B 细胞，$CD4^+$ Th 细胞产生的细胞因子也可以辅助激活 B 细胞，激活的 B 细胞进一步分化发育成浆细胞，浆细胞可以产生抗体发挥抗肿瘤作用（见图 15 – 5）。抗体主要通过如下机制发挥抗肿瘤作用：①激活补体通过 CDC 作用杀伤肿瘤细胞；②抗体的 Fab 段特异结合肿瘤细胞表面抗原，Fc 段与 MΦ、NK 细胞和中性粒细胞等 Fc 受体结合，通过 ADCC 效应杀伤肿瘤细胞；③抗体的调理作用。

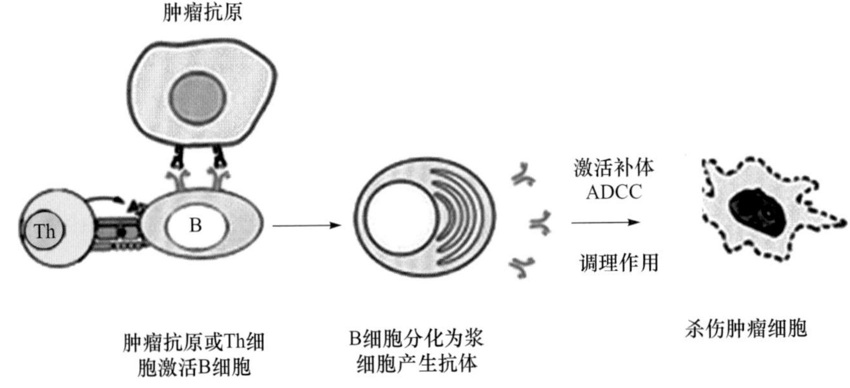

图 15－5 抗体的抗肿瘤作用

（二）其他免疫效应分子的抗肿瘤反应

补体分子被激活后可通过 CDC 效应杀伤肿瘤细胞，还可通过与吞噬细胞表面补体受体结合，进而增强吞噬细胞的抗肿瘤作用。肿瘤坏死因子、干扰素等细胞因子，以及多种酶类也具有非特异性的肿瘤细胞杀伤作用，可参与机体的抗肿瘤免疫反应。

第三节 肿瘤免疫逃逸

机体免疫系统能够识别恶性转化细胞，产生抗肿瘤免疫反应，从而有效阻止肿瘤的发生发展。但由于肿瘤细胞基因组的不稳定性，在免疫压力选择作用下，肿瘤细胞往往发生突变，有些突变肿瘤细胞能够逃避机体免疫系统的识别与杀伤，随着这种突变细胞的逐渐增多和累积，肿瘤能够逃避免疫监视，得以快速增长，并发生转移。肿瘤免疫逃逸因素较多且较复杂（见图 15－6），至今尚未完全弄清。其机制主要包括肿瘤细胞相关的因素和机体免疫系统相关的因素。

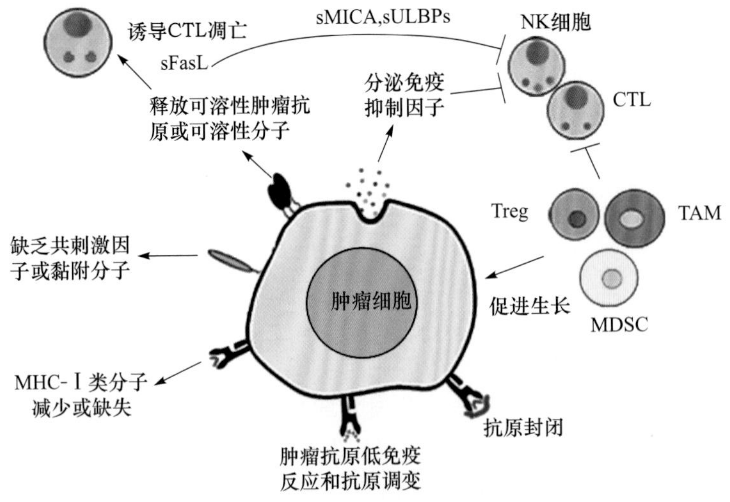

图 15－6 肿瘤的免疫逃逸

一、肿瘤细胞相关的因素

正常细胞发生恶性转化后能够诱导机体抗肿瘤免疫反应，使得大多数恶性转化细胞能够被机体免疫系统清除，但有些突变肿瘤细胞不仅不能产生抗肿瘤反应，而且能够抵抗机体免疫系统的清除。

（一）肿瘤抗原低免疫反应和抗原调变

肿瘤抗原低免疫反应是指在肿瘤发生时，肿瘤细胞不产生肿瘤抗原或产生的肿瘤抗原过弱，不能刺激机体产生足够有效的抗肿瘤免疫反应。在机体抗肿瘤免疫压力作用下，肿瘤细胞表面的肿瘤抗原减少或丢失，从而使肿瘤细胞不能为免疫系统所识别，该现象称为抗原调变（antigenic modulation）。

（二）抗原封闭

肿瘤细胞表面的肿瘤抗原被多糖物质覆盖或封闭，使机体免疫系统不能识别和清除肿瘤细胞。

（三）MHC－Ⅰ类分子减少或缺乏

肿瘤细胞表面 MHC－Ⅰ类分子缺乏或减少，使得肿瘤细胞不能有效提呈肿瘤抗原或提呈的肿瘤抗原过少，不能刺激机体产生抗肿瘤免疫反应。

（四）肿瘤细胞表面缺乏共刺激因子或黏附分子

即便肿瘤细胞能够产生免疫原性较强的肿瘤抗原，但如果缺乏 CD80 和 CD86 等共刺激因子或 ICAM1 等黏附分子，不能为 T 细胞活化提供有效共刺激第二信号，则无法诱导产生有效的抗肿瘤免疫反应。

（五）肿瘤细胞分泌免疫抑制因子

肿瘤细胞可以分泌一些免疫抑制因子如 TGF－β、IL－10 等，免疫抑制因子能够促进肿瘤细胞生长，抑制机体抗肿瘤免疫反应。

（六）肿瘤细胞释放可溶性肿瘤抗原或可溶性分子

肿瘤细胞释放可溶性肿瘤抗原或可溶性分子，如肿瘤细胞产生的可溶性肿瘤抗原可以结合抗体，阻断抗体的抗肿瘤反应；可溶性 NKG2D 配体可以阻断 NK 细胞表面主要激活受体 NKG2D 对肿瘤细胞的识别，使肿瘤细胞逃避 NK 细胞杀伤；可溶性 FasL 可以与免疫效应细胞表面 Fas 结合，诱导免疫效应细胞凋亡。

二、机体免疫系统相关的因素

（一）免疫抑制

肿瘤微环境是肿瘤细胞赖以生存的土壤，在肿瘤细胞直接或间接作用下，诱导机体产生免疫抑制细胞，如调节性T细胞（Treg）、髓源性抑制细胞（MDSC）、肿瘤相关巨噬细胞（TAM）等，这些免疫抑制细胞可以分泌免疫抑制因子，促进肿瘤生长和转移，抑制免疫效应细胞的抗肿瘤免疫反应。

（二）免疫缺陷

机体免疫功能状态也是肿瘤细胞发生免疫逃逸的关键因素。如果机体有免疫缺陷疾病，或长期服用免疫抑制药物，或有HIV感染等导致免疫功能低下的状况，机体免疫系统对肿瘤的免疫监视能力下降，肿瘤细胞不能诱导产生有效的抗肿瘤免疫反应。

（三）炎症

炎症反应在肿瘤起始、促进、恶性转化、侵袭和转移等各个发展阶段都具有决定性作用，炎症可以损害机体免疫监视能力，许多肿瘤浸润免疫细胞也能够促进肿瘤生长和转移。慢性感染与炎症是已知的影响肿瘤形成和进展的最重要的表观遗传与环境因素：如长期酗酒导致的肝脏和胰腺炎症与肝癌、胰腺癌发生有显著相关性，炎症性肠病增加肠癌发生的风险，幽门螺旋杆菌感染与胃癌和MALT淋巴瘤发生相关，长期的石棉和二氧化硅暴露与持续的肺部炎症和肺癌发生相关。

第四节　肿瘤免疫诊断与免疫治疗

一、肿瘤免疫诊断

肿瘤抗原、抗肿瘤抗体和肿瘤其他生物标志物的检测已成为肿瘤诊断的重要辅助指标。如血清CEA水平增高与肠癌、胰腺癌、胃癌、乳腺癌等多种肿瘤相关；AFP水平的高低与原发性肝癌密切相关，AFP增高有助于肝癌诊断；CA125、CA199、PSA（Prostate Specific Antigen）水平增高与卵巢癌、胰腺癌和前列腺癌相关；血清细胞角蛋白19片段（CYFRA21-1）抗原和鳞癌抗原（SCC）水平增高与肺癌相关。免疫细胞也可能发生恶性转化，导致白血病、淋巴瘤和骨髓瘤等肿瘤的发生，因此通过检测淋巴细胞表面标志物有助于这些肿瘤的诊断。肿瘤生物标志物除用于辅助诊断外，也常用来作为肿瘤的治疗反应和肿瘤复发的监测指标。

二、肿瘤免疫治疗

肿瘤免疫治疗是通过激发和提高机体免疫功能而控制肿瘤的一种治疗方法，有望成为继手术、放疗和化疗后第四种常规的肿瘤治疗手段。肿瘤免疫治疗包括主动免疫治疗和被动免疫治疗两大类。主动免疫治疗是通过刺激机体内在的免疫反应增强机体抗肿瘤免疫的一种免疫治疗；被动免疫治疗是通过给予外源性抗体或其他免疫成分提高机体的抗肿瘤免疫反应的一种免疫治疗。目前已有多种免疫治疗试剂进入临床应用（见表15-1）。

表 15－1 临床常用肿瘤免疫治疗试剂

准入年度	试剂名	商品名	产品特征
1986	α－干扰素（Interferon－α）	Intron－A® Roferon®	重组蛋白细胞因子
1990	卡介苗 BCG（Bacillus Calmette Guerin）	Tice®	减毒的牛型结核杆菌活株
1990	左旋咪唑（Levamisole）	Ergamisol®	合成的化学物质
1992	白介素－2（Interleukin－2 aldesleukin）	Proleukin®	重组蛋白细胞因子
1992	莫拉司亭（GM－CSF sargramostim）	Leukine®	重组蛋白细胞因子
1997	美罗华（Rituximab）	Rituxan®	抗 CD20 鼠－人嵌合单抗
1998	曲妥珠单抗（Trastuzumab）	Herceptin®	抗 Her2 人源性单抗
1999	地尼白介素－2（Denileukin diftitox）	Ontak®	偶联白喉毒素的 IL－2
2000	吉妥单抗（Gemtuzumab ozogamicin）	Mylotarg®	偶联毒素的抗 CD33 人源化单抗
2001	阿来珠单抗（Alemtuzumab）	Campath®	抗 CD52 人源化单抗
2002	90 钇替伊莫单抗（90－yttrium ibritumomab Tiuxetan）	Zevalin®	用螯合剂偶联 90 钇放射性同位素的抗 CD20 鼠源性单抗
2003	托西莫单抗（131－iodine tositumomab）	Bexxar®	碘 131 偶联的抗 CD20 鼠源性单抗
2004	贝伐单抗（Bevacizumab）	Avastin®	抗血管内皮生长因子的人源化单抗
2004	西妥昔单抗（Cetuximab）	Erbitux®	抗表皮生长因子受体的鼠－人嵌合单抗
2006	帕尼单抗（Panitumumab）	Vectibix®	抗表皮生长因子受体的全人单抗
2009	奥法木单抗（Ofatumumab）	Arzerra™	抗 CD20 的全人单抗
2010	Sipuleucel－T	Provenge®	GM－CSF 和前列腺酸性磷酸酶融合蛋白培养的外周血单核细胞
2011	易普利姆玛（Ipilimumab）	Yervoy	抗 CTLA－4 的全人单抗

（一）主动免疫治疗

主动免疫治疗包括非特异性主动免疫治疗和特异性主动免疫治疗两大类。

1. 非特异性主动免疫治疗 通过给予细胞因子、共刺激分子或非特异性刺激因子等非特异性激发机体的免疫系统，增强机体的抗肿瘤免疫反应。细胞因子具有广泛的抗肿瘤活性，目前常用的细胞因子有 IL－2、IL－4、IL－12、IL－15、GM－CSF、IFN－γ和 TNF 等。常用的非特异性刺激因子有卡介苗（BCG）、CpG 寡聚脱氧核苷酸（ODN）、短小棒状杆菌（PV）和左旋咪唑（LMS）等。

2. 特异性主动免疫治疗 通过给予肿瘤疫苗或抗独特型抗体疫苗特异性激发机体的抗肿瘤免疫反应。肿瘤疫苗可以是灭活的自体肿瘤细胞、提取的肿瘤抗原、人工合成的肿瘤抗原肽，也可以是病毒抗原、DNA 疫苗或 APC 疫苗。由于 DC 具有很强的抗原处理与提呈能力，用已知的肿瘤抗原、肿瘤细胞、肿瘤组织裂解物等预先在体外致敏患者的 DC，然后将激活的 DC 给予患者，诱导机体产生特异性抗肿瘤免疫反应已成为肿瘤免疫治疗方法。2010 年 4 月美国 FDA 批准的 Sipuleucel－T（Provenge）就是用 GM－CSF 与前列腺酸性磷酸酶（prostatic acid phosphatase）融合蛋白体外致敏和激活 DC，用于治疗难治性前列腺癌。Sipuleucel－T 是首个被 FDA 批准的治疗性肿瘤疫苗。此外，由于病毒感染与多种肿瘤的发生密切相关，利用病毒疫苗进行肿瘤预防近年来得到了迅速发展并取得了良好效果，HPV 疫苗作为首个预防性疫苗于 2006 年被批准用于宫颈癌预防。

（二）被动免疫治疗

被动免疫治疗主要包括抗肿瘤抗体治疗和过继细胞治疗两大类。

1. 抗肿瘤抗体治疗 随着人源化基因工程抗体的出现，抗肿瘤抗体免疫治疗近年来得到了较快发展。

（1）单克隆抗体 目前已有多种抗肿瘤单克隆抗体被批准用于肿瘤治疗（见表 15－1）。HER2（人表皮生长因子受体 2）在部分乳腺癌细胞中高表达，抗 HER2 单抗赫赛汀（Herceptin）被发现对 HER2 高表达乳腺癌患者有效，并于 1998 年被美国 FDA 批准进入临床应用。之后，多种抗肿瘤抗体如抗 CD20、EGFR、VEGF 等被相继批准用于肿瘤治疗。

（2）偶联抗体 以抗体为载体，将抗体与某些效应分子如毒素、化疗药物、放射性核素、酶或细胞因子等相偶联。这些偶联抗体既有抗体的肿瘤抗原特异识别能力，又有效应分子的作用，能够将效应分子富集到肿瘤部位，产生更好的抗肿瘤效应。如将放射性同位素与抗 CD20 单抗偶联用于治疗 B 细胞淋巴瘤就是典型代表。

2. 过继细胞治疗 是将体外培养的免疫效应细胞移植到患者体内，通过效应细胞识别和摧毁肿瘤细胞。

（1）LAK 细胞 LAK 细胞（Lymphokine activated killer cells）是 PBMC 在体外用高剂量 IL－2 培养，然后与高剂量 IL－2 一起输入患者体内。LAK 细胞能够杀伤某些肿瘤细胞，但由于高剂量 IL－2 会引起血管渗漏和严重低血压，从而限制了 LAK 细胞的临床应用。

（2）CIK 细胞 CIK 细胞（Cytokine induced killer cells）是 PBMC 细胞、骨髓细胞或脐带血单核细胞等在体外用 CD3 抗体和 IFN－γ、IL－2 等细胞因子刺激诱导产生的，是体外扩增的具有 T 细胞和 NK 细胞特性的一类异质细胞，具有广谱的无 MHC 限制的抗肿瘤活性，主要是 $CD3^+CD56^+$ 细胞，还有少量典型 T 细胞（$CD3^+CD56^-$）和 NK 细胞（$CD3^-CD56^+$）。由于 CIK 细胞培养简单，生产容易，目前在临床上应用较多，但其实际疗效还有待进一步评价。将患者肿瘤细胞致敏的 DC 与 CIK 细胞共培养，可以提高 CIK 细胞的抗肿瘤效应。

（3）T 细胞 肿瘤浸润 T 淋巴细胞（Tumor Infiltrating Lymphocyte，TIL）在体外扩增后输入患者体内能够产生较强的抗肿瘤免疫反应。外周血 T 细胞体外扩增后经过适当修饰，如肿瘤抗原特异性 TCR、嵌合性抗原受体（chimeric antigen receptors，CAR）和共刺激分子等，可以增强 T 细胞对肿瘤细胞的特异性识别与杀伤，具有良好的抗肿瘤效应。目前，过继 T 细胞移植已成为一种较好的肿瘤治疗新方法。

（4）NK 细胞 NK 细胞具有较强的肿瘤细胞识别与杀伤能力，且无 MHC 限制。大量研究表明，同种异体 NK 细胞移植能够产生明显的抗肿瘤效应，且不会产生移植物抗宿主反应（GVHD），是目前最有希望的一种肿瘤免疫治疗新方法。由于 NK 细胞仅占外周血单核细胞的很小部分，为满足巨大的临床需要，NK 细胞需要在体外进行大规模扩增。NK 细胞扩增方法较多，但效果参差不齐，目前临床上应用较多的是用膜固定 IL－

15 或膜固定 IL－21 与 CD137L 表达的人工抗原提呈细胞或基因工程细胞作为饲养细胞进行扩增。

小结

由于正常沉默基因再表达、基因突变、蛋白异常表达、病毒编码产物、蛋白异常修饰、组织特异性分化抗原表达等因素的影响，肿瘤细胞能够产生肿瘤特异性抗原和肿瘤相关抗原，这些抗原物质能够诱导机体产生抗肿瘤免疫反应。抗肿瘤免疫反应包括固有免疫细胞和适应性免疫细胞介导的细胞免疫和抗体、补体等效应分子介导的体液免疫。肿瘤细胞可以通过下调或缺失 MHC－Ⅰ类分子表达，减少或缺失共刺激因子，释放可溶性肿瘤抗原 NKG2D 配体和 FasL、分泌免疫抑制因子，封闭或调变抗原等方式，以及通过对机体免疫抑制、免疫缺陷、感染和慢性炎症反应等因素的影响有效逃脱机体免疫系统的监视。另一方面，通过激发和提高机体免疫功能，能够增强抗肿瘤免疫反应，达到预防和治疗肿瘤的目的。

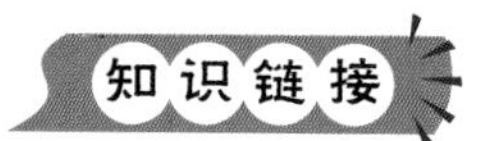

肿瘤免疫评分

TNM（Tumor Node Metastasis）分期系统是目前国际上最常用的肿瘤分期系统，它反映了肿瘤的发展阶段，但同一阶段的肿瘤患者其临床预后结果差异很大，所以这种分期方法提供的预后信息有限，不能预测患者的治疗反应。由于机体免疫系统与肿瘤的发生发展关系密切，且大量研究表明，肿瘤原位的免疫细胞浸润与预后关系紧密，因此，测定原位肿瘤的免疫细胞浸润即免疫评分（immunoscore），可以较好地预测治疗反应，较准确地反映肿瘤患者的预后结果。

第十六章　移植免疫

移植（transplantation）指应用异体（或自体）正常细胞、组织、器官置换病变的或功能缺损的细胞、组织、器官，以维持和重建机体生理功能。1954 年，Joseph Wurry 在同卵双生子间进行了肾移植，这是人类首例成功的同种异体器官移植，迄今，组织器官移植已成为医学上重要的治疗手段之一，临床上已开展同种肝、心、肾、脾、胰岛、小肠移植，以及肝肾、肝胰、心肺等联合移植。

在器官移植中，被移植的细胞、组织或器官称为移植物。提供移植物的个体称为供者或供体，接受移植物的个体称为受者或受体。

根据移植物的来源及其供、受体遗传背景的不同，可将移植分为 4 类：①自体移植（autologous transplantation），指移植物取自受者自身，不发生排斥反应；②同系移植（syngeneic transplantation），指遗传基因完全相同（isogeneic）或基本近似（syngeneic）个体间的移植，如单卵孪生间的移植，或近交系动物（inbred animal）间的移植，一般不发生排斥反应；③同种（异体）移植（allogeneic transplantation），指同种内遗传基因不同的个体间移植，一般均会发生排斥反应；④异种移植（xenogeneic transplantation），指不同种属个体间的移植，由于异种动物间遗传背景差异甚大，移植后可能发生严重的排斥反应。

目前临床主要进行同种异体移植，本章重点介绍。

第一节　同种异体移植排斥反应的机制

同种异体间的器官移植一般均会发生排斥反应。移植排斥反应本质上是由受者的 T 细胞介导的、针对移植抗原的免疫应答。这一免疫应答是通过受者 T 细胞表面的 TCR 识别移植物细胞的同种异体抗原引发的。

一、介导同种异体移植排斥反应的抗原

引起移植排斥反应的抗原为移植抗原，即组织相容性抗原，是移植排斥的分子基础。其中，能引起较强移植排斥反应的抗原称为主要组织相容性抗原（major histocompatibility antigen，MHC 抗原）；引起较弱移植排斥反应的抗原称为次要组织相容性抗原（minor histocompatibility antigen，mHA）。

（一）主要组织相容性抗原

人类的 MHC 抗原为人类白细胞抗原（HLA），其中与移植排斥有关的主要是 HLA－Ⅰ类和 HLA－Ⅱ类抗原，HLA－Ⅰ类抗原广泛表达于几乎所有有核细胞的表面，HLA－Ⅱ类抗原主要表达在活化的 MΦ 细胞、B 细胞、DC 等抗原提呈细胞、血管内皮细胞及活化的 T 细胞表面。

（二）次要组织相容性抗原

mHA 表达于机体组织细胞表面，主要包括性别相关的 mHA 和常染色体编码的 mHA 两类。

1. 性别相关的 mHA　即雄性动物所具有的 Y 染色体基因编码产物，其主要表达于精子、表皮细胞及脑细胞表面。

2. 常染色体编码的 mHA　在人类包括 HA－1～HA－8 等，其中某些表达于机体所有组织细胞，某些仅表达于造血细胞和白血病细胞。HLA 完全相同的供、受者间进行移植所发生的排斥反应（尤其是 GVHR）主要由 mHA 所致。

（三）其他参与移植排斥反应的抗原

1. 人类 ABO 血型抗原　主要分布于红细胞表面，也表达于肝、肾等组织细胞和血管内皮细胞表面。若供、受者间 ABO 血型不合，受者血清中天然血型抗体可与供者移植物血管内皮细胞表面 ABO 抗原结合，通过激活补体而引起血管内皮细胞损伤和血管内凝血，导致超急性排斥反应。

2. 组织特异性抗原　指特异性表达于某一器官、组织或细胞表面的抗原，如血管内皮细胞（VEC）抗原和皮肤的 SK 抗原等。

二、同种异体抗原的识别机制

机体针对同种异体抗原的排斥反应与针对普通抗原的免疫应答具有相同的特征，即抗原特异性、免疫记忆性和区分“自我”与“非我”。参与同种异体移植排斥反应的细胞主要包括受者 $CD4^+$ T 细胞和 $CD8^+$ T 细胞、NK 细胞及移植物内的过路白细胞。其中 T 细胞是参与同种异体移植排斥反应的关键效应细胞，可通过直接和间接途径识别同种异体抗原（见图 16－1）。

（一）直接识别

所谓直接识别，是指受者 T 细胞可识别完整的同种异体 MHC 分子，而无须经受者 APC 对同种 MHC 分了进行处理，也无须自身 MHC 分子参与提呈。直接识别的过程是：移植物血管与受者血管接通后，受者 T 细胞进入移植物中，移植物中残留的白细胞（即过客白细胞，包括成熟的 DC 和 MΦ 等 APC）也可进入受者血液循环或局部引流淋巴组织。由此，供者 APC 可与受者 T 细胞接触，并将抗原肽－MHC 分子复合物直接提呈给受者，引发移植排斥反应。直接识别过程中，受者 TCR 主要识别供者 APC 表面的外来抗原肽－MHC 分子复合物或供者自身肽－MHC 分子复合物。实验证明，直接识别是发

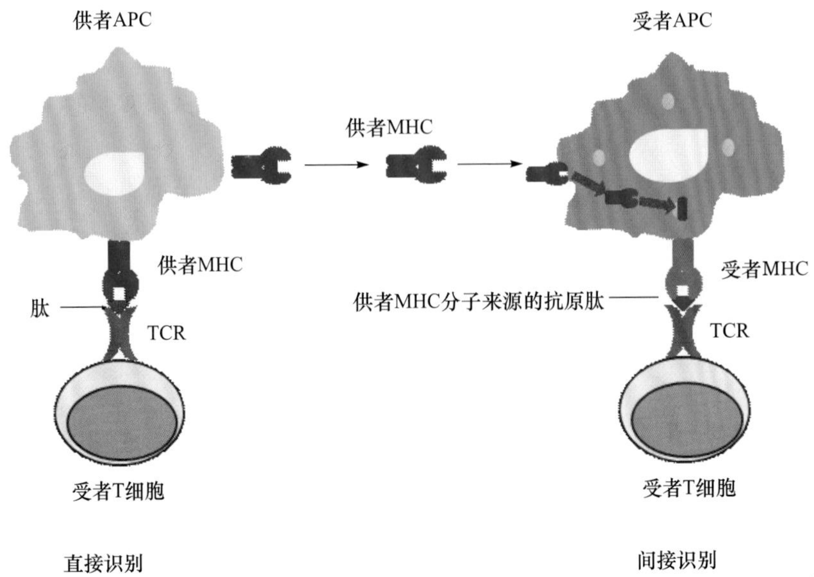

图 16－1 直接识别与间接识别示意图

生移植排斥的重要机制。

由直接识别而导致的排斥反应具有两个特点：

1. 因为省略了抗原的摄取、处理和加工过程，所以移植排斥反应发生速度快，直接识别机制在移植早期急性排斥反应中起重要作用。

2. 因为每一个体中，同种反应性 T 细胞占 T 细胞总数的 2%，而针对一般异源性抗原的 T 细胞仅占 T 细胞总数的 1/10000，所以移植排斥反应强度大。研究发现，通过直接识别激活的 T 细胞，易于被免疫抑制药物所控制。

（二）间接识别

所谓间接识别，是指供者移植物的脱落细胞或 MHC 抗原经受者 APC 摄取、加工、处理，以供者 MHC 来源的抗原肽－受者 MHC 分子复合物的形式提呈给受者 T 细胞，使其识别并活化。由于同种异型的 MHC 分子在一级结构上与受者的 MHC 有差别，经过处理后可以形成外源性抗原肽，通过Ⅱ类 MHC 抗原提呈途径，提呈给受者 $CD4^+$ T 细胞识别。一个细胞的抗原由另一细胞（常常是 DC）来提呈，这种现象被称为交叉提呈。同种异基因移植的间接提呈是抗原交叉提呈的典型例子之一。由于 MHC 分子是整个基因组里最具有多态性的蛋白，因此每个同种异型的 MHC 分子都可以产生数目相当大的外源抗原肽，供受者 T 细胞识别。经间接同种异型识别途径活化的 $CD4^+$ T 细胞，通过所分泌细胞因子，为 CTL 及 B 细胞的成熟及增殖提供必需的信息，从而强化了移植物排斥的发生。间接识别在急性排斥反应中晚期和慢性排斥反应中起重要作用。

表 16－1 同种异体 MHC 抗原的直接和间接识别比较

	直接识别	间接识别
被识别分子的形式	完整的同种异型 MHC 分子	经处理的同种异型 MHC 分子肽
抗原提呈细胞（APC）	供者 APC	受者 APC

续表

	直接识别	间接识别
被激活的T细胞	$CD8^+$ CTL和$CD4^+$ Th	$CD4^+$ Th为主
反应强度	非常强烈	较弱或未知
参与排斥反应的类型	急性排斥反应早期	急性排斥反应中晚期和慢性排斥反应
对环孢素A的敏感性	敏感	不敏感

三、同种异体移植排斥反应的效应机制

（一）T细胞介导的细胞免疫机制

T细胞介导的细胞免疫应答在移植排斥反应的效应机制中发挥关键作用，尤其在同种异体急性排斥反应中，$CD4^+$ Th细胞是主要的效应细胞，其机制为：

1. 受者$CD4^+$ Th细胞通过直接或间接途径识别移植抗原并被激活。

2. 在趋化因子作用下，移植物局部出现以单核细胞（主要是Th1细胞和MΦ）为主的细胞浸润。

3. 活化的Th1细胞、MΦ等释放多种炎性细胞因子（如IFN－γ、IL－2等），导致迟发型超敏反应，造成移植物损伤。此外，$CD8^+$ CTL在移植物的损伤中也发挥重要作用。

（二）NK细胞的作用

受者NK细胞KIR不能识别同种异体移植物细胞表面的MHC抗原，NK细胞抑制信号传入受阻，NK细胞被激活；同时，活化T细胞亦能通过分泌IL－2、IFN－γ等细胞因子活化NK细胞。

（三）体液免疫机制

移植抗原特异性$CD4^+$ Th2细胞被激活，可辅助受者B细胞活化并分化为浆细胞，产生针对移植抗原的特异性抗体，抗体通过调理作用、免疫黏附、ADCC和CDC等作用，损伤移植物内血管内皮细胞，介导凝血，血小板聚集，溶解移植物细胞参与排斥反应发生。

（四）参与移植排斥反应的非特异性效应机制

同种移植物首先引发固有免疫应答，导致移植物炎症反应及相应组织损伤，随后才发生特异性免疫排斥反应。同种器官移植中，诸多因素可启动移植物非特异性损伤，例如：

1. 外科手术所致的机械性损伤。

2. 移植物摘取及植入过程中经历缺血和缺氧，可致组织损伤。

3. 移植物植入至恢复血循环过程中经历缺血－再灌注，这一过程产生大量氧自由基损伤组织细胞。

上述几种机制综合作用，诱导细胞应激，继发炎性“瀑布式”反应，导致移植物组织细胞发生炎症、损伤和死亡。

第二节 移植排斥反应的类型

移植术后，受者免疫系统识别移植物抗原并产生应答，移植物中免疫细胞也可识别受者组织抗原并产生应答，前者称为宿主抗移植物反应（host versus graft reaction，HVGR），后者称为移植物抗宿主反应（graft versus host reaction，GVHR）。

一、宿主抗移植物反应

HVGR 是指宿主免疫系统对移植物发动攻击，导致移植物被排斥的反应。根据排斥反应发生的时间、强度、机制和病理表现，可分为超急性排斥反应、急性排斥反应、慢性排斥反应和加速排斥反应四类（见表 16－2）。

（一）超急性排斥反应

超急性排斥反应（hyperacute rejection）指移植器官与受者血管接通后数分钟至 24 小时内发生的排斥反应，见于反复输血、多次妊娠、长期血液透析或再次移植的个体。其发生机制是：受者体内预存的抗供者组织的抗体与供者移植物的血管内皮细胞抗原和血细胞抗原形成抗原抗体复合物，沉积在血管壁，引起局部的Ⅲ型超敏反应。受者体内预存的抗体有 ABO 血型抗体，由于人体心、肺、肝、肾等脏器细胞上也有血型抗原的存在，故 ABO 血型不符合的器官移植可发生超急性排斥反应。此外，在受者血液中还可含有抗供者白细胞、血小板的抗体，这种抗体常由于受者曾接受过输血、器官移植或多次妊娠而产生。临床上可通过供者与受者的 ABO 血型配合试验和交叉细胞毒试验，确定是否适合移植以避免超急性排斥反应的发生。

（二）急性排斥反应

急性排斥反应（acute rejection）是同种异体器官移植中最常见的一类排斥反应，一般在移植术后一周至三个月左右出现，80%～90% 发生于术后一个月内。发生原因是：术后数日移植物抗原从血管内皮释出，刺激受者的淋巴组织，引起免疫应答，从而发生对移植物的排斥反应。急性排斥反应一旦发生，进展很快，病情也较严重。若经及时适当的免疫抑制剂治疗，大多可缓解。

（三）慢性排斥反应

慢性排斥反应（chronic rejection）发生于移植后数周、数月，甚至数年。

1. 免疫学机制 血管慢性排斥（chronic vascular rejection，CVR）是其主要形式，表现为血管内皮细胞（VEC）损伤。

2. 非免疫学机制 慢性排斥与组织器官退行性变有关，其诱发因素与供者年龄（过大或过小）、某些并发症（高血压、高脂血症、糖尿病、巨细胞病毒感染等）、移植物缺血时间过长、肾单位减少、肾血流动力学改变、免疫抑制剂的毒副作用等相关。

慢性排斥反应的机制迄今尚未完全阐明，其病理改变类似于慢性肾炎，肾功能进行性减退，甚至完全丧失。用免疫抑制疗法不敏感，从而成为影响移植物长期存活的主要原因。

（四）加速排斥反应

加速排斥反应（accelerated rejection）是由于再次免疫应答而引起的排斥反应，即在第二次移植同一供者的组织后 2 ~ 4 天发生的加速排斥现象。这是因为受者针对初次接受的组织已经形成免疫应答，当再次移植同一供者的组织时，迅速发生免疫排斥反应，以致使移植物加速坏死。

表 16－2　同种异体移植排斥的类型及其效应机制

排斥类型	效应机制	病理变化
急性排斥反应	受者体内预存的抗供者组织的抗体与供者移植物的血管内皮细胞抗原和血细胞抗原结合，激活补体系统和凝血系统	血管内凝血
急性细胞性排斥	$CD8^+$ CTL 的胞毒作用为主和 Th1 细胞的致炎作用，导致间质细胞损伤	急性间质炎
急性体液性排斥	机体产生的抗同种异型抗原的抗体和抗内皮细胞表面分子的抗体，二者与相应抗原结合，激活补体系统损害移植物血管	急性血管炎
慢性排斥反应	急性排斥所致细胞坏死的延续和结果，Th1 细胞介导慢性迟发型超敏反应性炎症，Th2 细胞辅助 B 细胞产生抗体	间质纤维化和血管硬化
加速排斥反应	再次免疫应答引起	加速移植物损伤

二、移植物抗宿主反应

移植物抗宿主反应（GVHR）是由移植物中抗原特异性淋巴细胞识别宿主组织抗原所致的排斥反应，发生后一般均难以逆转，不仅导致移植失败，还可能威胁受者生命。GVHR 发生与下列因素有关：受者与供者间 HLA 型别不符；移植物中含有足够数量免疫细胞，尤其是成熟的 T 细胞；受者处于免疫无能或免疫功能极度低下的状态（被抑制或免疫缺陷）。

GVHR 常见于骨髓移植后。此外，亦能见于胸腺、脾脏移植以及新生儿接受大量输血时。GVHR 的严重程度和发生率主要取决于供、受者间 HLA 型别配合程度，也与次要组织相容性抗原显著相关。

GVHR 中，骨髓移植物中成熟 T 细胞被宿主的异型组织相容性抗原（包括主要与次要组织相容性抗原）激活，增殖分化为效应 T 细胞，并随血循环游走至宿主全身，对宿主组织或器官发动免疫攻击。细胞因子网络失衡可能是造成 GVHR 组织损伤的重要机制：供者 $CD4^+$ T 细胞识别宿主组织抗原，发生活化、增殖、分化，产生 IL－2、IFN－γ、TNF－α 等细胞因子，导致供者 T 细胞进一步激活，形成正反馈环路。过量细胞因子本身具有细胞毒作用，并可激活 $CD8^+$ CTL、MΦ、NK 细胞等，直接或间接杀伤宿主靶细胞。

急性 GVHR 主要引起皮肤、肝脏和胃肠道等多器官上皮细胞坏死，临床表现为皮疹、黄疸和腹泻等，严重者皮肤和肠道黏膜剥落。由于受者抵抗力低下，易继发感染而致死亡。慢性 GVHR 可引起皮肤病、血小板减少、一个或多个器官纤维化和萎缩，导致器官功能进行性丧失。

第三节 移植排斥反应防治原则

器官移植术成败在很大程度上取决于移植排斥反应的防治，其主要原则是严格选择供者、抑制受者免疫应答、诱导移植免疫耐受，以及移植后免疫监测等。

一、供者的选择

器官移植成败主要取决于供、受者间的组织相容性。因此，术前须进行一系列检测，以尽可能选择较理想的供者。

（一）红细胞血型检查

人红细胞血型抗原是一类重要的同种异型抗原，故供者 ABO、Rh 血型抗原须与受者相同，或至少符合输血原则。

（二）检测受者血清中预存的细胞毒性 HLA 抗体

取供者淋巴细胞和受者血清进行交叉细胞毒试验，可检出受者血清中是否含有针对供者淋巴细胞的预存细胞毒抗体，以防止超急性排斥反应发生。

（三）HLA 配型

HLA 型别匹配程度是决定供、受者间组织相容性的关键因素。不同 HLA 基因座位产物对移植排斥的影响各异。一般而言，HLA－DR 对移植排斥最为重要，其次为 HLA－B 和 HLA－A。骨髓移植物中含大量免疫细胞，若 HLA 不相配，所致 GVHR 特别强烈，且不易被免疫抑制剂所控制，故对 HLA 配型的要求也特别高。

（四）交叉配型

目前的 HLA 分型技术尚难以检出某些同种抗原的差异，故有必要进行交叉配型，这在骨髓移植中尤为重要。交叉配型的方法为：将供者和受者淋巴细胞互为反应细胞，即做两组单向混合淋巴细胞培养，两组中任何一组反应过强，均提示供者选择不当。

二、移植物和受者的预处理

（一）移植物预处理

实质脏器移植时，尽可能清除移植物中过路细胞，这样有助于减轻或防止 GVHR 发生。同种骨髓移植中，为预防 GVHR，可预先清除骨髓移植物中 T 细胞。

（二）受者预处理

实质脏器移植中，供、受者间 ABO 血型物质不符可能导致强的移植排斥反应。某些情况下，为逾越 ABO 屏障而进行实质脏器移植，有必要对受者进行预处理。其方法为：术前给受者输注供者特异性血小板；借助血浆置换术去除受者体内天然抗 A 或抗 B 抗体；受者脾切除；免疫抑制疗法等。

三、免疫抑制疗法

（一）免疫抑制药物的应用

防治移植排斥反应最有效的措施是给予免疫抑制药，常用免疫抑制药如下。

1. 化学类免疫抑制药　此类药物包括糖皮质激素、大环内酯类药物（如环孢素 A、FK506、雷帕霉素）、环磷酰胺、FTY－720 等。

2. 生物制剂　目前已用于临床的主要是抗免疫细胞膜抗原的抗体，如抗淋巴细胞球蛋白（ALG），抗胸腺细胞球蛋白（ATG），抗 CD3、CD4、CD8 单抗，抗 IL－2Rα 链（CD25）单抗等。这些抗体通过与相应膜抗原结合，借助补体依赖的细胞毒作用，分别清除体内 T 细胞或胸腺细胞。

3. 中草药类免疫抑制剂　某些中草药具有明显免疫调节或免疫抑制作用。国内文献报道，雷公藤、冬虫夏草等可用于器官移植后排斥反应的治疗。此外，有研究发现，落新妇苷可有效抑制活化 T 细胞，具有一定应用前景。

表 16－3　防治移植排斥的常用药物及其作用机制

药　物	作用机制
环孢素和 FK506	抑制转录因子 NF－AT 活化，阻断 T 细胞合成 IL－2 等细胞因子
雷帕霉素	干扰 IL－2 信息传递，阻断淋巴细胞增殖
麦考酚酸酯	抑制淋巴细胞内鸟苷合成，阻断淋巴细胞增殖
硫唑嘌呤和环磷酰胺	抑制淋巴细胞前体增殖和分化
抗 CD3 单抗	与 T 细胞表面 CD3 分子结合，诱发吞噬或补体介导的溶细胞作用，清除 T 细胞
抗 IL－2Rα 链抗体	阻断 IL－2 与其受体结合，从而抑制 T 细胞增殖
CTLA－4－Ig 融合蛋白	阻断 APC 表面 B7 分子与 T 细胞表面 CD28 分子结合，抑制 T 细胞活化
CD40L 单抗	阻断 CD40L 与巨噬细胞表面 CD40 结合，抑制巨噬细胞活化

（二）清除预存抗体

移植前进行血浆置换，可除去受者血液内预存的特异性抗体，以防止超急性排斥反应。

（三）其他免疫抑制方法

临床应用受者脾切除、放射线照射移植物或受者淋巴结、血浆置换和淋巴细胞置换等技术防治排斥反应，均取得一定疗效。在骨髓移植中，为使受者完全丧失对移植物的免疫应答，术前常使用大剂量放射线照射或化学药物，以摧毁患者自身的造血组织，进而可以降低受者对供者骨髓细胞的排斥反应。

四、移植后的免疫监测

移植后的免疫监测有助于及时采取相应防治措施，临床上常用的免疫学检测指标包括：淋巴细胞亚群百分比和功能测定；免疫分子水平测定，如血清中细胞因子、抗体、补体、可溶型 HLA 分子水平，细胞表面黏附分子、细胞因子受体表达水平等；移植物浸润细胞的功能特征。

第四节 器官移植面临的挑战和防治策略

一、诱导同种移植耐受

免疫抑制剂的使用极大改善了临床器官移植术的预后，但多数患者均须长期（多为终生）给药，由此引发的问题是：免疫抑制剂在抑制排斥反应的同时，可能继发致死性感染和肿瘤；多数免疫抑制剂本身具有严重的毒副作用，尤其某些药物的治疗剂量和中毒剂量十分接近；多数药物价格十分昂贵。此外，迄今的治疗方案均对慢性排斥无效。理论上，诱导针对移植物的免疫耐受是防治排斥反应的最佳方案，并已成为移植免疫学研究领域最富挑战性的课题之一。

实验研究中诱导同种移植耐受（或延长移植物存活）的主要策略及其原理如下。

（一）封闭同种反应性 TCR

封闭同种反应性 TCR 原理为人工合成供者 MHC 分子的模拟抗原肽，或分离供者的可溶型 MHC 分子，将这些分子给予受者后可封闭其同种反应性 T 细胞的 TCR。

（二）阻断共刺激信号

应用抗黏附分子抗体或可溶型配体封闭相应黏附分子，有可能阻断受者同种反应性 T 细胞的共刺激信号，诱导 T 细胞无能而建立移植耐受。动物实验中应用 CTLA4 - Ig 融合蛋白和抗 CD40L 单抗可有效延长移植物存活时间。

（三）供者特异性输血（donor specific transfusion，DST）

DST 可诱导实验动物产生移植耐受，提高移植成功率，其机制可能是：DST 后促进 Th2 细胞活化，抑制 Th1 细胞功能；诱导受者产生抗供者组织抗原的特异性封闭抗体；刺激机体产生针对同种反应性 TCR 独特型的抗体；异体淋巴细胞在受者体内产生移植物抗宿主样反应，杀伤受者同种反应性 T 细胞等。

（四）过继输注 Treg 细胞

同种抗原特异性 $CD4^+CD25^+$ Treg 细胞可抑制 T 细胞介导的同种移植排斥反应，诱导移植物长期耐受。其机制为：Treg 抑制同种反应性 $CD8^+$ T 细胞的细胞毒作用；Treg 直接或间接下调 DC 表达共刺激分子或黏附分子，抑制同种反应性 T 细胞激活、增殖，并诱导其失能或凋亡。

（五）过继输注或诱导未成熟 DC

未成熟 DC 表面仅表达低水平共刺激分子（CD86、CD80）和 MHC - Ⅱ类分子，可使特异性T细胞由于缺乏活化信号而失能或凋亡。维持DC处于未成熟状态或过继输注未成熟DC，有可能诱导移植耐受。

（六）定向调控Th细胞亚群分化

Th1型细胞因子（如IL-2和IFN-γ）是参与排斥反应的重要效应分子，而Th2型细胞因子（如IL-4、IL-10等）可拮抗Th1细胞并抑制CTL功能，从而诱导移植耐受。因此，阻断Th1细胞及其所分泌细胞因子的效应，或增强Th2细胞及其所分泌细胞因子的效应，有利于建立移植耐受。

（七）阻断效应细胞向移植物局部浸润

移植物局部产生的趋化因子可募集并激活中性粒细胞、单核/巨噬细胞、T细胞，从而介导对移植物组织的损伤效应。通过阻断免疫细胞浸润和归巢，可明显延长移植物存活时间。

（八）微嵌合状态（microchimerism）

微嵌合体是指在接受器官移植的受者体内存在微量的供体细胞（1%～5%），一般是由于移植物内的白细胞迁移出移植物而形成。微嵌合状态的产生较为普遍，但其维持机制尚不明确。Sarzl认为，器官移植后发生“细胞移动”，在免疫抑制的情况下，宿主的免疫系统既不能排斥供者的器官，也不能完全“消灭”从移植物中迁出的过客细胞。同样，过路细胞虽没有被消灭，但在免疫抑制药物的作用下，也不能产生强烈的移植物抗宿主反应（GVHR）。在器官移植早期，宿主的免疫细胞和供者器官中的过路细胞均会被相互的组织相容性抗原激活，但在持续免疫抑制剂作用下，这种相互免疫应答会因诱发各种免疫调节机制，如抑制免疫细胞出现、细胞因子类别偏移、增强抗体等作用而逐渐减弱，最终达到无反应性状态，形成供、受体白细胞共存的微嵌合状态；微嵌合状态的长期存在可导致受者对供者器官的移植耐受。在受者体内诱导和维持微嵌合体状态来延长移植物存活，是诱导和维持移植免疫耐受的重要策略之一。

二、异种移植

器官来源严重短缺是临床同种器官移植面临的主要困境之一。为拓宽移植物来源，异种移植成为移植免疫学研究的新领域。一般认为，猪是异种移植物的最理想动物种属，其优点是：数量众多、饲养与繁殖方便、脏器（尤其是心脏）的主要解剖学和生理学指标与人类接近、一般不引起伦理学争议等。

但作为亲缘关系较远的物种间的移植，其面临的排斥反应较同种移植更强烈更复杂，包括了超急性排斥（hyperacute rejection，HAR）、急性血管性排斥（acute vascular rejection，AVR）、急性细胞性排斥（acute cellular rejection，ACR）。

（一）超急性排斥（HAR）

异种移植的HAR与同种移植中ABO血型不合所致HAR类似，常见于远缘器官移植后数分钟至24小时。其机制为：人血清内预存的天然抗体与猪血管内皮细胞表达的

(A21，3Gal) 表位结合后引发补体的瀑布式反应。可通过物理方法或酶学方法去除膜表面抗原；血浆置换、器官吸附、免疫层析或静脉注入寡聚糖等以清除预存抗体；注射补体调节蛋白及采用补体抑制剂、单克隆抗体及蛇毒因子等方法克服 HAR，但只能暂时解除反应。

目前，人们正尝试培育转基因猪，使其血管内皮细胞表达人补体调节蛋白（如 CD55、CD59 和 CD46 等）。将此类转基因猪的器官植入人体，可通过抑制补体激活而克服超急性排斥反应。近年已繁育出高表达人衰变加速因子 CD55（human decay accelerating factor，hDAF）的猪系，其在猪体内合成的 hDAF，其分子量类似于天然 hDAF 分子，且具较强功能活性。

（二）急性血管性排斥（AVR）

AVR 常见于近缘器官移植或控制了 HAR 的远缘移植，可能在再灌注后 24 小时内发生，导致移植物在术后数天至数周被排斥。主要因为受体继发产生的抗体与靶抗原结合，致内皮细胞持续活化而诱导前凝血酶类、炎性分子表达和微血管血栓形成，并伴天然抗凝物质表达下降和活性降低。

（三）急性细胞性排斥（ACR）

对异种移植物的 ACR 乃由受者 T 细胞针对异种抗原所产生的免疫应答所致，其机制与同种异体移植排斥相似。异种排斥反应的强度与同种异体排斥反应相当或更强。人 T 细胞对异种（猪）MHC 分子的应答也涉及直接识别和间接识别。实验研究已表明，人 TCR 的交叉识别可扩展至对异种抗原的识别。参与 T 细胞活化的多个分子对（如 CD4/MHC-Ⅱ类分子、CD8/MHC-Ⅰ类分子、CD2/LFA-3、CD28/B7、CD40L/CD40 和 VLA-4/VCAM-1 等）均可跨越人与猪的种属界限而相互发生作用。

（四）异种移植排斥反应的防治

防治异种移植排斥反应的策略类似于同种移植（见前述），但难度更大。此外，异种移植仍存在某些尚待逾越的障碍，诸如：异种移植排斥对免疫抑制药物不敏感；畜类微生物感染对人类的潜在威胁；异种器官与人类宿主的生理系统相容性差；异种移植研究的动物模型有待建立和完善等等。

小结

同种异体器官移植通常会引起宿主抗移植物排斥反应，其本质上是一种针对异体移植抗原（主要是 HLA 抗原）的特异性免疫应答。根据器官移植排斥反应发生的时间、强度、病理学特点及机制，可分为超急性、急性、慢性和加速排斥反应。移植物抗宿主反应常见于骨髓移植，乃移植物中淋巴细胞识别受者同种异型抗原而发动的免疫攻击。

受者 T 细胞可识别供者 APC 表面的（任何）抗原肽-供者同种异型 MHC 分子复合物，此为直接识别，在急性排斥反应早期发挥重要作用。受者 T 细胞也可识别由受者 APC 摄取、加工并提呈的供者 MHC 来源的抗原肽-受者 MHC 分子复合物，此为间接识别，在急性排斥反应中晚期和慢性排斥反应中发挥重要作用。

防治同种异型移植排斥反应的主要策略是选择 HLA 适配的供者并适当应用免疫抑制剂。影响移植术临床应用和推广的主要因素是移植排斥反应和移植物来源严重不足。为此，诱导移植耐受和探索以猪源器官为主的异种移植，成为移植学研究领域倍受关注的课题。

小鼠皮肤移植实验

机体针对同种异体抗原的排斥反应与针对普通抗原的免疫应答具有相同的区分“自我”与“非我”的特征。

1. 自体移植和同种同基因移植不发生移植排斥反应，而同种异体移植则发生移植排斥，这种情况表明，移植排斥反应具有识别“自我”和“非我”的特性。

2. 首次进行同种异体皮肤移植的小鼠，于术后第 10 ~ 13 天出现排斥反应（即首次排斥反应），而应用同一供者皮肤对同一受者进行再次移植，则术后第 6 ~ 8 天即出现排斥反应（即再次排斥反应），明显短于首次排斥反应发生的时间，表明其具有免疫记忆性。

第十七章　免疫学实验技术及其应用

随着免疫学的飞速发展，免疫学实验技术不断完善，免疫学理论和方法在医学中的应用日益广泛，不仅成为生命科学研究的重要手段，而且在临床疾病的诊断、预防和治疗中得到广泛的应用。

第一节　抗原抗体反应

抗原、抗体在体内或体外发生的特异性结合反应称为抗原抗体反应，这种特异性结合是抗原抗体检测的分子基础，应用已知抗体或抗原检测未知抗原或抗体，可以对感染性、非感染性致病因子或疾病相关因子进行诊断或辅助诊断。

一、抗原抗体反应的特点及影响因素

（一）抗原抗体反应的特点

1. 特异性　即反应的专一性，一种抗原一般只能与其特异性的抗体结合，这种抗原抗体结合反应的专一性就是特异性。

2. 可见性　在抗原抗体特异性反应时，如抗原抗体的比例适合，可互相联结成巨大的网格状聚合物，形成肉眼可见的沉淀或凝集现象。如果抗原或抗体的比例过高，都会影响抗原抗体反应的结果（见图 17－1）。

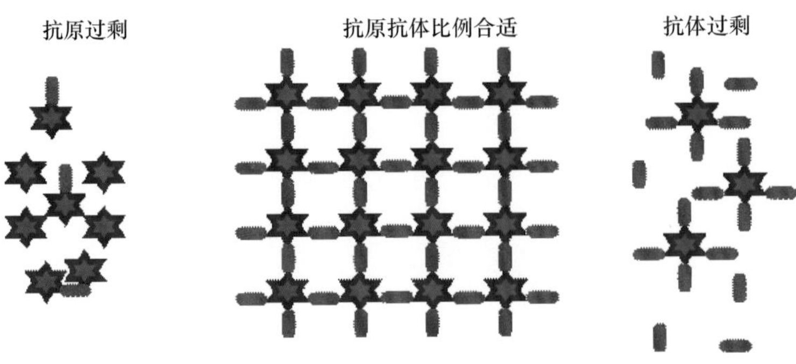

图 17－1　抗原抗体反应的可见性

3. 可逆性 抗原与抗体的结合为可逆的非共价结合，呈动态平衡（见图 17－2）。抗原抗体结合力的大小常用亲和力（affinity）或亲合力（avidity）来表示。亲和力是指抗体分子上的抗原结合部位与抗原决定簇之间的结合强度。亲合力是指反应系统中所有抗体分子与抗原分子之间的总结和能力。亲和力的大小主要与抗原抗体相互结合部位空间构象的互补程度有关，互补程度越高，亲和力越强。这种结合相对稳定，但在一定条件下，如降低溶液 pH 值或提高溶液离子强度能促进抗原和抗体的解离。解离后抗原、抗体的性质不变。

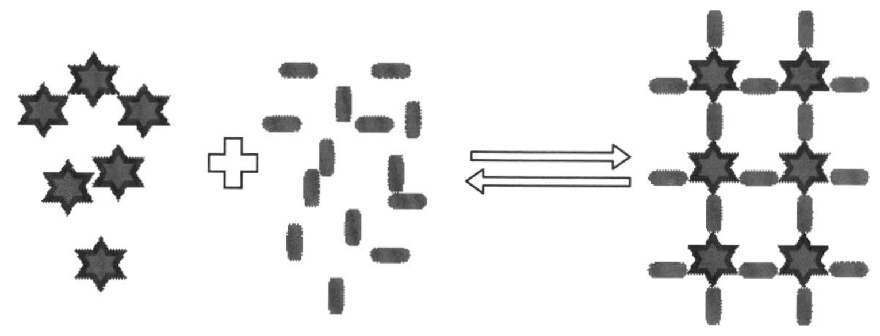

图 17－2 抗原抗体的可逆性结合

（二）抗原抗体反应的影响因素

1. 电解质浓度 抗原抗体具有胶体性质，抗原和抗体结合后，在电解质作用下，抗原抗体复合物失去一部分负电荷而相互连接，出现凝集或沉淀现象。因此实验时，应提供适当浓度的电解质，如 0.85% 的氯化钠溶液。

2. 酸碱度 抗原抗体反应的最适 pH 值在 6～8，pH 值过高或过低均可影响抗原抗体的理化性质。例如，若 pH 值降到 3 左右，因接近细菌抗原的等电点，可引起非特异性凝集，造成假阳性结果，影响反应的可靠性。

3. 温度 一般情况下，抗原抗体结合的最适温度为 37℃～42℃。适当提高温度，可以增多抗原抗体分子碰撞的机会，加速抗原抗体复合物的出现。但过高的温度（超过 56℃）会使抗原或抗体变性失活。特殊情况下，如引起阵发性寒冷性血红蛋白尿的冷凝集抗体，4℃是与其抗原（红细胞）结合的最适反应温度。

二、抗原抗体反应类型

根据抗原性质、结果呈现形式、参与反应成分的不同，可将抗原抗体反应分为：凝集反应、沉淀反应、补体参加的反应、采用标记物的抗原抗体反应（免疫标记技术）等。

（一）凝集反应

颗粒性抗原（如细菌、红细胞等）与相应抗体结合后，在一定条件下出现肉眼可见的凝集现象，称为凝集反应（agglutination）。该类反应可检测到微克/毫升水平的抗体。凝集反应可以分为直接凝集反应、间接凝集反应、间接凝集抑制试验等。

1. 直接凝集反应 颗粒性抗原与相应抗体直接结合所出现的凝聚现象称为直接凝集反应（见图 17－3）。分为玻片法和试管法，前者为定性试验，方法简便快捷，如

ABO 血型鉴定、细菌鉴定等；后者为定量试验，如肥达反应中定量测定伤寒患者血清中的相关抗体含量。

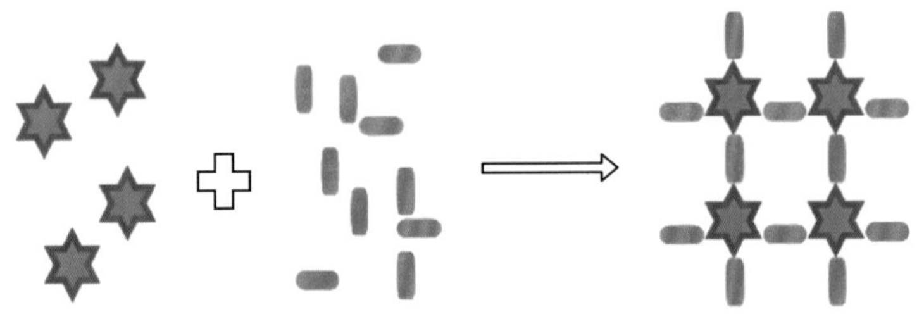

图 17－3 直接凝集反应

2. 间接凝集反应 将可溶性抗原（或抗体）吸附于载体（如红细胞或乳胶颗粒等）表面，制成载体颗粒，然后再与相应抗体（或抗原）结合而出现的凝集现象称为间接凝集反应（见图 17－4）。常用的载体有人 O 型血红细胞和聚苯乙烯乳胶颗粒。由于载体增大了抗原或抗体的体积，从而提高了反应的敏感性。间接凝集反应包括：①正向间接凝集反应：即把已知抗原吸附于载体检测抗体，例如抗链“O”实验中将链球菌溶血素“O”吸附在乳胶颗粒上，检测受试者血清中的抗链“O”抗体；或类风湿因子检测中用 γ 球蛋白包被的胶乳颗粒，检测病人血清中的抗人 γ 球蛋白的抗体（类风湿因子）。②反向间接凝集反应：即用已知抗体吸附于载体检测相应的抗原，如钩端螺旋体抗原检测、甲胎蛋白检测等。

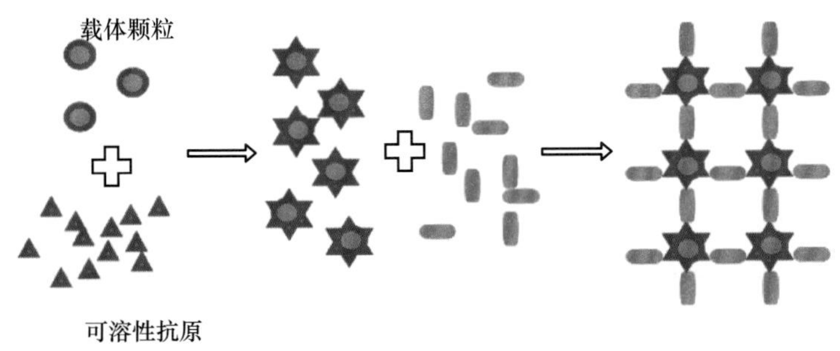

图 17－4 间接凝集反应

3. 间接凝集抑制试验 由间接凝集反应演化而来。将含有可溶性抗原的待检样品先与已知抗体混合，充分作用后再加入抗原致敏的胶乳颗粒（即吸附有抗原的聚苯乙烯颗粒）时，因抗体已与样品中的可溶性抗原结合，不再出现胶乳颗粒被动凝集的现象，称间接凝集抑制试验（见图 17－5）。临床化验检查中常用的妊娠试验就是一种间接凝集抑制试验。孕妇尿中绒毛膜促性腺激素的含量比正常人高，因此当往尿中加入抗绒毛膜促性腺激素抗体时，抗原抗体结合，抗体被消耗，此时再往尿中加入吸附有人类绒毛膜促性腺激素的乳胶颗粒时，则不发生凝集反应，即为妊娠试验阳性。反之，被检尿中绒毛膜促性腺激素含量甚少（非妊娠尿），不足以把加入的抗体消耗，当胶乳抗原加入后，抗体便与乳胶颗粒上的抗原结合发生反应，出现均匀细小颗粒，即为妊娠试验阴性。

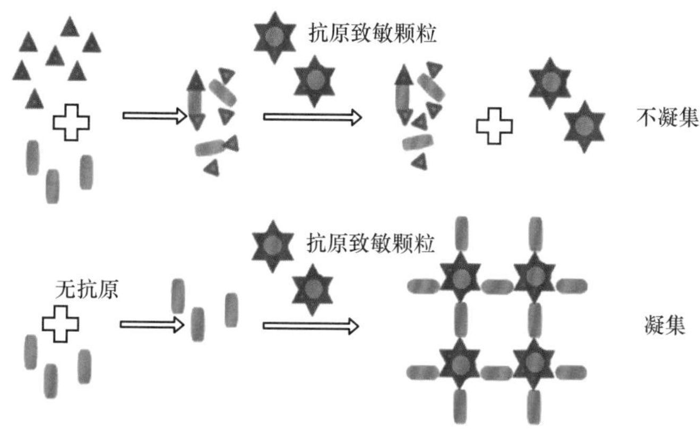

图 17－5 间接凝集抑制试验

（二）沉淀反应

可溶性抗原（如血清蛋白质、细胞裂解液等）与相应抗体结合后，在一定条件下出现肉眼可见的沉淀物或仪器可检测出的沉淀现象，此类反应称为沉淀反应（precipitation）。沉淀反应可在液体中进行，也可在半固体凝胶中进行。在液体中进行的沉淀反应有环状沉淀反应和絮状沉淀反应，因灵敏度不高，已被免疫比浊法取代。在半固体琼脂凝胶中进行的沉淀反应又称为凝胶内沉淀反应或琼脂扩散实验，其原理为：可溶性抗原和抗体在凝胶中扩散并在比例合适处结合，出现肉眼可见的白色沉淀线。沉淀反应包括单项琼脂扩散和双向琼脂扩散两种基本的方法，将该方法与电泳技术结合，又衍生出对流电泳、火箭电泳和免疫电泳等多种检测方法。

1. 免疫比浊法 在一定量的已知抗体中分别加入不同浓度的抗原，经一段时间反应后形成免疫复合物悬浮于反应溶液中，用浊度计测量反应溶液的浊度，浊度与抗原浓度呈正比，可根据标准曲线计算出样品中的抗原含量。

2. 单向琼脂扩散试验 将一定量的已知抗体混于琼脂凝胶中制成凝胶板，在板中打孔后加入待测抗原。抗原向四周扩散至与凝胶中抗体比例合适处，形成以抗原孔为中心的沉淀环。沉淀环的直径与抗原浓度呈正比。该方法是一种定量检测法，敏感性较高，可用来测定血清中免疫球蛋白和补体等的含量。

3. 双向琼脂扩散试验 将抗原和抗体分别加到凝胶板上的小孔中，抗原和抗体各自向四周扩散并相遇，在比例合适处形成肉眼可见的沉淀线。本法有多种实验策略，可用于抗原或抗体的定性、半定量及组分分析，敏感性不高，需时较长。

4. 火箭电泳 它是单向琼脂扩散与电泳技术相结合的方法，抗原在含有定量抗体的琼脂中泳动，两者比例合适时，在较短时间内形成火箭状或锥形的沉淀线。在一定浓度范围内，沉淀线的高度与抗原含量成正比。本法敏感度与单向扩散相仿，但需时较短。

5. 对流电泳 它是双向琼脂扩散与电泳技术相结合的方法，将抗原加到凝胶板阴极孔内，抗体加到阳极孔内，通电后抗原、抗体在电场和电渗作用下相对而行，在最适比例处二者相遇形成白色沉淀线，本法操作简便，迅速，且敏感度比双向扩散法高

10～15 倍。

6. 免疫电泳 先在凝胶板内利用电泳技术把标本中的蛋白质组分电泳成不同的区带，然后在与电泳方向平行处挖一小槽，加入已知的抗体进行双向琼脂扩散。根据所产生的沉淀弧线的数量、形态和位置来分析标本所含抗原成分的性质和相对含量。

第二节 免疫学常用标记技术

免疫标记技术（immunolabelling technique）是目前应用最广泛的一类免疫学检测技术，指用荧光素、放射性核素、酶、发光剂或电子致密物质（胶体金、铁蛋白）作为示踪剂标记抗体或抗原进行的抗原抗体反应。此类方法灵敏、特异、快速，既能定性、定量又能定位测定，结果易于观察，适合自动化检测，广泛用于各种生物活性物质的分析鉴定与检测。

根据标记物与检测方法不同，标记技术可分为免疫荧光技术、放射免疫测定、免疫酶标技术、发光免疫分析、免疫金标记技术等，常见的免疫标记物见表 17－1。

表 17－1 常见的免疫标志物

类 别	标记物	应 用
酶	辣根过氧化物酶（HRP） 碱性磷酸酶（ALP）	免疫组化、免疫分析
荧光素	异硫氰酸荧光素（FITC） 藻红蛋白（PE） 四甲基异硫氰酸罗丹明（TR） 罗丹明（RB200）	免疫组化、免疫分析
生物发光物	萤火虫荧光素	免疫分析
放射性核素	^{125}I、^{131}I、^{32}P、^{51}Cr、^{3}H	免疫分析
化学发光物	鲁米诺（Luminal）	免疫分析
金属颗粒	胶体金	免疫组化、免疫分析

一、免疫荧光技术

免疫荧光技术（immunofluorescence technique）是用荧光素标记抗体或抗原，以鉴定标本中抗原或抗体的方法，可借助于荧光显微镜或流式细胞仪对抗原（抗体）进行鉴定或定位。常用荧光素包括异硫氰酸荧光素（FITC）、藻红蛋白（PE）或四甲基异硫氰酸罗丹明（TR）等，在激发光的作用下可产生发射光（即荧光）。常用免疫荧光技术包括：免疫荧光显微技术、流式细胞术（flow cytometry，FCM）、荧光免疫测定（fluoroimmunoassay，FIA）等。

（一）免疫荧光显微技术

1. 直接荧光法 用荧光素直接标记特异性抗体。将荧光标记抗体加于待检抗原标本中，作用一定时间后洗去未结合的抗体，在荧光显微镜下观察荧光情况，可定性或定位检测标本中的抗原。该方法简便易行，但每检查一种抗原必须制备相应的荧光抗体。

2. 间接荧光法 首先用特异性抗体（一抗）与标本中的抗原结合，作用一定时间后洗去未结合的抗体，再加入荧光素标记的抗一抗的抗体（抗抗体/二抗），冲洗后在荧光显微镜下观察荧光情况，可定性或定位检测标本中的抗原。该方法敏感性高，制备一种荧光素标记的二抗可用于多种抗原的检查，但是有可能出现非特异性荧光信号。

3. 补体结合免疫荧光法 在抗原－抗体反应时加入补体，使之与抗原－抗体复合物结合，再用荧光素标记的抗补体抗体进行示踪。

（二）流式细胞术（flow cytometry，FCM）

将免疫荧光技术应用于流式细胞仪，可对细胞的表面标志（抗原或受体）进行快速、精确的分析和自动检测，并可将不同类型的细胞分选收集。FCM 还可对同一细胞的多种参数（如 DNA、RNA、蛋白质和细胞体积等）进行多信息分析，是生命科学研究领域广泛应用的一项新技术。

（三）荧光免疫测定（fluoroimmunoassay，FIA）

1. 荧光偏振免疫测定（fluorescence polarization immunoassay，FPIA） 荧光物质经偏振光蓝光照射而跃入激发态，在恢复至基态后可释放出光子，经偏振仪测定其强度可得知样品中待测物质的浓度，主要用于小分子物质（特别是药物浓度）的测定。

2. 时间分辨荧光免疫测定（time－resolved fluoro－immunoassay，TR－FIA） 镧系稀土元素具有较长的荧光寿命，用其标记抗原或抗体，并利用时间分辨荧光分析仪延缓测量时间，可以消除非特异性本底荧光的干扰。此法灵敏度高、特异性好，可用于激素水平检测、肝炎标志物检测等。

3. 酶联荧光免疫测定（enzyme linked fluoro－immunoassay，ELFIA） 应用具有潜在荧光的物质作为酶的底物，经过酶解反应产生高强度荧光，可用荧光仪进行定量测定。

二、放射免疫测定技术

放射免疫测定法（radioimmunoassay，RIA）是用放射性核素标记抗原或抗体进行免疫学检测的技术。包括液相和固相两种方法。常用的放射性核素有^{125}I 和^{131}I。该方法将放射性核素的高灵敏性和抗原抗体反应的特异性相结合，使检测的敏感度达皮克/毫升水平。常用于胰岛素、生长激素、甲状腺素、孕酮等激素，吗啡、地高辛等药物以及 IgE 等微量物质测定。但由于放射性核素有一定的危害性，且易污染环境，其临床应用受到一定限制。

三、免疫酶标技术

免疫酶标技术是将抗原抗体反应的特异性与酶对底物高效催化作用相结合，以酶标记抗体（或抗原），通过酶催化底物显色，对细胞或组织标本中的抗原－抗体复合物进行定位、定性分析；亦可根据酶催化底物显色的深浅程度，定量测定体液中抗原或抗体的含量。本法既没有放射性污染又不需要昂贵的测试仪器，操作简便、安全，已被广泛使用。常用的免疫酶标技术包括酶免疫组织化学技术和酶免疫测定技术。酶免疫测定技术包括酶联免疫吸附试验（enzyme linked immunosorbent assay，ELISA），免疫印迹法（Immunoblotting）等。

1. 酶免疫组织化学技术（enzyme immunohisto chemistry，EIH） 通过酶解底物显色来示踪抗原抗体复合物的存在部位，标本可在普通光学显微镜下观察，并能长期保存。辣根过氧化物酶的底物二氨基联苯胺（DAB）的分解产物适于电镜观察。常用方法有亲和素－生物素－过氧化物酶复合物法（avidin biotin－peroxidase complex，ABC）、过氧化物酶－抗过氧化物酶法（PAP）和碱性磷酸酶－抗碱性磷酸酶法（APAAP）。

2. 酶联免疫吸附试验（enzyme linked immunosorbent assay，ELISA） 以聚苯乙烯制品或硝酸纤维素膜（nitrocellulose filter membrane，简称 NC 膜）等作为固相载体吸附（称为包被）已知的抗原或抗体，通过这些抗原（或抗体）结合标本中的抗体（或抗原），再加入酶标记的抗体或二抗，最后通过酶催化底物形成有色产物来检测标本中的抗体（或抗原）。本方法抗原抗体反应在固相载体上进行，有利于通过洗涤去除未反应的抗原/抗体及标本中的干扰物。常用的酶有辣根过氧化物酶（horseradish peroxidase，HRP）、碱性磷酸酶（alkaline phosphatase，ALP）。ELISA 的方法很多，较常用的有：①双抗体夹心法：将已知抗体包被在固相载体表面，加入待测抗原，洗涤后加入酶标抗体，再洗涤后加底物显色。②抗原竞争法：将已知抗体包被在固相载体表面，将酶标记已知抗原和待测抗原按比例混合后加入，洗涤后加底物显色。其原理是：酶标抗原和与其相同的待测抗原竞争性地与抗体结合，产生的显色产物越多，则待测抗原的含量就越少。③间接法：将已知抗原包被在固相载体表面，加入待测血清，洗涤后加酶标二抗，再洗涤后加底物显色，用于检测抗体。

3. 免疫印迹法（Immunoblotting） 它将凝胶电泳与固相免疫结合，把电泳分区的蛋白质转移至固相载体，再用酶免疫、放射免疫等技术测定。

四、发光免疫技术

发光免疫测定（luminescence immunoassay，LIA）是将发光系统与免疫反应相结合，用于抗原或抗体的检测。该技术不使用任何光源，避免了杂散光和背景光的干扰，大大提高了信噪比，因此具有很高的灵敏度，能达到纳克或皮克级。常见发光免疫技术包括：化学发光免疫测定、生物发光免疫测定、化学发光酶免疫测定、电化学发光免疫测定等。

（一）化学发光免疫测定（chemiluminescent immunoassay，CLIA）

化学发光免疫测定是以化学发光剂（如鲁米诺、吖啶酯等）标记抗体或抗原进行免疫学检测的技术。化学发光物质在反应剂（如过氧化阴离子）激发下生成激发态中间体，当激发态中间体回到稳定的基态时发射出光子，用自动发光分析仪接受光信号，通过测定光子的产量，检测待测抗原或抗体的含量。

（二）生物发光免疫测定（bioluminescent immunoassay，BLIA）

利用生物发光物质（如萤火虫荧光素）或参与生物发光反应的辅助因子（如 ATP、

NAD 等）标记抗原或抗体，利用生物发光反应进行检测。

（三）化学发光酶免疫测定（chemiluminescence enzyme immunoassay，CLEIA）

反应步骤与酶免疫测定相同，酶促反应所用的底物为发光剂，通过化学发光反应进行检测。

（四）电化学发光免疫测定（electro - chemiluminescence immunoassay，ECLIA）

电化学发光免疫测定是新一代免疫标记测定技术。该方法将电化学发光和免疫测定相结合，用于抗原抗体的检测及 DNA/RNA 探针检测。

五、免疫金标记技术

免疫金标记技术（immunogold labelling technique）又称为金标法，以胶体金作为示踪标志物用于抗原抗体反应检测。胶体金标记的抗体可直接用于检测细胞表面和组织切片中的抗原或受体，并可在普通光学显微镜下观察，称为免疫金染色法（immunogold staining，IGS）。在 IGS 的基础上，可用银离子增强免疫金标记技术的敏感性，称为免疫金银染色法（immunogold silver staining，IGSS）。

第三节　免疫细胞、免疫分子及相关基因的检测

一、免疫细胞的检测

免疫细胞的检测是通过体内、体外方法对机体参与免疫应答的细胞进行鉴定、计数和功能测定。

（一）免疫细胞的分离与纯化

外周血中不同类别的细胞密度不同，如单个核细胞密度为 1.075 ~ 1.090，红细胞和多核白细胞的密度为 1.092 左右，血小板密度为 1.030 ~ 1.035，据此可对免疫细胞进行分离和纯化。

1. 白细胞的分离　血液中红细胞与白细胞的比例约为 600 ~ 1000 : 1，由于两类细胞密度不同，所以沉降速度各异，可采用自然沉降法、高分子聚合物加速沉降法分离白细胞。

2. 外周血单个核细胞的分离　外周血单个核细胞（peripheral blood mononuclear cell，PBMC）为淋巴细胞和单核细胞，其密度低于外周血中其他细胞类型，采用等渗溶液进行密度梯度离心，即能分离得到外周血单个核细胞。常用的方法有聚蔗糖 - 泛影葡胺（ficoll - hypaque，F - H）法和 Percoll 分层液法。

3. 淋巴细胞亚群的分离

（1）E 花环法　成熟人 T 细胞表面表达绵羊红细胞（SRBC）受体（CD2），能与 SRBC 结合形成玫瑰样花环结构，称为 E 花环。形成花环结构者即为 T 细胞。低渗裂解其 SRBC，即可获得纯化的 T 细胞。此法简便、细胞纯度高（95% ~99%），但是 E 花

环形成后可能刺激T细胞活化。

（2）尼龙棉柱分离法 B细胞易黏附于尼龙棉纤维表面，而T细胞不易黏附，借此可将T细胞与B细胞分离。此法简便快速，细胞纯度高（90%以上），且淋巴细胞活性不受影响，但是尼龙棉柱可滞留某些T细胞亚群，故回收率低。

（3）亲和板结合分离法 亦称洗淘法，用特异性抗体包被塑料平皿或培养瓶，表达特定膜抗原的细胞可与相应抗体结合而被吸附于平皿或培养瓶表面，不表达特定膜抗原的细胞存在于悬液中。

（4）补体细胞毒分离法 抗体与表达特异性膜抗原的细胞结合后，可激活补体，通过补体依赖的细胞毒作用（CDC）而清除相应细胞，该方法用于细胞的阴性分离（分离出不表达膜抗原的细胞）。

（5）流式细胞分选法 流式细胞仪可分选出用特异性荧光抗体标记的细胞。该方法速度快，分选出的细胞纯度高（90%～100%），细胞结构和生物学活性不受影响且分离出的细胞可保持无菌。但是，如分离细胞在样本中含量过低则耗时较长。

（6）磁性微粒分离法（magnetic activated cell sorting，MACS） 包括直接和间接两种方法。①直接法：将特异性抗体与磁性微粒交联制成免疫磁珠（IMB），IMB可与表达相应膜抗原的细胞结合，应用强磁场分离IMB及其所吸附的细胞，从而对特定细胞进行阴性或阳性分选；②间接法：用二抗包被磁性微粒，与已结合于一抗的细胞发生反应，从而对特定细胞进行分离。该方法操作简单，分离纯度高且省时，但是抗体可诱导细胞活化或凋亡。

（二）淋巴细胞及其亚群的检测

1. T细胞的检测 常见T细胞检测方法如下：

（1）间接免疫荧光法 应用抗CD分子抗体与PBMC结合，再加入荧光素标记的二抗，在荧光显微镜下观察并计数。

（2）免疫组织化学法 制备样本（组织切片或细胞涂片），酶标记的抗体与样本中表达相应膜抗原的细胞结合，酶催化相应底物显色，从而鉴定细胞种类或其亚群。

（3）葡萄球菌花环法 葡萄球菌蛋白A（SPA）可与IgG Fc段结合而不影响抗体活性。SPA－IgG复合物可与表达相应膜抗原的细胞结合，使金黄色葡萄球菌吸附在细胞周围形成花环状，在高倍镜下观察结果。

（4）微量细胞毒试验 借助补体依赖的细胞毒作用，造成表达特定表面抗原的细胞损伤，破坏胞膜的完整性，伊红或台盼蓝等染料可渗入胞内，使之膨胀着色，在高倍镜下观察结果。

2. B细胞的检测 常见B细胞检测方法如下：

（1）膜表面免疫球蛋白（SmIg）的检测 SmIg是B细胞特有的表面标志，因此是鉴定B细胞的可靠指标。借助直接免疫荧光法或免疫组织化学法用抗SmIg抗体进行检测。

（2）间接免疫荧光法 应用针对B细胞表面抗原（CD19、CD20、CD21、CD22等）的特异性单克隆抗体标记单个核细胞，以间接免疫荧光法或流式细胞术对B细胞进行鉴定和计数。

（三）免疫细胞功能测定

1. 吞噬细胞功能测定　吞噬细胞包括中性粒细胞和巨噬细胞，常用中性粒细胞功能试验反映吞噬细胞功能。

（1）中性粒细胞趋化功能测定　常用方法有滤膜小室法（Boyden 小室法）和琼脂糖凝胶平板法。

（2）中性粒细胞吞噬、杀菌功能测定　①显微镜检法：将细胞与葡萄球菌或白色念珠菌悬液混合温育、固定、染色，在镜下观察多核白细胞对细菌的吞噬情况。可根据被吞噬的葡萄球菌或白色念珠菌是否着色测定杀菌率。②硝基四氮唑蓝（NBT）还原试验：其原理为，中性粒细胞在吞噬、杀菌过程中，能耗骤增，需氧量增加，己糖磷酸旁路糖代谢活性增强；6－磷酸葡萄糖在氧化脱氢过程中，所释放出的氢被摄入吞噬体的NBT 接受，NBT 被还原成蓝黑色的点状或块状甲臜（formazan）颗粒，沉积于中性粒细胞的胞浆内。一般以阳性细胞数超过 10% 判定为 NBT 试验阳性。③化学发光测定法：中性粒细胞在吞噬过程中出现呼吸爆发，产生活性氧代谢产物（ROI），ROI 能激发胞内某些物质产生化学发光。应用鲁米诺（luminol）作为发光增强剂，通过测量其发光强度，反映中性粒细胞吞噬、杀菌功能。

2. T 细胞功能测定

（1）T 细胞增殖试验　T 细胞表面具有植物血凝素（PHA）、刀豆蛋白（ConA）和美洲商陆（PWM）等有丝分裂原受体，在体内或体外遇到有丝分裂原后，蛋白质和核酸合成增加，形态发生变化，转化为淋巴母细胞，称为淋巴细胞转化试验（lymphocyte transformation test，LTT）。淋巴细胞转化程度可以反映机体的细胞免疫水平，因此可作为测定机体免疫功能的指标之一。常用 T 细胞增殖反应的检测方法包括：①形态学观察：观察淋巴母细胞转化的形态学特征。②放射性核素掺入法：细胞增殖合成 DNA 需摄取核苷酸原料，故可应用核素标记的胸腺嘧啶（或尿嘧啶）核苷（^{3}H－TdR、^{125}I－UdR）参与反应，测定放射性强度以反映淋巴细胞增殖水平。③甲基噻唑基四唑（MTT）比色法：线粒体作用于 MTT，可生成蓝黑色的 MTT－甲臜产物，其生成量与细胞的代谢活跃程度成正比，可间接定量分析细胞的增殖水平。此法敏感性与放射性核素掺入法大致相同，且经济、简便，无放射性污染。

（2）T 细胞介导的细胞毒试验　凡致敏的细胞毒 T 细胞再次遇到相应靶细胞抗原时表现出对靶细胞的破坏和溶解作用，它是评价机体细胞免疫水平的常用指标。常用检测方法包括形态学检查法、放射性核素（^{51}Cr、^{125}I－UdR）释放法、流式细胞术等。

3. B 细胞功能测定

（1）B 细胞增殖试验　与 T 细胞相似，B 细胞表面也存在有丝分裂原受体，以 PWM、SPA、细菌脂多糖（LPS）等有丝分裂原作用于 B 细胞后，通过采用形态学观察、放射性核素掺入法、MTT 比色法等，考察 B 细胞增殖情况来反映机体体液免疫水平。

（2）溶血空斑试验　用 SRBC 免疫的小鼠，取免疫后的小鼠脾脏制成单个细胞悬液，在琼脂糖凝胶内与 SRBC 混和，倾注于平皿或玻片上，脾细胞中的抗体生成细胞产生的抗 SRBC 抗体，与其周围 SRBC 结合，在补体参与下可将 SRBC 裂解造成溶血，从而在抗体生成细胞周围形成肉眼可见的溶血空斑，借此可对抗体生成细胞进行计数。

二、免疫分子的检测

（一）免疫球蛋白的测定

Ig 存在于血液、体液、外分泌液和一些细胞膜上，血清中含量最高，正常值范围较大，并随年龄、性别等因素而变动。目前常用全自动生化分析仪测定血清中 Ig 的含量。对于血清中含量很低的 IgE 和 IgD 可以采用化学发光、RIA、ELISA 等灵敏度较高的方法测定。

（二）补体测定

1. 血清总补体活性测定 通常采用 CH_{50}测定法（50% complement hemolysis），采用抗体致敏的 SRBC 作为指示系统，激活补体经典途径，导致 SRBC 溶解。因通常以 50% 溶血作为判定反应结果的终点，该方法又称为 50% 溶血试验（即 CH_{50}）。根据引起 50% 溶血所需的最小补体量，计算血清的总补体活性。

2. 补体各种成分的测定

（1）免疫溶血法 以抗体致敏的 SRBC 作为指示系统，与缺乏某一补体成分的血清作用后，不发生溶血；再加入待检血清标本，使原来缺乏的补体成分得到补充，即可发生溶血。可用此法检测血清中补体成分是否完备，借以诊断补体成分的缺乏，或诊断补体含量正常但溶血活性不足等先天性缺陷。

（2）免疫化学法 应用特异性抗体，对相应补体成分及其裂解产物定量测定。常用的方法有免疫扩散法、火箭免疫电泳法、免疫比浊法、ELISA 及 RIA 等。

（三）细胞因子的检测

常见的细胞因子检测方法包括生物学检测、免疫学检测及分子生物学检测等。

1. 生物学检测法 生物学检测法能直接显示细胞因子的生物活性，灵敏度高，可达皮克水平，但是多种细胞因子具有相同功能，因此干扰因素较多。而且某些抑制因子可降低细胞因子的活性，影响检测结果。

（1）细胞增殖或增殖抑制法 采用对特定细胞因子反应的细胞或专一依赖某种细胞因子生长的细胞（即依赖性细胞株），在体外与该细胞因子共培养，通过测定细胞增殖情况，反映样品中该细胞因子的活性。

（2）集落形成法 应用集落刺激因子（G - CSF、GM - CSF、M - CSF 等）与骨髓干细胞进行体外培养，显微镜观察细胞集落形成数，计算集落刺激因子的集落刺激活性（colony stimulating activity，CSA）。

（3）细胞毒活性测定 通常以小鼠成纤维细胞作为靶细胞，用结晶紫染色法、MTT 比色法或 ^{51}Cr 释放等方法测定细胞因子（如 TNF）的细胞毒活性。靶细胞死亡率与细胞毒活性成正比。

2. 细胞因子的免疫学检测法 免疫学检测法特异性强，不仅能检测出细胞因子的含量，并能鉴别细胞因子的亚型。同时，该方法还具有简便、实验流程短、方法易标准化、重复性好等优点。常用的细胞因子的免疫学检测法有：ELISA、RIA、免疫印迹法、免疫 PCR（immuno－PCR，IM－PCR）法等。

3. 细胞因子的分子生物学检测方法 应用细胞因子 cDNA 探针或寡核苷酸探针，经放射性核素（^{32}P 或^{35}S）、生物素或地高辛标记，与细胞因子 mRNA 或 DNA 分别进行 DNA－RNA 杂交（Northern blot）或 DNA－DNA 杂交（Southern blot）；亦可在组织切片上进行原位杂交分析。该方法特异性高，可避免生物活性检测时其他细胞因子的影响。该方法只能反应细胞因子基因表达的情况，并不能直接提供有关细胞因子的含量及生物活性等信息。

三、免疫相关基因的检测

免疫相关基因检测的主要工具是核酸探针，可分为寡核苷酸探针、cDNA 探针、基因组 DNA 探针及 RNA 探针等。寡核苷酸探针和 cDNA 探针常用于 Northern blot 及斑点杂交；RNA 探针因穿透性好，更适用于原位杂交。

第四节 免疫学检测方法的临床应用

免疫学检测方法具有高度特异性和敏感性，在临床上应用十分广泛。例如病原微生物、自身抗体、血型、肿瘤标志物、血浆激素和酶类水平、血浆药物浓度检测等，不仅用于疾病的诊断还可用于病情分析，以指导治疗及判定预后。

一、疾病的诊断

（一）感染性疾病

免疫学检测方法已广泛用于感染性疾病的诊断、感染后免疫力的确定等，如细菌感染免疫检测，病毒感染免疫检测，寄生虫感染免疫检测等。临床常用感染性疾病免疫检测如下：

1. 血清抗链球菌溶血素“O”（anti－streptolysin“O”，ASO） 当机体受 A 组溶血性链球菌感染后 2～3 周，血清中即出现抗链球菌溶血素“O”的抗体，这种抗体滴度直至病愈后数月到半年才下降至正常水平，ASO 升高常见于活动性风湿热、风湿性关节炎、急性肾小球肾炎等。

2. 肥达反应（Widal reaction，WR） 人体被伤寒沙门菌感染后，菌体“O”抗原和鞭毛“H”抗原能刺激人体产生相应抗体。当感染伤寒沙门菌后一周可出现阳性，第二周阳性率上升为 60%～70%，第四周可达 90% 以上，动态观察 WR 持续超过参考值，或较原效价升高 4 倍以上更有诊断价值。

（二）免疫缺陷病

测定抗体、补体含量，有助于抗体缺陷、补体缺陷的诊断；进行免疫细胞的鉴定、计数以及功能试验可帮助免疫细胞缺陷的诊断。

（三）自身免疫病

检测出自身抗体是自身免疫和自身免疫病发生的标志，临床常用的自身免疫检测有：

1. 类风湿因子测定（RF） RF 是变性 IgG 刺激机体产生的一种自身抗体，主要存在于类风湿性关节炎患者的血清和关节液内。类风湿关节炎患者 RF 阳性率升高且与疾病活动有关。RF 阳性亦见于系统性红斑狼疮（SLE）、多发性硬化症（MS）等其他自身免疫性疾病及慢性肝病、慢性感染性疾病等。

2. 抗核抗体检测（ANA） 抗核抗体是泛指抗各种细胞核成分的自身抗体的总称，这种抗体无器官和种族的特异性。ANA 阳性是结缔组织病的标志，是 SLE 最佳筛选试验。其他疾病，如原发性胆汁性肝硬化（Primary biliary cirrhosis）、慢性肝病、慢性感染、肿瘤等也可出现阳性。

3. 抗脱氧核糖核酸抗体（anti－DNA antibody） 其中抗双链 DNA（double stranded－DNA，ds－DNA）抗体的靶抗原是细胞核中的 DNA 双螺旋结构，抗 ds－DNA 抗体为 SLE 特异性抗体，特异性高达 95% 以上，与 SLE 活动程度相关，其他风湿病中抗 ds－DNA 抗体也可呈阳性。

（四）肿瘤标志物检测（tumor markers）

检测肿瘤抗原标志物有助于某些肿瘤的辅助诊断。临床常用肿瘤标志物有甲胎蛋白（AFP）、癌胚抗原（CEA）等。

1. 甲胎蛋白（AFP） 为胎儿早期肝脏和卵黄囊合成的血清糖蛋白。当肝细胞或生殖腺胚胎细胞恶变时，细胞合成 AFP 增加。对 AFP 的检测常用于原发性肝癌的诊断与鉴别诊断；此外生殖腺胚胎癌、胃癌、胰腺癌患者 AFP 亦可升高。动态检测 AFP 变化可监测原发性肝癌治疗前后病情变化。

2. 癌胚抗原（CEA） 由胎儿早期消化管和一些组织合成，怀孕 6 个月后开始减少，出生后血中含量极低。生理情况下，孕妇 CEA 水平可升高。胰腺癌、结肠癌、乳腺癌、肺癌等肿瘤患者 CEA 常明显升高。某些良性肿瘤和良性病变，如直肠息肉、胰腺炎、结肠炎、肝脏疾病、哮喘等 CEA 可轻度升高，动态观察 CEA 水平可用于判断恶性肿瘤的预后及转归。

（五）超敏反应性疾病

血清总 IgE、变应原特异性 IgE 检测有助于 I 型超敏反应的诊断。

（六）其他免疫检测

1. 循环免疫复合物（circulating immunocomplex，CIC） 体内游离抗原与相应的抗体形成抗原抗体复合物，其中分子量小于 19S 的复合物可在血循环中检出。CIC 增高常见于自身免疫病、感染、肿瘤、移植、变态反应等。

2. C 反应蛋白（C－reactive protein，CRP） CRP 是一种由肝脏合成的，能与肺炎双球菌 C 多糖反应的急性期反应蛋白，它能结合多种细菌、真菌、原虫以及核酸、磷脂酰胆碱等，具有激活补体、促进吞噬和调节免疫的作用。CRP 升高见于化脓性感染、组织坏死、恶性肿瘤、结缔组织病、急性排斥反应等，因细菌性感染可致 CRP 升高，而非细菌性感染不会引起 CRP 升高，所以 CRP 可用于鉴别细菌性和非细菌性感染，也可作为鉴别风湿热活动期和稳定期的敏感指标。

二、免疫学监测

免疫学监测主要用于判定感染性疾病的转归与预后。例如，监测乙型肝炎病毒抗原与抗体的消长，有助于乙型肝炎预后的判断；对 HIV 感染者进行 $CD4^+$ T 细胞计数，有助于艾滋病诊断、病情分析和疗效的判定；肿瘤患者免疫功能状态的检测，能了解肿瘤的发展与预后；监测器官移植术后受者的免疫学指标，有利于早期发现并有效处理排斥反应。此外，免疫监测对选择免疫抑制剂种类、剂量、确定疗程、评估疗效等均有积极意义。

小结

根据抗原抗体反应的特异性，可用已知的抗原检测未知抗体或用已知的特异性抗体检测未知抗原，包括凝集反应、沉淀反应等。而免疫学标记技术因其能够提高抗原抗体反应的敏感性等优点而得到广泛地应用，如酶标记技术、放射性核素标记技术、荧光标记技术等。不同类别的免疫细胞具有不同的理化性质和表面标志，因此可通过不同的实验方法分离和鉴定细胞群及其亚群。也可以通过免疫细胞功能的检测来评价机体细胞免疫及体液免疫功能。免疫学技术不只应用在疾病的诊断、治疗及疗效的评价，也促进了免疫学及相关学科的发展。

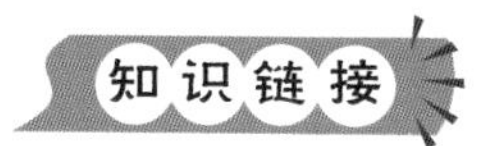

生物发光

儿时，你是否捕捉过会发光的萤火虫？夜晚，有没有捡到过海滩上发光的沙蚕？有没有见到过发光的水母和珊瑚？这种由生物所发出的光称为生物光。

这些生物为什么能发光？1885 年，杜堡伊斯在实验室里提取出萤火虫的荧光素和荧光素酶，指出萤火虫的发光是一种化学反应。我们知道，化学发光的物质有两种能态，即基态和激发态，前者能级低而后者能级很高。一般地说，在激发态时分子有很高并且不稳定的能量，它们很容易释放能量重新回到基态，当能量以光子形式释放时，我们就看到了生物发光，如果我们企图使一个物体发光，就需要提供足够的能量使它从基态变成激发态。但生物发光需要体内的酶来参与，酶是一种催化剂，并且是高效率的催化剂。它可以促使化学反应的发生，给发光物质提供能量，且能保证消耗的能量尽量少而发光强度尽可能高。在萤火虫体内，ATP 水解产生能量提供给荧光素而发生氧化反应，每分解一个ATP、氧化一个荧光素就会有一个光子产生，从而发出光来。目前已知，绝大多数的生物发光机制是这种模式。不过在发光的腔肠动物那里，荧光素则换成了光蛋白，如常见发光水母的绿荧光蛋白，绿荧光蛋白与钙或铁离子结合发生反应从而发出光来。

利用生物发光发展起来的检测技术在免疫学研究领域得到广泛应用，如本章提到的生物发光免疫测定。

第十八章 免疫学防治

根据免疫学原理，针对疾病发生机制，人为地调整机体免疫功能，以达到防治目的所采取的措施，称为免疫学防治。特异性免疫的获得方式有自然免疫和人工免疫两种，自然免疫主要指机体感染病原体后建立的特异性免疫，也包括胎儿或新生儿经胎盘或乳汁从母体获得抗体。人工免疫则是人为地使机体获得特异性免疫，是免疫预防的重要手段，包括人工主动免疫和人工被动免疫以及免疫调节与抗炎治疗。

第一节 人工主动免疫

人工主动免疫（artificial active immunization）是用疫苗接种机体，使之产生特异性免疫，从而预防感染的措施。

疫苗根据应用目的可分为预防性疫苗、治疗性疫苗。预防性疫苗接种对象主要为健康个体或新生儿，主要用于疾病的免疫预防；一般是用细菌、病毒、立克次体、螺旋体及其代谢产物制成的主动免疫疗法生物制品（传统意义的疫苗），如预防接种用流感疫苗、乙肝病毒疫苗等。治疗性疫苗接种对象是已病者，多有不同程度的免疫缺陷或免疫耐受，接种后可以诱导机体对某些抗原形成细胞免疫为主的效应，可明显改善病情甚至使疾病痊愈，主要用于疾病的免疫治疗，如治疗肿瘤的细胞疫苗等。

一、传统疫苗

传统疫苗可分为减毒活疫苗、灭活疫苗、类毒素。

1. 减毒活疫苗（live - attenuated vaccine） 是将减毒或无毒力的活病原微生物经过处理（如将病原体在培养基或动物细胞中反复传代等），使其失去毒力，保留免疫原性的生物制剂，如卡介苗等。因活疫苗可在体内复制并诱导应答，类似天然感染过程，故其免疫效果良好、持久，一般只需接种一次。其不足之处是疫苗可能在体内有回复突变的危险，但在实践中是十分罕见的。孕妇和免疫缺陷者一般不宜接种活疫苗。

2. 灭活疫苗（inactivated vaccine） 为非复制性抗原，是选用免疫原性强的病原体，经人工大量培养后，用理化方法灭活制成，又称为死疫苗。死疫苗主要诱导特异抗体的产生，为维持血清抗体水平，常需多次接种。由于灭活的病原体不能进入宿主细胞内增殖，难以诱导 $CD8^+$ T 细胞成为效应 CTL，故细胞免疫弱，免疫效果有一定局限性。

3. 类毒素（toxoid） 是将细菌的外毒素经0.3%～0.4%甲醛处理制成，如白喉类毒素、破伤风类毒素。经上述处理后，类毒素失去外毒素的毒性，但保留其免疫原性，接种后能诱导机体产生抗毒素，类毒素常可与死疫苗混合使用，如白百破三联疫苗。

二、新型疫苗的研制

1. 亚单位疫苗（subunit vaccine） 是提取病原生物有效免疫原组分制成的疫苗。如从HBsAg阳性者血浆中提取表面抗原制成的乙型肝炎疫苗等。亚单位疫苗可减少无效抗原组分所致不良反应，毒性显著低于全病原体疫苗。为了提高其免疫原性，常加入适当佐剂。

2. 结合疫苗（conjugate vaccine） 是将细菌荚膜多糖的水解物化学联接于白喉类毒素，为细菌荚膜多糖提供蛋白质载体，使其成为T细胞依赖性抗原。目前已获准使用的结合疫苗有b型流感杆菌疫苗、脑膜炎球菌疫苗和肺炎球菌疫苗等，可取代传统荚膜多糖（为T细胞非依赖性抗原）疫苗。

3. 合成疫苗（synthetic peptide vaccine） 又称抗原肽疫苗。是以有效免疫原的氨基酸序列，设计合成免疫原性多肽，结合适当的载体，再加入佐剂（脂质体）制成的疫苗。目前，根据疟原虫子孢子表位制作的疟原虫疫苗正在临床试验，细菌毒素、HIV和肿瘤等的合成肽疫苗也在研制中。

4. 重组疫苗（recombinant vaccine） 包括重组抗原疫苗和重组载体疫苗。重组抗原疫苗是将编码有效免疫原组分的DNA片段（目的基因）引入细菌、酵母或能连续传代的哺乳动物细胞基因组内，通过大量繁殖，这些细菌或细胞表达目的基因的产物（有效抗原组分），后者经提取纯化制成疫苗。目前获准使用的有重组乙型肝炎（表面抗原）疫苗、口蹄疫疫苗和莱姆病疫苗等。重组载体疫苗是将编码病原体有效免疫原的基因插入载体（减毒的病毒或细菌疫苗株）基因组中制成的疫苗。接种后，疫苗株在体内增殖，表达大量所需抗原。目前使用最多的载体是痘苗病毒，用于表达多种外源基因，该载体病毒已用于甲型和乙型肝炎、麻疹、单纯疱疹等疫苗的研究。

5. 独特型疫苗（idiotype vaccine） 是以抗原表位的内影像组抗体设计的疫苗。疫苗不含病原体成分，不良反应少。研制的关键是要寻找到合适的内影像组抗体。目前研制的有乙型肝炎、风疹、肺炎球菌等疫苗。

另外，DNA疫苗、转基因植物口服疫苗等基因工程疫苗的研究均已获得了一定的成果。

三、疫苗的基本要求

当代疫苗的发展趋势是增强免疫效果、简化接种程序、提高接种效益。安全性、有效性和实用性是对疫苗的基本要求。

1. 安全性 目前疫苗多是用于健康人群，且多数是用于儿童的免疫接种，其质量的优劣直接关系到人们的健康和生命安全。因此，在制作和选用中应特别注意质量管理。各种疫苗应尽可能减少接种后的副作用，推崇口服疫苗或尽量减少注射次数。

2. 有效性 疫苗接种后应能在大多数人中引起保护性免疫，增强群体的抗感染能力。理想的疫苗接种后既能引起体液免疫，又能引起细胞免疫，而且维持时间较长。除疫苗本身的有效性外，在实施免疫过程中的多种因素也影响疫苗的效果，如接种对象、人体生理状态等。

3. 实用性 简化接种程序，使疫苗的接种易于被人接受，有利于达到高的覆盖率。如口服疫苗、多价疫苗。同时要求少或无不适反应，易于保存运输，价格低廉。

四、人工主动免疫的应用

当代主动免疫应用不仅仅限于传染病预防，并已扩展到了超敏反应、自身免疫病以及移植排斥反应等非传染病的防治。

1. 抗感染 临床已证实，疫苗接种是防治天花、脊髓灰质炎等传染病的有效措施，并已获得了显著成效。根据某些特定传染病的疫情监测和人群免疫状况分析，我国有计划地用疫苗进行免疫接种（即通过计划免疫预防相应传染病，最终达到控制以至消灭相应传染病的目的），已取得了显著成绩（见表 18－1）。

表 18－1 我国实施的计划免疫程序

年龄	卡介苗	乙肝疫苗	脊髓灰质炎三价混合疫苗	百白破三联疫苗	麻疹疫苗
出生	第 1 针	第 1 针			
1 个月		第 2 针			
2 个月			第 1 丸		
3 个月			第 2 丸	第 1 针	
4 个月			第 3 丸	第 2 针	
5 个月				第 3 针	
6 个月		第 3 针			
8 个月					初种
2 岁				第 4 针	
4 岁			第 4 丸		
7 岁	第 2 针			白喉破伤风二联疫苗	第 1 针
12 岁	第 3 针				

注意事项：①接种对象：凡是免疫防御能力差、与某些病原生物接触机会多、疾病及并发症危害大、流行地区易感者均应免疫接种。②接种剂量、次数和间隔时间：活疫苗一般只接种 1 次；死疫苗一般要种 2～3 次，每次间隔 7～8 天；类毒素吸收缓慢，产生免疫力需时稍长，一般要接种 2 次，间隔 4～6 周。③接种途径：死疫苗用皮下注射，活疫苗可皮内注射、皮上划痕和自然感染途径接种（脊髓灰质炎疫苗以口服为佳，麻疹、流感、腮腺炎疫苗雾化吸入为好）。④禁忌证：凡高热、急性传染病、恶性肿瘤、肾病、活动性结核、活动性风湿病、严重心血管疾病、甲亢、糖尿病和免疫缺陷病等患者，均不宜接种疫苗，以免病情恶化。为防止流产或早产，孕妇应暂缓接种。

近年来，一些治疗性疫苗（如治疗性乙肝疫苗等）研制成功并用于临床，对有关传染病的治疗也起到了积极作用。但尚有许多传染病（如疟疾等）、新发现的传染病[如艾滋病、埃博拉出血热及严重急性呼吸综合征（SARS）等]，因缺乏有效疫苗，得不到有效控制。而且，某些病原体（如 HBV、HCV 等）感染机体后产生的免疫应答不能彻底清除病原体或形成免疫耐受，因此，抗感染仍然是未来新疫苗研制的首要任务。

2. 抗肿瘤 主要是利用基因工程手段，用某些免疫增强基因体外修饰肿瘤细胞，再回输患者体内，以增强肿瘤的免疫原性和机体的免疫应答，通过主动免疫治疗肿瘤。例如，给肿瘤细胞导入 HLA 分子、协同刺激分子 B7 等基因，有利于促进 T 细胞的活化；导入 TNF－α、GM－CSF、IL－2、IFN－γ 等基因，可使局部产生具有免疫调节和杀瘤活性的细胞因子，从而增强抗瘤效应。部分肿瘤的发生与病毒感染密切相关，这些病毒的疫苗可用于肿瘤的免疫预防，如 EB 病毒疫苗可预防鼻咽癌，人乳头瘤病毒疫苗可预防宫颈癌等。

3. 防止免疫病理损伤或诱导特异性免疫耐受 部分慢性感染导致的免疫病理损伤与免疫应答的类型有关，通过调整免疫功能有可能防止或减轻病理损伤。如在Ⅰ型超敏反应中，皮下多次注射小剂量变应原，通过逐渐消耗过敏介质，或通过诱导 IFN－γ 及 TGF－β 产生，降低 IgE 抗体应答性超敏反应，诱导 IgG 类抗体合成，可达到临时或长期脱敏目的。理论上诱导特异性免疫耐受是处理自身免疫病、移植排斥的根本方法之一。目前试用的抗原治疗方案已有一些，如通过口服免疫原，在防止实验性变态反应性脑脊髓膜炎（EAE）及非肥胖性糖尿病（NOD）模型方面有一定效果；在防止移植排斥方面，除供体淋巴细胞输入已有试用外，供体 MHC 分子输入胸腺或大剂量静脉输入，也显示了较好的应用前景。

4. 计划生育 避孕疫苗是近年来研究活跃的领域，如用促绒毛膜性腺激素（HCG）β 亚单位免疫人体，以刺激机体产生抗 HCG，切断黄体营养而终止妊娠。卵子透明带的 ZP3 是卵子表面的一种糖蛋白，是精卵结合的位点，抗 ZP3 抗体能阻止精卵结合，达到避孕的目的。另外，还可用精子表面的酶或膜抗原制成精子表面抗原疫苗等。

第二节 人工被动免疫

人工被动免疫治疗（artificial passive immunotherapy）是指给机体提供含特异性抗体或细胞因子的制剂，以治疗或紧急预防感染的措施。由于这些免疫物质并非由被接触者自己产生，因而免疫效果维持时间短暂，一般 2～3 周。

一、抗体治疗

抗体治疗的原理包括抗体的中和毒素作用、介导溶解靶细胞作用、中和炎性介质作用及作为靶向性载体等。治疗性抗体包括多克隆抗体（免疫血清）、单克隆抗体（包括基因工程抗体）等，可用于抗感染、抗肿瘤和抗移植排斥反应等。

（一）多克隆抗体

临床上常用的多克隆抗体主要包括抗毒素、人丙种球蛋白和抗淋巴细胞抗体等。

1. 抗毒素（antitoxin） 是用细菌外毒素或类毒素免疫动物，取血清分离纯化而成，主要用于治疗和紧急预防外毒素所致疾病，如白喉抗毒素、破伤风抗毒素等。

2. 人丙种球蛋白 包括人血浆丙种球蛋白和胎盘丙种球蛋白，前者是正常人血浆提取物（含 IgG 和 IgM），后者从健康孕妇胎盘血液中提取（主要含 IgG）。主要用于甲型肝炎、麻疹、脊髓灰质炎等病毒性疾病的紧急预防以及免疫缺陷病（丙种球蛋白缺乏病等）的治疗。

3. 抗淋巴细胞抗体 是用人外周血淋巴细胞作为抗原，免疫动物后获得的针对人淋巴细胞表面抗原的抗体。注入人体后，在补体等的参与下可使淋巴细胞溶解。可用于延长移植物存活时间和某些自身免疫病（如系统性红斑狼疮、类风湿性关节炎等）的治疗。

（二）单克隆抗体

单克隆抗体（mAb）和多克隆抗体比较，具有结构均一、特异性高、少或无交叉反应等优点。在临床上已用于恶性肿瘤、感染、炎症、移植排斥反应、超敏反应疾病等的治疗（见表 18－2）。

表 18－2 临床使用的单克隆抗体（举例）

单克隆抗体	临床应用
抗 CD3（Othoclone，OKT3）	肾、心、肝的移植排斥反应
抗 CD20（Rituximab）	低分化 B 细胞淋巴瘤，非霍奇金淋巴瘤
抗 CD25（Zenapax，Simulect）	急性肾移植排斥反应
TNF（Inflixmab）	Crohns 病、类风湿关节炎
抗呼吸道合胞病毒（Synagis）	小儿呼吸道合胞病毒感染的肺炎
抗 HBsAg（XTL－001）	乙型肝炎病毒感染
抗表皮生长因子受体（Herceptin）	乳腺癌
抗 IgE（Omalizumab）	支气管哮喘、变应性鼻炎 Natalizumab（Tysabri）（靶点为 α4－整合素）、多发性硬化症 Cetuximab（Erbitux）（靶点为 EGFR）、晚期结直肠癌 Bevacizumab（Avastin）（靶点为 VEGF）、转移性结直肠癌

1. 抗细胞表面分子的单克隆抗体 该抗体在体内能识别表达特定表面分子的免疫细胞，在补体的参与下使细胞溶解。如抗 CD3 和抗 CD4 单克隆抗体等，通过特异性破坏 T 细胞等，临床上可用于抑制器官移植时发生的急性排斥反应。

2. 抗细胞因子的单克隆抗体 如抗 TNF 单抗可特异阻断 TNF 与 TNF 受体的结合，减轻炎症反应，临床上已成功用于类风湿关节炎等慢性炎症性疾病的治疗。

3. 抗体导向药物治疗 化疗药物、毒素、同位素等细胞毒性物质对肿瘤细胞都有很强的杀伤作用，但因为缺乏特异性，易损伤正常细胞，可导致不良反应或严重毒副作用。以高度特异性的单抗作为载体，将细胞毒性物质靶向性地携至肿瘤病灶局部，可以特异性地杀伤肿瘤。传统 mAb 多为鼠源性，治疗时人体可针对其产生抗体，影响疗效，甚至诱发超敏反应。目前研制的特异性高、免疫原性低、穿透力强的基因工程抗体已取得了可喜进展。

根据所导向的细胞毒性物质不同，导向疗法可分为：①放射免疫疗法（radioimmunotherapy）：将放射性核素与单抗连接，放射性同位素（^{131}I，^{125}I，^{111}I）被带至瘤灶处杀死肿瘤细胞。②抗体导向化学疗法（antibody－guided chemotherapy）：以化疗药物（甲氨蝶呤、长春新碱、阿霉素）作为单抗的标记物进行导向治疗。③免疫毒素疗法（immunotoxin therapy)：将毒素作为标记物与单抗相连，常用毒素包括植物毒素（如蓖麻毒素、苦瓜毒素等）和细菌毒素（如白喉毒素、绿脓杆菌外毒素等）。

二、细胞因子治疗

体内细胞因子的变化明显影响着机体的生理或病理过程，调整机体细胞因子网络平衡，补充外源性细胞因子或阻断内源性细胞因子的病理作用已成为临床上免疫治疗重要方法。

（一）重组细胞因子治疗

利用基因工程技术生产的重组细胞因子为临床应用奠定了基础。从 1986 年开始已有多种细胞因子类药物用于肿瘤、感染、造血障碍等疾病的治疗（见表 18－3）。

表 18－3 临床应用的一些细胞因子类药物

细胞因子	临床应用
IFN－α	白血病、Kaposi 肉瘤、病毒性肝炎、恶性肿瘤、AIDS
IFN－γ	慢性肉芽肿、生殖器疣、恶性肿瘤、过敏性皮炎、类风湿关节炎等
G－CSF	自身骨髓移植、化疗导致的粒细胞减少、AIDS、白血病、再生障碍性贫血
GM－GSF	自身骨髓移植、化疗导致的粒细胞减少、AIDS、白血病、再生障碍性贫血
EPO	慢性肾功能衰竭导致的贫血、恶性肿瘤或化疗导致的贫血、失血后贫血
IL－2	恶性肿瘤、免疫缺陷、艾滋病，或作为免疫佐剂，
IL－11	恶性肿瘤或化疗导致的血小板减少症
PDGF	糖尿病所致腿、足溃疡

（二）细胞因子阻断和拮抗疗法

细胞因子阻断和拮抗疗法是通过抑制细胞因子的产生、阻断细胞因子与其相应受体的结合及结合受体后信号传导过程，抑制细胞因子的病理性作用。该疗法适用于自身免疫性疾病、移植排斥、感染性休克等的治疗。如重组可溶性 IL－1R 能抑制移植排斥反应和实验性自身免疫性疾病；IL－1 受体拮抗剂对于炎症、自身免疫性疾病等具有较好的治疗效果。重组可溶性 TNFR 可减轻类风湿关节炎的病症损伤。TNF 单抗可用于减轻甚至阻断感染性休克的发生等。

（三）细胞因子基因疗法

细胞因子基因疗法（cytokine gene therapy）是将细胞因子或其受体基因通过一定技术方法导入体内，使其在体内持续表达并发挥治疗效应。目前已有多项细胞因子基因疗法试用于临床，用于治疗恶性肿瘤、感染、自身免疫性疾病等。该方法可解决细胞因子类药物在体内半衰期短，需高剂量反复多次注射致严重副作用等问题。

三、细胞及器官治疗

以细胞为基础的免疫治疗是给机体输入细胞制剂，以激活或增强机体的免疫应答，例如干细胞移植、过继免疫治疗等。

（一）干细胞移植

干细胞移植已经成为癌症、造血系统疾病、自身免疫性疾病等的重要治疗手段。移植所用的干细胞来自于 HLA 型别相同的供者，可通过采集骨髓、外周血或脐血，分离得 $CD34^+$ 干/祖细胞。

（二）抗原提呈细胞为基础的免疫治疗

肿瘤细胞免疫原性较弱，难以激活机体的免疫系统发挥抗肿瘤作用。利用抗原致敏的 APC 可以特异性激活 T 细胞的特点，将肿瘤抗原、肿瘤抗原多肽、肿瘤提取物载荷于 APC，免疫肿瘤患者，可以有效地激活机体的抗肿瘤免疫反应。

（三）骨髓、胸腺移植

骨髓、胸腺移植，在一些原发免疫缺陷患者的治疗中有重要意义。此外，也可用于建立或恢复免疫耐受，如在动物器官移植前，植入供体骨髓、胚胎胸腺，可预防移植物抗宿主反应，延长移植物的存活时间；在人的自身免疫病如 SLE 的长期病程中，易导致造血干细胞的缺陷及造血微环境、胸腺微环境的损害，如给病人移植骨髓、骨（保持造血微环境）及胚胎胸腺，可部分建立正常免疫系统的网络调节功能，恢复免疫耐受，减轻或缓解自身免疫病。

（四）回体疗法

取自体淋巴细胞经体外修复、激活或分化，增殖后回输患者，已用于原发免疫缺陷和肿瘤治疗。人体第一例成功治疗严重联合免疫缺陷病时，就是利用基因工程技术体外修复免疫细胞缺陷基因（ADA）的回体疗法。肿瘤患者临床治疗主要采用的有肿瘤浸润性淋巴细胞（TIL，经体外 IL－2 诱导培养的从实体肿瘤组织中分离的淋巴细胞）、淋巴因子激活的杀伤细胞（LAK，经体外 IL－2 诱导培养的外周血淋巴细胞）和细胞因子诱导的杀伤细胞（CIK，经体外 PHA＋IL－2＋IL－1 等多种细胞因子诱导培养的外周血淋巴细胞）等。近年已有用淋巴细胞体外诱导形成 Treg 细胞，诱导特异性免疫耐受的尝试。

第三节　免疫调节与抗炎治疗

促进免疫应答的生理反应而抑制其病理作用，是免疫治疗学的重要内容之一，临床主要措施包括免疫调节疗法与抗炎治疗。

一、免疫调节疗法

免疫调节疗法是指运用各种制剂或方法激活或抑制免疫应答活动的方法。根据导致免疫应答效应的不同又可分为免疫激活疗法和免疫抑制疗法。①免疫激活疗法：广义指运用各种免疫制剂或方法激活免疫应答活动所采取的措施，可分为特异性免疫激活（如选择性利用特异性抗原或抗原肽以激活相应 T 细胞、B 细胞克隆）和非特异性免疫激活

（如应用微生物制剂、细胞因子、中药等生物应答调节剂诱导并普遍提高机体免疫应答水平）。②免疫抑制疗法：是以各种免疫制剂或方法抑制免疫应答活动的疗法，按其作用机制可分为选择性疗法（如环孢菌素 A 可选择性抑制细胞免疫）和非选择性免疫抑制疗法（如肾上腺皮质激素）。

（一）生物应答调节剂

生物应答调节剂（biological response modifier，BRM）是指具有促进或调节免疫功能的制剂，包括免疫因子、微生物及其产物、合成性分子、中药制剂等。通常对免疫功能正常者无影响，而对免疫功能异常，特别是免疫功能低下者有促进或调节作用。目前 BRM 已广泛应用于肿瘤、感染、自身免疫病、免疫缺陷病等的免疫治疗。

1. 微生物制剂 卡介苗（BCG）：是牛型结核杆菌的减毒活疫苗，具有很强的非特异性免疫刺激作用；可活化巨噬细胞，促进 IL－1、IL－2、IL－4、TNF 等多种细胞因子的产生，增强 NK 细胞和 T 细胞的活性，目前已用于某些肿瘤的辅助治疗，如膀胱滴注治疗浅表性膀胱癌疗效显著。短小棒状杆菌：主要是活化巨噬细胞，促进 IL－1、IL－2 等细胞因子的产生，可以非特异性地增强机体免疫功能，常与化疗药物联合使用治疗肿瘤（如黑色素瘤）。另外，如革兰阳性菌细胞壁成分脂磷壁酸，中药香菇及灵芝多糖等有明显的非特异性免疫刺激作用，可促进淋巴细胞的分裂增殖，促进细胞因子的产生，常作为传染病、肿瘤的辅助治疗药物。

2. 免疫因子 是指包括细胞因子在内具有传递免疫信号，调节免疫效应的分子。胸腺肽、免疫核糖核酸、转移因子是细胞因子以外常用的免疫因子。胸腺肽是从小牛或猪胸腺提取的可溶性多肽混合物，包括胸腺素、胸腺生成素等，对胸腺内 T 细胞的发育有辅助作用，常用于治疗病毒感染、肿瘤等细胞免疫功能低下的病人。免疫核糖核酸是先将抗原（肿瘤细胞或乙型肝炎表面抗原等）免疫动物，然后取免疫动物的脾、淋巴结分出淋巴细胞，提取其中的核糖核酸而得，可提高患者体液免疫及细胞免疫，目前试用于治疗肿瘤及慢性乙型肝炎等疾病。所谓转移因子是由效应淋巴细胞经反复冻溶或超滤获得的产物，也试用于防治细胞内寄生的病原菌、某些病毒及真菌的感染，系统性红斑狼疮，恶性肿瘤，免疫缺陷病等细胞免疫功能低下的疾病。

3. 化学合成制剂 某些化学合成药物也具有免疫促进作用。例如，左旋咪唑原为驱虫剂，后来发现其能激活吞噬细胞的吞噬功能，促进 T 细胞产生 IL－2 等细胞因子，增强 NK 细胞的活性，对免疫功能低下的机体具有较好的免疫增强作用；长期用于大肠癌术后治疗效果显著。其他还有西咪替丁、胞壁酸二肽（muramyl dipeptide，MDP）等，均已在临床广泛应用。

4. 中药及其制剂 许多中药具有促进免疫作用，并已广泛应用于免疫性疾病的防治。补气健脾类药如人参、黄芪、白术、党参、黄精、茯苓、大枣、参三七、冬虫夏草、灵芝、甘草（后三者具有双相性的效应）等及其部分多糖成分（如黄芪多糖、枸杞多糖等）均可提高细胞免疫和体液免疫功能。临床上补气药常用于治疗免疫功能低下的虚证，即气虚、脾虚、阳虚、血虚证，以及化疗、免疫抑制剂所致的免疫功能低下。养阴药、清热药、活血药如南沙参、枸杞子、石斛、女贞子、当归、制首乌、薏苡仁、猪苓、柴胡、白花蛇舌草等可提高细胞免疫功能；天花粉、鳖甲、白花蛇舌草、女贞子、当归能提高体液免疫。另外，补肾填精、活血化瘀、健脾益气类中药方剂也有一定的免疫增强功能。

（二）免疫抑制剂

免疫抑制剂是指对免疫应答活动产生抑制作用的制剂，可通过影响免疫细胞的增殖、代谢和分布抑制机体的免疫应答。常用于抑制器官移植排斥反应、自身免疫性疾病及超敏反应性疾病的免疫治疗。

1. 微生物制剂　环孢菌素A（cyclosporin A，CsA）是真菌代谢产物，主要通过阻断T细胞内IL-2基因的转录，抑制IL-2依赖的T细胞活化。FK-506属大环内酯抗生素，由真菌产生。作用机制与CsA相似，但比CsA强10~100倍。雷帕霉素（rapamycin）也为真菌代谢产物，能阻断IL-2启动的T细胞增殖而选择性抑制T细胞。

2. 化学合成药物　氮芥、苯丁酸氮芥、环磷酰胺等烷化剂抗肿瘤药物可通过抑制DNA复制和蛋白质合成，阻止细胞分裂。T、B细胞被抗原活化后，进入增殖、分化阶段，对烷化剂的作用较敏感，因此可以达到抑制免疫应答的作用。硫唑嘌呤等抗代谢类药物通过抑制DNA、蛋白质的合成，阻止细胞分裂，对细胞免疫、体液免疫均有抑制作用；而甲氨蝶呤等主要通过干扰蛋白质合成而发挥免疫抑制作用。糖皮质激素具有明显的抗炎和免疫抑制作用，对单核-吞噬细胞、T细胞、B细胞均有较强的抑制作用，常用于治疗炎症、超敏反应性疾病及排斥反应。

3. 生物合成制剂　以细胞因子（如前述细胞因子单抗）以及CTLA-4（细胞毒T淋巴细胞相关抗原）、PKC（蛋白激酶C）、NF-κB（核转录因子）等信号转导分子为靶点的免疫抑制剂的开发与应用已成为近年来研究的主要内容之一。

4. 中药及其制剂　部分中药具有抑制免疫的作用。如雷公藤对细胞免疫和体液免疫均具有明显的抑制作用，其提取物已用于治疗肾炎、系统性红斑狼疮、类风湿性关节炎以及移植排斥反应。养阴药、清热药、活血药中的北沙参、郁金、细辛、忍冬藤、生蒲黄、白鲜皮等能抑制细胞免疫和体液免疫；土茯苓、决明子等能抑制细胞免疫；苦参、大黄、黄连、黄柏、紫草、青蒿、莪术、防己、白头翁等可抑制细胞增殖或分裂。

需要强调的是，大多数中药及其制剂的免疫增强或免疫抑制作用均是相对的，在临床实践中对中药应辨证、综合分析选用。目前已发现很多中药如生地黄、玄参、决明子、苦参、麦冬、天冬、制首乌等及其制剂均具有双相调节免疫功能，对发热、红斑、结节、皮疹、紫斑、关节炎、肌炎、血管炎、蛋白尿、溃疡、眼炎、血细胞减少等，均有直接的治疗效果。

二、抗炎治疗

炎症反应和免疫反应都是机体保护性防御反应，但异常的免疫应答和炎症反应对机体又都是有害的。近年研究表明，炎症与免疫是某些疾病的两个侧面，相互重叠：如二者所涉及的细胞类型相同，如淋巴细胞、巨噬细胞、白细胞等既是免疫细胞又是炎症反应细胞；二者所牵涉的细胞因子化学性质相同，均可释放IL-1、IL-6、IL-8、TNF、PG、PAF、NO以及纤溶系统、凝血系统因子等；二者在病理形态学上均有血管扩张、渗出、白细胞黏附、浸润、增生等。因此，抗炎疗法也常应用于某些感染、自身免疫病和超敏反应的治疗。

抗炎治疗是指以抑制各种理化因素、微生物感染、免疫因素等造成的炎症反应为目的所采取的疗法。免疫性炎症的治疗除了需要选用免疫抑制剂（如环孢素 A 对 T 淋巴细胞依赖性免疫反应有选择性抑制作用）外，尚需合理应用各种抗炎药、抗炎中药及其他制剂。

1. 非甾体类抗炎药（non - steroid anti - inflammatory drugs，NSAIDs） NSAIDs 能有效减轻炎症性疾病的症状与体征，是目前全球使用最多的药物之一。此类药物包括水杨酸类（乙酰水杨酸、阿司匹林精氨酸等）、丙酸类（萘普生、布洛芬等）、乙酸类（双氯灭痛、吲哚美辛、痛灭定等）、灭酸类（氯灭酸、氟灭酸等）、喜康类（炎痛喜康、湿痛喜康等）、吡唑酮类（保泰松、对乙酰氨基酚等）等。它们对免疫性疾病和炎性病变有相似的治疗作用，主要作用机制均为抑制环氧化酶（COX）活性，阻断前列腺素类物质（PGs，具有扩张血管、促进炎性介质渗出、产生或增敏痛觉等作用）的生物合成。但由于 PGs 在慢性炎症反应中有双重作用，生理条件下的 PGs 能保护胃黏膜、扩张肾血管，故因此 NSAIDs 在应用中常有不良反应多的弊端。目前研究的 NSAIDs 以主要影响 PGs 致炎作用为目标。

2. 甾体类抗炎药（steroid anti - inflammatory drugs，SAIDs） SAIDs（如糖皮质激素等）具有强大的抗炎作用和一定的免疫抑制作用。能阻止炎症细胞向炎症部位集中，抑制炎性因子释放，抑制淋巴细胞的增殖与分化。但由于 SAIDs 有明显的不良反应，目前临床一般不用于轻症的炎症免疫性疾病的常规治疗，但仍是治疗严重的免疫性炎症疾病（如多发性肌炎、系统性红斑狼疮、皮肌炎、危重感染、病情急剧恶化）的首选药物。

3. 中药及其制剂 雷公藤全根煎剂中的萜类成分（雷公藤甲、乙、丙素等）具有较强的抗炎及免疫抑制作用。其机制可能包括：通过垂体引起促肾上腺皮质激素释放的增加，从而增强肾上腺皮质功能；抑制 NF - κB 的活性来抑制 COX - 2 和 iNOS 的表达及其诱导产物 PGE2 和 NO 的生成。其他一些中药，如柴胡、三七、黄芪及其皂苷、连翘、牡丹皮、金银花等具有抗炎作用，也可用于免疫性炎症的治疗。

4. 免疫分子类相关抗炎药 在免疫应答及炎症反应的各个阶段均有细胞因子、黏附分子的表达和作用。目前以细胞因子、黏附分子为靶点的抗炎治疗药物正在开发，也试用于重症炎症损伤性疾病。

小结

用人工免疫的方法可使机体获得特异性免疫，常用的制剂是疫苗。常规疫苗包括灭活疫苗、减毒活疫苗和类毒素。计划免疫能充分发挥疫苗的效果，有效控制传染病的流行。近年来发展的新型疫苗有结合疫苗、合成肽疫苗以及多种基因工程疫苗。免疫治疗是通过调整机体的免疫功能，达到治疗目的所采取的措施，包括免疫分子和免疫细胞治疗，以及使用生物应答调节剂和免疫抑制剂。

第四部分　中医药与免疫

中医学历史悠远，具有独特的理论体系与临床辨证施治体系，对疾病的预防和治疗起了重要作用，为中华民族的繁衍与健康做出了不可磨灭的贡献。中医学理论与临床蕴含着丰富的免疫学思想。为此，我们在以下章节就中医学与免疫、中药学与免疫、针灸与免疫等方面进行阐释。本章节内容主要就近年来中医药与免疫学交叉研究、探索进展的一个概括，其学术观点及内容有待进一步验证。

第十九章　中医学与免疫学

在中医学理论中，虽然到明代李氏《免疫类方》才正式提出“免疫”（意思是免除疫病的危害）一词，但在2000多年前中医学相关典籍中即有丰富的免疫学理论和实践记载。如《素问·刺法论》中有：“正气存内，邪不可干。”《素问·四气调神大论》云：“是故圣人不治已病治未病，不治已乱治未乱。”这些理论两千年来一直指导着中医学从基础到临床，从养生到预防的实践。

我国是世界上最早应用免疫学原理预防传染病的国家之一。东晋时期葛洪（284－364）在《肘后备急方》中记载了用狂犬脑敷治狂犬病的方法。葛洪对狂犬病的防治措施，可以称得上是世界免疫学的先驱。至明代时期，已经广泛采用了人痘接种法——“鼻苗法”来预防天花，这是世界上最早使用的人工主动免疫预防天花的方法。其实在中医学医籍中拥有许多类似近现代医学中的人工免疫法、疫苗保存法、超敏反应及传染病获得性免疫的论述。

第一节　中医基础理论的免疫学思想

中医学蕴含着丰富的免疫学思想和内容，中医理论的阴阳五行学说、藏象理论、气血精津理论、邪正学说及相关治则治法无不体现现代免疫理念。

一、阴阳学说

阴阳学说是中医药学重要的说理工具。阴阳具有对立、互根、消长、转化等基本特性，“孤阴不生，独阳不长，阳根于阴，阴根于阳”，“阴消阳长，阳消阴长”，是对阴阳关系的概括；“阴平阳秘，精神乃治”，是机体健康的标准。阴阳失调是一切疾病发生的根本原因和具体体现。

阴阳双方在对立中成为促进对方发展的源泉，二者在动态中达到平衡。“阴平阳秘，精神乃治”，即机体包括免疫系统在内的各系统间调节平衡，则健康无病。若阴阳失和，失于调节与稳定，阴阳相互促进、互为根本的功能遭到破坏，则机体各系统生理功能失调，则易引发疾病。由此可见，阴平阳秘，阴阳协调配合，相互为用，是维持正常生理状态的最高标准。

抗体与免疫应答反应之间同样存在消长关系。抗原刺激机体产生 IgG 抗体，IgG 与抗原结合后，通过抗原表位选择相应的 B 细胞克隆、IgG 的 Fc 段与 B 细胞 FcγRⅡ结合，产生反馈调节作用，可抑制 B 细胞的抗体产生。如将抗体注入非免疫的机体可阻止其后注入抗原引起的免疫应答，这一现象在临床上的应用成功地预防了新生儿溶血症的发生。如 Rh^- 孕妇分娩时，给产妇注射抗 Rh 抗体，不仅可清除和封闭分娩过程中进入母体的 Rh 抗原，还可抑制 Rh^- 母亲产生抗 Rh 抗体，从而预防下次妊娠 Rh^+ 胎儿时发生溶血症。

抗原抗体复合物与免疫应答反应之间同样呈现消长作用。免疫初期抗原量多，抗体量少，形成的复合物通过抗体的 Fc 段与抗原提呈细胞（APC）表面的 Fc 受体结合，可增强抗原提呈细胞的功能，增强对 T 细胞的激活能力，促进免疫应答。免疫后期抗体量多时，免疫复合物中的抗原可与 B 细胞表面的抗原受体结合，抗体与 B 细胞表面的 FcγRⅡ结合，产生抑制信号而抑制 B 细胞分化为抗体形成细胞。所以，免疫复合物的调节作用，在反应初期表现为增强效应，而到后期则产生抑制作用。

阴阳学说还体现在机体免疫系统与抗原性异物，抗原与抗体之间，抗原和抗原提呈细胞之间，抗原与淋巴细胞之间，免疫系统与其他系统之间的对立统一与相互作用。

二、藏象理论

“藏象”一词首见于《素问・六节藏象论》。藏象包括各个内脏实体及其生理活动和病理变化表现于外的各种征象。藏象学说是研究人体各个脏腑的生理功能、病理变化及其相互关系的学说。它是历代医家在医疗实践的基础上，在阴阳五行学说的指导下，概括总结而成，是中医学理论体系中极其重要的组成部分。

以脏腑为基础，按照生理功能特点，分为五脏（包括心、肝、脾、肺、肾）、六腑（包括小肠、胆、胃、大肠、膀胱、三焦）和奇恒之腑（脑、髓、骨、脉、胆、女子胞）；以五脏为中心，一脏一腑，互为阴阳表里，由经络相互络属。五脏的共同特点是能贮藏人体生命活动所必须的各种精微物质，如精、气、血、津液等；六腑的共同生理特点是主管食物的受纳、传导、变化和排泄糟粕。

脏腑不单纯是一个解剖学的概念，更重要的是概括了人体某一系统的生理和病理学概念。心、肺、脾、肝、肾等脏腑名称，虽与现代人体解剖学的脏器名称相同，但在生理或病理的含义中，却不完全相同。一般来讲，中医藏象学说中一个脏腑的生理功能，可能包含着现代解剖生理学中的几个脏器乃至某一个系统的生理功能；而现代解剖生理学中的一个脏器的生理功能，亦可能分散在藏象学说的某几个脏腑的生理功能之中。五脏的功能与免疫关系，目前已有许多研究。

1. 肾与免疫　肾“藏精，主骨生髓，主生殖”。肾精化肾气，肾气促进人体的生长发育生殖，其盛衰具有明显的年龄特征，与年龄及人体正气呈正相关，此与中枢免疫器官胸腺功能相似；肾中所藏的先天之气，禀受于父母，是胚胎发育的原始物质，具有遗传特性，决定着人体先天禀赋的强弱，即抗病能力的强弱；而现代医学的天然免疫功能，也是在种系进化和发育中形成的对病原体的抵抗力；肾藏精，精化髓，髓充养于骨，而人类的免疫细胞均来源于骨髓的造血干细胞，说明肾与免疫细胞的生成有着密切关系。

中医学所称的肾，经临床实验研究证明，在很大程度上是指垂体－肾上腺皮质系统，肾阳虚患者下丘脑－垂体－肾上腺皮质系统功能下降，尿中17－羟皮质类因醇含量降低，附子、肉桂等补阳药兴奋垂体－肾上腺皮质系统，促进肾上腺皮质激素分泌。甲亢与高血压患者，中医分型属阴虚火旺者，其尿肌酐量与儿茶酚胺含量呈高水平，说明交感神经系统和（或）垂体－肾上腺皮质系统功能亢进；高血压病选用六味地黄丸，心火旺者配用黄连，则在阴虚火旺症状缓解的同时，尿肌酐含量及儿茶酚胺含量明显降低。表明肾与垂体－肾上腺皮质系统关系密切。

2. 肺与免疫　肺“主气司呼吸”“主宣发”“主治节”“外合皮毛”。肺将所主之气宣发布散于体表，输布于全身，以发挥温养皮毛，管理毛孔开闭，防御外邪作用。当卫外之气（卫气）不足时，外邪便可乘虚侵入人体，引起疾病。对比现代医学可知，卫气的这种功能与现代免疫学所说的抗感染免疫功能相当。

肺与大肠相表里：现代医学认为，呼吸道、胃肠道具有典型的黏膜结构（主要由上皮、固有层构成），它们都是人体与外界接触，并产生免疫物质的部位，都能分泌sIgA，同时又是免疫应答的主要场所，并通过淋巴细胞特异性的“归巢”及共同免疫系统相联系，成为肺与大肠相关的重要物质基础。

3. 脾与免疫　脾为后天之本，主运化，升清统血，是气血生化之源。脾所运化的水谷精微，是正气之源，是营、卫、气、血、精、津液及脏腑经络功能活动的物质基础。人体正气的强弱，虽在一定程度上取决于先天，但后天水谷之精的充养是生命活动的重要保证，是人体正气之源。所以，脾气的强弱，决定着人体正气的盛衰和抗御疾病的能力。

“脾为后天之本”，“脾旺不受邪”，通过调理脾胃防治疾病是中医学治疗体系的重要特色之一。一些健脾方药能提高机体免疫机能，如增加白细胞吞噬能力、提高凝集素滴度、提高T细胞比值及淋巴母细胞转化率、拮抗免疫抑制剂引起的免疫功能降低等作用，提示脾与免疫机能结构有密切关系。脾虚型慢性气管炎、慢性肝炎及重症肌无力等细胞免疫功能低下现象，通过调理脾胃，病情好转，细胞免疫功能呈现恢复趋势。表明理脾方药可通过改善细胞免疫功能而取得疗效。从中医藏象理论探讨“脾”的本质，它不仅包括消化系统，还包括一切与能量转化和水代谢有关的器官系统或机能结构。因此，“脾旺不受邪”，可能是由于机体营养功能和能量代谢，保证了免疫系统功能的正常所致。

4. 肝与免疫 中医学认为，肝在五行中属木，本性升发而喜条达，肝的生理特点为主升、主动、主散。肝在人体五脏中的职责是疏泄、升发、抗邪解毒、保护机体免受邪气侵害、促进内外环境稳定和功能协调统一。肝的防病抗病作用通过肝主疏泄的生理功能表现出来。

5. 心与免疫 现代研究认为，中医心的功能，不仅包括解剖学的心，还包括了现代医学脑的部分功能，涉及神经系统、心血管系统、内分泌系统的功能。心与脑是通过经络相联系的。而现代医学研究表明，脑不仅是自主神经系统和内分泌系统的高级调节中枢，也是精神情志活动和体内免疫的调控中心，是神经－内分泌－免疫网络的重要环节。

三、气血精津理论

中医学认为，气是构成人体的最基本物质，如《医门法律》云：“气聚则形成，气散则形亡。”气又是维持人体生命活动的基础物质。血，是红色的液态样物质，主要由营气和津液组成，具有营养和滋润全身等重要生理功能，是构成人体和维持人体生命活动的基本物质之一，还是机体精神活动的主要物质基础。

免疫功能由免疫系统来完成。免疫系统由免疫器官（包括骨髓、胸腺、脾脏、淋巴结等）、免疫细胞（包括淋巴细胞、单核－巨噬细胞、粒细胞、抗原递呈细胞、红细胞等）和免疫分子（包括抗体、补体、细胞因子、膜免疫分子等）组成。

由此可见，中医“气血”学说，包含了现代医学免疫系统中诸多免疫细胞和免疫分子，它们是执行免疫功能的物质基础。

《素问·宣明五气论》云：“五脏化液，心为汗，肺为涕，肝为泪，脾为涎，肾为唾，是谓五液。”所以五脏的功能状态与体液免疫的关系密切。

脾与体液免疫的关系，在于津液的生成方面，脾起着非常重要的作用。津液来源于饮食水谷，水谷精微的受纳腐熟，传于小肠，经小肠的泌别清浊和大肠对食物残渣中水液吸收化为津液，经脾转输于肺而输布全身。脾在津液的生成和输布方面均起着重要作用。肺与体液免疫的关系，在于津液需要肺气宣发，才能使津液向上、向外输布于肌表；需要肺气肃降，才能使津液向下、向内输布于内脏。肺的宣发肃降功能正常，津液才能正常输布于全身，发挥其濡润功能。

肾与体液免疫的关系，在于肾对津液输布代谢起着主宰作用。《素问·逆调论》云：肾者水脏，主津液。肾阳是诸阳之本，是津液运行的动力，肾阴是一身阴液之源泉。因此，肾在津液代谢中既是津液输布的动力之一，又能直接调节维持体内津液的平衡，还是肺脾等脏腑气化津液的动力之根。

现代研究证实，津液中存在着多种免疫活性物质，发挥着抗病作用，尤其是sIgA，作为局部免疫的主要免疫球蛋白，是机体抗感染的重要机制之一，能抑制细菌生长，凝集抗原，中和毒素，对保护局部组织黏膜、防止细菌和其他病原物质侵入机体起着重要作用。

此外，肝与体液免疫的关系，在于肝主疏泄，调畅气机。肺脾肾和三焦气机运转，均需肝胆升发之气的疏达，疏泄有序，则津液通达全身。肝主藏血，可调节血量，津血同源，津液与血出入脉道，相互转化，故肝在调节血量的同时也调节着津液的代谢。肝开窍于目，泪从目出，故泪为肝之液。现代研究发现，泪液除具有机械冲洗清洁湿润眼睛的作用外，还含有多种免疫物质，如泪液溶菌酶、补体 C3 和 C4、免疫球蛋白等，它们共同在眼组织局部发挥体液免疫作用。泪液溶菌酶等降低，可见于多种眼科疾病，如沙眼、单纯病毒性角膜炎、细菌性眼感染等，而慢性结膜炎、过敏性结膜炎等疾病，可见患者泪液中 IgE 含量升高。

四、邪正学说

邪正学说是中医病机学说的主要内容之一。“正气存内，邪不可干”，“邪之所凑，其气必虚，邪之所在，正气必趋”，是对邪正盛衰与疾病的发生、发展与转归的高度概括。

人体“正气”是针对导致疾病的“邪气”而言的。正气是指对疾病的抵抗能力，也即机体的免疫防御功能。正气又以卫气、元气、脏腑之气等为主，卫气的功能以护卫机体，抗御外感时邪为主；元气对人体生命活动至关重要，“五脏之阴，非此不能滋，五脏之阳，非此不能发”，人体各脏腑必赖元气激发才能发挥正常功能和抗御外邪能力；邪气是一切致病因素的总称（包括外感时疫、内伤邪气）。

对外感时疫，《黄帝内经》中已有论述：“五疫之至，皆相染易，无问大小，症状相似。”中医“免疫”一词首见于 18 世纪的《免疫类方》。疫：疫疠之鬼，民皆疾也。这显然是指急性传染性很强的一类疾病，中医学有关免疫的思想，与传染病的发生发展有密切联系。因此，在相当长的时期内“免疫”在医学中是指“免除瘟疫”之意，换言之，是指对传染因子的再次感染有抵抗力，这与近代医学开始对免疫学的认识基本是一致的。

中医学也认识到某些病邪传入人体后，潜伏于内，经一段时间后，或在一定诱因作用下才发病。如“冬伤于寒，春必病温”；外伤所致破伤风、狂犬病等，也是如此。这与现代医学某些细菌、病毒致病引起免疫抑制或逃避免疫有关。

内伤邪气致病，如思虑过度、忧愁不解、嗜酒成癖，引起机体渐进性病理改变，不断积累，而逐渐出现临床症状。这可能与机体免疫系统功能下降有关。

近年，有学者构建了“邪正相争 – 微生态平衡与非平衡 – 免疫状态变化”的邪正发病理论模型。认为构成中医学的“正气”，应包括机体微生态平衡要素在内，主要表现为：菌群密集度均衡，菌群多样性明显，优势菌以有益菌为主等。

无论内邪、外邪，只要机体正气即免疫力强大，机体就会保持健康。

五、治则治法

中医对疾病发生、发展与变化机理的认识，归结在邪正斗争与阴阳失衡两个最基本方面。中医治疗的目的是调整阴阳、以平为期。采用的基本法则有汗、吐、下、和、温、清、消、补八法，可归纳为扶正与祛邪两个方面。正虚者以扶正为主，邪实者以祛邪为主，若虚实兼夹者往往扶正祛邪并用。扶正与祛邪的作用，可以提高或稳定机体免疫功能，增强免疫系统的作用，加强机体的抗病能力，从而达到消灭或抑制病邪的目的。

通常免疫反应能维持机体内环境的相对稳定性，提高抗病能力，抵御病原体的侵袭，发挥机体的免疫监视作用，防止突变细胞的增生和转移。如果正气虚衰或体内阴阳失调，就可能出现过高或过低的异常免疫反应。过高（超敏感性）反应表现为自身免疫性疾病，如系统性红斑狼疮，中医学认为其发生机理主要是阴阳失调，气血失和，气滞血瘀所致。用益气养阴、活血解毒的治则与方药，有一定的疗效。过低反应表现对病原体的感染缺乏抵抗力，易发生反复感染，并对抗原失去免疫监视作用。这种过低反应往往是由于正气虚弱，机体免疫功能低下，特别与细胞免疫水平低下有着密切关系。如恶性肿瘤，在治疗上强调扶正的应用。

第二节　免疫性疾病的中医防治

中医认为，免疫性疾病的发生和发展主要与先天禀赋不足、脾肾两亏、外感六淫之邪、营卫气血失调、脏腑功能紊乱、痰浊瘀血内生等因素密切相关。

一、治未病与免疫学防治

“治未病”始见于《黄帝内经》提出的“上工治未病”，经过长期的实践，逐步构成了“未病先防、已病防变、瘥后防复”的理论体系，并形成了独具特色的防治方法，预防为主是“治未病”的核心内容。

二、中医防治感染性疾病

中医以整体观与辨证论治为其特色，强调调整机体内在的抗病能力，以及邪正双方在体内的消长变化。因此，不管新、旧传染病，也无论感染的是何种病原体，包括某些病因不明的感染性疾病，中医都以辨证论治为原则，在治疗上达到削弱病原体及毒素对人体脏腑器官的损害，减轻患者症状，甚或达到临床治愈的目的。

中医认为，感染是因毒邪内侵、正气虚损所致，感染性疾病的演变过程是一个邪正交争的过程。没有病原体的存在不能造成感染病，而仅有病原体，没有病原体与人体的相互作用，也不能造成感染病。依据整体观念，中医对感染病的着眼点重在病原体作用于机体后产生的反应。因此，中医在治疗这些疾病时，最大的优势是不必等到明确病原体才有相应的治法，而是根据证候审证求因，据因处方，方证对应，进行早期有效的干预治疗。

辨证论治是中医临床医学的精髓，以重视个体化诊疗及人体功能状态的判断与调整为特色。如卫气营血辨证、三焦辨证、六经辨证、脏腑辨证为感染病的防治提供了科学方法。辨病与辨证结合、分期与定位结合、主证和兼证结合等充分体现了中医辨证的多层面性。在特定病名下采用证候要素辨证论治，把握证候病机，提取证候要素，针对病原体侵袭的主要病变部位及涉及脏腑组织的相关证候要素，组方遣药，以求病证结合，是辨病与辨证结合的思路与方法的创新。如在2003年SARS、2004年猪链球菌感染、2009年甲流H1N1的防治中，中医辨证论治上述新发、突发传染性疾病发挥了重要作用。

病原体快速变异性的特性，给感染性疾病的治疗带来许多难题。发挥中医治疗感染性疾病的优势和特色，不断跟踪新的疾病谱，探讨发病规律，创新和完善辨病辨证论治理论，与西医的微观辨病理论相结合，加强针对病原体有效方药的研究，是今后的研究方向。

三、中医防治超敏反应性疾病

（一）中医对Ⅰ型超敏反应的认识与防治

Ⅰ型超敏反应性疾病，从中医辨证来看，此类疾病有其共同之处，此类病人都有一个禀赋特征，即肺、脾、肾之不足，以致卫气虚弱（卫出于三焦），表卫不固，痰浊内生，气不化湿，聚生痰浊。由此，则容易感受外邪，发生外邪侵袭。风为百病之长，且易化热，首先导致营卫不和，所以临床当祛风凉血、清热化湿、调和营卫为法则。此为过敏性疾病的共同病机与基本治法。

1. 荨麻疹 俗称“风疹块”。《医宗金鉴·外科心法》曰：“此证俗名鬼饭疙瘩，由汗出受风，或露外乘凉，风邪多中表虚之人。”《金匮·水气病脉证并治》指出，该病证的病因病机，“脉浮而洪，浮则为风，洪则为气，风气相搏，风强则为瘾疹，身体为痒”，主要与“风”（内风、外风）有关，或为风邪夹他邪搏于肌肤，或为血虚生风，多由内外各种因素合而致病。治疗均强调“祛风”“息风”为主。一般由黄芪、防风、苦参、蝉蜕、首乌、地龙等组成基础方，辨证加味。

2. 过敏性鼻炎 中医无此病名，然据其症状表现，与“鼻渊”极为相似。本病以突发鼻痒、鼻塞、连续喷嚏、流清涕，甚或眼结膜、上腭、外耳道发痒为临床特征，常反复发作，有明显季节性。中医认为这是表虚不固，易感外邪之故。以益气固表、祛风通窍为主，反复者或兼脾虚，或兼肾虚，则随证加减施治。

3. 支气管哮喘 属中医哮病，其病机不外风邪犯肺，肺失宣降，痰阻气道，是病之标；而肺脾肾之不足，肺不主气、肾不纳气，为病之本。哮喘其本在肾，其标在肺，痰浊内扰是哮喘之宿根，外邪等是发病之诱因，从而导致气道壅塞，宣降失常。发作期以标证为主，多属实证，临床又有寒热之不同，治以泻实为主；缓解期以本证为主，多为肺、脾、肾之不足，当分主次以补虚为主，扶正固本，增强机体抵抗力，可抗御外邪，减少发作。

4. 过敏性肠炎 临床以呕吐、腹痛、腹泻等胃肠道症状为主，常因食用蛋、鱼、虾蟹等所致，且多伴有荨麻疹等其他过敏反应症状。中医认为，肺与大肠相表里，肌表受邪，除与肺有密切关系外，常使胃肠功能失常，治宜肺肠合治。

（二）中医对Ⅱ型超敏反应的防治

Ⅱ型超敏反应性疾病，是IgG或IgM抗体与靶细胞表面相应抗原结合后，在补体、吞噬细胞和NK细胞参与作用下，引起的以细胞溶解和组织损伤为主的病理性免疫反应。临床主要有输血反应、新生儿溶血症、自身免疫性溶血性贫血、药物过敏性血细胞减少症、肺－肾综合症（Ⅳ型胶原）、Graves 病等疾病。

1. 溶血性疾病 属于中医黄疸、虚劳、积聚范畴。中医认为，这类疾病多由脾胃虚弱、湿浊内生或外感寒邪、入里化热、湿热交炽起病，病久耗损气血可出现气血、脾肾虚损。临床应用中西医结合治疗效果相对较好，西医一般多用激素及免疫抑制剂，中医以活血化瘀为基础，分期辨证施治，早期宜解毒化瘀为主，晚期宜补脾温肾为主，中期则应权衡寒热、虚实而治，从而控制溶血，恢复骨髓造血功能。

2. 肺出血－肾炎综合征（Goodpastures syndrome） 本病的特征为咯血、肺部浸润、肾小球肾炎、血和累及的组织中有抗基底膜抗体。本病以西医治疗为主，中医辨证治疗为辅。

3. 弥漫性毒性甲状腺肿（Graves 病） 属于中医瘿病中的“忧瘿”“气瘿”范畴，主要病因有情志内伤、体质因素、饮食和水土失宜；其基本病机为肝郁气滞，气血运行失常，痰湿凝聚，壅结颈前。本病初起多实，久病多虚。辨证可归纳为以下四型：①肝郁痰结型，以舒肝解郁、消瘿破气为治疗原则。②肝火充盛型，以清肝泻火、散结消瘿为治疗原则。③阴虚火旺型，以滋阴降火、软坚散结为治疗原则。④气阴两虚型，以益气养阴、散结平气为治疗原则。除以上四型外，临床尚有肝郁血虚、脾虚肝旺、肝肾阴虚等分型报道，可分别辨证施治。

（三）中医对Ⅲ型超敏反应的防治

Ⅲ型超敏反应又称免疫复合物型或血管炎型超敏反应。常见疾病主要有血清病、链球菌感染后肾小球肾炎、过敏性紫癜、类风湿性关节炎、系统性红斑狼疮（SLE）等。中医对Ⅲ型超敏反应防治独具特色。

1. 链球菌感染后肾小球肾炎 常简称为急性肾炎，临床以浮肿、尿少、血尿及高血压为主要表现，是儿科的一种常见病，发病过程分急性期、恢复期。可根据病史、水肿及全身症状加以辨证施治。急性期有风寒证、风热证、湿热证及寒湿证；恢复期有阴虚邪恋、气虚邪恋。急性期的治疗原则，以祛邪为主，宜宣肺利水，清热凉血，解毒利湿；恢复期则以扶正兼祛邪为主。

2. 过敏性紫癜 是以毛细血管变态反应性炎症为病理基础的结缔组织病。主要表现为皮肤紫癜、关节肿痛、腹痛、便血、血尿等。中医称“紫癜”“紫斑”，属中医血证范畴，中医“葡萄疫”“肌衄”“斑毒”等病证，与本病有相似之处。《外科正宗》曰：“感受四时不正之气，郁于皮肤不散，结成大小青紫斑点，色若葡萄，发在遍体头面……邪毒传胃，牙根出血，久则虚人，斑渐方退。”

过敏性紫癜中医辨证，早期多为风热伤络，血热妄行，常兼见湿热痹阻或热伤胃络，后期多见阴虚火炎或气不摄血。治疗原则：实证以清热凉血为主，虚证以益气摄血、滋阴降火为主。

3. 类风湿性关节炎（rheumatoid arthritis，RA） 是一种以关节滑膜炎为特征的慢性全身性自身免疫性疾病，滑膜炎的持久反复发作，导致关节软骨及骨质破坏，最终导致关节畸形及功能障碍，血管炎可侵犯全身许多器官，引起系统性病变。属中医“历节风”“痹”“顽痹”范畴。

中医认为，RA 的发病，肝肾气血营卫内虚是内因，风寒湿热侵袭是外因，经脉气血瘀阻是病机关键环节。

4. 系统性红斑狼疮（systemic lupsenhematous，SLE） 是一种多发于青年女性，累及多脏器的全身性自身免疫性疾病，病程迁延反复，预后较差。

红斑狼疮在中医无确切对应的病名，认为本病主要由于先天禀赋不足而致阴阳失调。根据其不同症状和病情发展的不同阶段，常归属于不同的中医病症范畴。如以关节症状为主者，属“痹证”；以水肿为主者，属“水肿”；以肝脏受损为主者，属“黄疸”“胁痛”；有胸水者，属“悬饮”；有心肌损害症状者，属“心悸”；后期虚象明显者，则属“虚劳”。从温病的角度分析，则有“温毒发斑”“热毒发斑”“血热发斑”。此外，还有“阴阳毒”“日晒疮”等病名。中医古代医籍有不少类似症状的论述，如《金匮要略·百合狐惑阴阳病脉证治》云：“阳毒之为病，面赤斑斑如锦纹，咽喉痛，唾脓血。”“阴毒之为病，面目青，身痛如被杖，咽喉痛。”

中医认为，本病病因病机主要是先天禀赋不足，肾阴肾阳虚惫，正气亏损，或因七情内伤、情志波动、劳累过度，或因房事失节，以致阴阳气血失去平衡，或气血运行不畅、气滞血瘀、经络阻隔。本病的外因为热毒，多数在日光强烈曝晒后发病或症状恶化。故本病发病有内因和外因两个方面，病位在血脉，病机错综复杂，以阴阳气血失调、阴虚为本，热、毒、瘀为标。

（四）中医对Ⅳ型超敏反应疾病的防治

Ⅳ型超敏反应性疾病是以传染性变态反应、接触性皮炎、湿疹等为代表的免疫性疾病。是由内外激发因子引起，T 细胞介导的迟发型超敏反应。

中医认为“湿”是此类疾病根本。源于湿，再感受热及风，风湿热互结，化燥伤阴，故常用清热类中药。其中生地黄、黄芩、丹皮、赤芍、白鲜皮、苦参的使用率较高。黄芩、苦参、白鲜皮为清热澡湿药；生地黄、丹皮、赤芍为清热凉血药。

研究表明，生地黄、黄芩、丹皮、赤芍、白鲜皮可降低白细胞总数，而苦参可显著提高下降的 IFN－γ、sIL－2R 的水平。生地黄、丹皮、赤芍、白鲜皮可使 IL－4 水平下降，有激活 Th1 细胞抑制 Th2 细胞的作用。中药治疗此类疾病的作用位点与抑制炎症细胞、调节细胞因子及受体的作用有关。

四、中医防治免疫缺陷疾病

免疫缺陷可以是先天性的，也可以是后天获得性的。

目前已发现 70 多种遗传性免疫缺陷疾病。后天发生的免疫缺陷（获得性免疫缺陷）通常由疾病引起，较先天性免疫缺陷更常见。某些疾病仅引起免疫系统很小的损害，而另一些可能破坏机体抵御感染的能力，如人类免疫缺陷病毒（HIV）感染后可患获得性免疫缺陷综合征，即艾滋病，导致被感染者 CD_4^+ T 细胞数量减少，免疫功能部分或完全丧失，继发多系统、多器官、多病原体的机会性感染和肿瘤等。其临床表现形式多种多样。艾滋病作为一种新出现的病种，中医古代文献中无艾滋病之名，近年来中医界人士根据艾滋病的传播方式、流行情况、发病特点、临床表现以及预后转归等，认为艾滋病应属于中医疫病、伏气温病、虚劳、阴阳易等范畴。

艾滋病目前尚无特效疗法。西医的免疫调节剂、抗病毒制剂治疗及综合疗法的实施已能部分控制病情的发展，延长患者的存活时间，提高患者的生存质量；中医中药和其他自然疗法已运用于艾滋病的预防和治疗，如抗 HIV 病毒及提高机体免疫功能的中药得以筛选并推向临床，在辨证论治基础上辨病用药是有效治疗手段。此外，针灸的整体调节功能在治疗中也能发挥一定的作用。

五、中医防治肿瘤

中医防治肿瘤已有几千年的历史。早在殷墟的甲骨文就有“瘤”的记载，西汉医书记有“岛肿”，凸凹起伏如山岩不平者，谓之嵒，与“岩”字通用。古代文献中还有石瘿、噎膈、乳岩、癥瘕、肠覃、肺积、伏梁、黑疔、翻花疮等记录。

中医认为，肿瘤的发病不外乎内因和外因两方面。外因为感受六淫，饮食不节，疫疠秽毒；内因为情志刺激，阴阳气血亏损。内外因共同作用，导致机体阴阳失调，脏腑功能低下，痰浊瘀血内生，阻塞经络，气血运行失常，出现气滞血瘀，热毒蕴结，痰火交炽，日久形成肿瘤。关于肿瘤的形成有以下几种学说：①毒邪致病说：毒分燥毒、火毒、湿毒、阴毒等，湿毒多郁久化热，癌瘤肿胀、溃烂、流水恶臭，便溏等。在临床治疗中，采用“以毒攻毒，使邪毒有出路”的治则。②情志内伤说：情志因素可以造成脏腑功能紊乱，气机升降出入失调，津液营血随之而凝，久则成岩。《医宗金鉴》指出：“乳岩由肝脾两伤，气郁凝结而成。”气为百病之根，万病之源。③痰致癌说：《丹溪心法》指出：“凡人身上、中、下有块者，多是痰。”治疗以化痰为主，酌佐破死血、解蕴毒、软坚散结之法，多选用夏枯草、半夏、白芥子、海藻、黄药子等。④正虚邪恋说：正气虚弱是肿瘤疾病发病的基础。即使早期患者无明显虚象，若检查其免疫功能，特别是细胞免疫，一般是低下的。中医使用的补剂，特别是补脾、补肾之剂都有增强免疫功能的作用。

中医药在肿瘤治疗中的作用越来越突出，其优势与特色主要表现在以下几个方面：①改善临床症状和生存质量，提高生存率；②对化、放疗起减毒增敏效应；③预防肿瘤复发转移；④术后调补，促进机体康复。

中医药对肿瘤的防治呈阶段性发展，上世纪 60 年代肿瘤治疗多采用清热解毒药为主。肿瘤防治在 1970～1990 年间得到了极大发展，进行了中药抗癌作用机理研究。从注重寻找抗癌药物、抗癌偏方的研究，转入对辨证论治的重新评价和重视，提出了“辨证”与“辨病”相结合的治疗方法，一些中药得到了系统的研究，如喜树、白英、长春花、蟾酥、青黛等，从临床和实验均得到了验证。

1990 年至今，中医肿瘤防治步入创新阶段。在中医药提高肿瘤患者生活质量、预防转移复发、中药对肿瘤新生血管的干预及对放化疗减毒增敏、中药的剂型改革等方面进行了一系列探索。如筛选了不同机制的抗癌中药：对癌细胞有直接杀灭作用的抗癌中药如喜树、青黛、莪术、苦参、三尖杉、鸦胆子、斑蝥、蟾蜍、砒霜等；对放化疗有增效、减毒作用的中药，如马蔺子（马蔺子甲素）、田七（田七皂苷）是放射治疗的增敏剂，人参（人参皂苷和多糖）、北芪（多糖）对化学药有减毒作用；发现或研制了一批抗癌制剂或复方，如康莱特（薏苡仁提取物）、榄香烯、喜树碱、平消胶囊、鹤蟾片、六神丸、西黄丸、平消胶囊、贞芪扶正冲剂、爱迪注射液、金龙胶囊、帕珠胶囊（藏药）、抗癌平等。

六、中医防治免疫性不孕不育

免疫性不孕不育症，一般是指不孕夫妇存在抗精子抗体或抗透明带抗体，而引起不孕。中医学认为，免疫性不孕症多属气虚不能摄精成孕，或肾虚不能固精成孕，或湿浊瘀阻等不能成孕，在辨证基础上，分为肾阴虚型、肾阳虚型、湿热型。结合分期调周法进行治疗，即分别在经后期、经间排卵期、月经前期进行阴阳气血的调治及生理消长转化节律调节，以期达到治愈目的。

小结

中医学理论与临床蕴含着丰富的免疫学思想。本章对中医基础理论的阴阳学说、藏象理论、气血精津理论、邪正学说及相关治则治法所体现的现代免疫的理念进行了概括总结；在中医防治方面，对免疫性疾病如“感染性疾病”“变态反应性疾病”“免疫缺陷疾病”“肿瘤”等的中医认识与临床特点进行了概括总结。

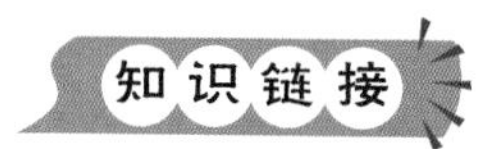

人痘接种与天花预防

天花是一种烈性传染病，属中医瘟疫范畴，严重摧残着人类的生命。明代医学家万全在《痘疹世医心法》中记载：“嘉靖甲午年（1534 年）春，痘毒流行，病死者十之八九。”天花大约在汉代由战争的俘虏传入我国。古医书中的“豆疮”“疱疮”等都是天花的别名。长期以来，人类对于天花病一直没有有效的防治方法。我国古代人民在同这种猖獗的传染病不断斗争的过程中，在“以毒攻毒”的思想指导下，在明代发明了人痘接种法。

古人接种人痘的方法主要有以下四种：一是“痘衣法”，这种方法是把患天花人的内衣，给被接种者穿上，目的是使被接种者感染而得一次天花，这是最原始的方法；二是“痘浆法”，这种方法是采集天花患者身上脓疮的浆，用棉花沾上一点，然后塞进被接种者的鼻孔；三是“旱苗法”，旱苗法就是把天花患者脱落的痘痂，研磨成粉末，再用银制作的细管子吹入被接种者的鼻孔；四是与“旱苗法”有异曲同工之妙的“水苗法”。

人痘接种，实际上是采用人工的方法，使被接种者感染一次天花。但是，这种早期的种痘术，所使用的大多是人身上自然发出的天花的痂，人们把它叫作“时苗”。“时苗”毒性大，在当时接种时，难于保证被接种者的生命安全。

对此古代医家总结出了两条经验：一是不能用自然之痘作为种苗，二是以使用痘痂为主。以往用痘浆接种的方法被逐渐淘汰。人痘接种必须要用“种苗”，而种苗还要经过“养苗”“选炼”，使之成为“熟苗”以后才能使用，这种通过连续接种和选炼减低痘苗毒性的方法，是合乎现代科学原理的。

人痘接种曾被法国哲学家伏尔泰赞扬：“我听说一百年来，中国人一直就有这样的习惯；这是被认为全世界最聪明、最讲礼貌的一个民族的伟大先例和榜样。”

人痘接种免除了天花的威胁和侵害。它的发明，与活字印刷、造纸术、火药、指南针四大发明一样，是中国人民对人类的伟大贡献。

第二十章 中药学与免疫学

中医运用中药治疗疾病历史悠久，与合成药物相比，中药多为天然物质，主要来源于植物、动物或矿物。中药成分复杂，其药理作用具有效应多样性、双向调节、毒副作用相对较小等特点。中药所含复杂成分作为外源性物质，进入机体，刺激免疫系统，产生免疫增强、免疫抑制或双向调节的作用，从而达到“扶正祛邪”的治疗目的。

第一节 中药免疫药理学

免疫药理学（immunopharmacology）是免疫学与药理学的一门交叉学科，主要研究天然及人工合成药物的免疫调节作用及其作用机理。我国免疫药理学研究是从中药的免疫调节作用研究起步的，自上世纪 70 年代以来，已筛选出了上百种具有不同程度免疫调节作用的中药，并对其有效成分进行了多个层面的研究工作。

一、中药免疫药理学概述

随着对中药免疫作用的研究工作逐渐开展和深入，中药免疫药理学（immunopharmacology of TCM）也逐渐成熟起来，并形成了一门新兴学科。中药免疫药理学作为中药药理学的一个分支，主要研究中药的免疫作用及其作用机制。

免疫调节机制是维持机体内环境稳定的关键，对于机体功能的正常发挥有着重要的生理意义。随着中药药理研究的深入，人们已经逐渐认识到中药在机体免疫调节方面具有广阔前景。一方面，中药可以增强机体细胞免疫与体液免疫功能，促进淋巴细胞、单核巨噬细胞以及造血干细胞的生理功能；另一方面，中药也具有免疫抑制功能，能减少炎性因子的释放，抑制或消除抗体的产生，抑制 T 细胞的增殖等。目前研究发现，大多数中药具有免疫双向调节功能，使过高或过低的免疫反应恢复正常。这种免疫双向调节作用，体现了中医所强调的“整体观”与“阴阳平衡”等理论。

二、中药的免疫调节作用

（一）中药的免疫增强作用

中药成分较为复杂，药理作用具有多样性，其中，免疫增强作用是多数中药的药理效应。

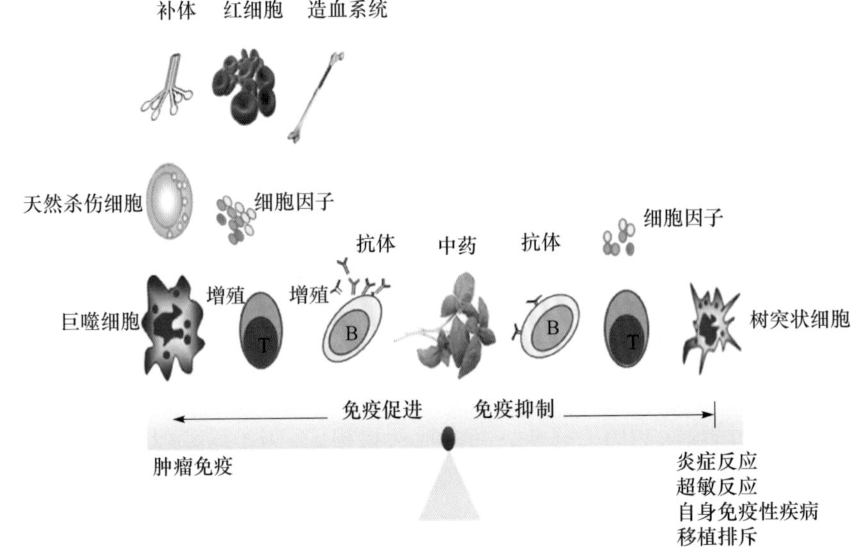

图 20－1 中药对免疫性疾病的调节作用

研究发现，中药对免疫器官的成熟具有较好的促进作用。党参、黄芪等均能促进免疫器官的发育，提高免疫活性，解除氢化可的松的免疫抑制。肉苁蓉、白何首乌可使小鼠脾和胸腺重量增加。板蓝根中的多糖可显著增加正常小鼠脾脏的重量。小柴胡汤提取物可使脾脏重量增加，对抗氢化可的松所致免疫功能低下小鼠炭粒吞噬指数的降低。

黄芪多糖、当归多糖能明显提高小鼠腹腔巨噬细胞的吞噬功能，对抗环磷酰胺引起的巨噬细胞功能下降；柴胡多糖能显著增加小鼠腹腔巨噬细胞百分数或指数。金银花、蒲公英、紫花地丁能显著增强小鼠白细胞的吞噬能力。云芝多糖能使小鼠腹腔巨噬细胞乙酰 LDL 受体数目增加，使乙酰 LDL 的结合、内移和降解提高。

黄芪、党参、白术、茯苓均可使血清中 IgM、IgG 水平升高。香菇、淫羊藿、黄芪、何首乌、猪苓、补骨脂、地黄、柴胡等能促进抗体生成；枸杞子等可提高 IgA、IgG、IgM 含量及增加抗体生成细胞数和抗体效价；淫羊藿与疫苗合用可使血清抗体上升且持续时间长；补阳药能促进抗体提前生成；补阴药可延长抗体在血清中的水平。黄芪多糖可使肝炎患者总补体（CH_{50}）和分补体（C3）明显升高，并使降低的总补体回升。

板蓝根多糖对 T、B 淋巴细胞增殖有明显的增强作用，对氯苯所致的正常小鼠的免疫抑制和迟发性超敏反应均有显著增强作用。板蓝根的醇提物对 T、B 淋巴细胞增殖有明显增强作用。蒲公英多糖能明显提高小鼠脾脏胸腺指数，促进免疫器官的发育，增强免疫调节功能。

香菇、黄精、灵芝、银耳、黄芪、何首乌、白术、金银花、板蓝根、女贞子、柴胡、枸杞子、丹参等通过诱导 T、B 淋巴细胞的增殖和活化，增强机体体液免疫和细胞免疫功能。研究显示，小柴胡汤提取物能促进脾 B 淋巴细胞增殖，增强小鼠特异性体液免疫功能；小柴胡汤提取物还可增强小鼠非特异性免疫功能。

研究发现，许多中草药具有促进细胞因子产生的作用。如党参、白术、猪苓、茯芩、甘草等有诱生 IFN－α 的作用；黄芪、人参等能诱生 IFN－β；黄芩、黄连、金银花、蒲公英等具诱生 IFN－γ 的作用。

（二）中药的免疫抑制作用

与化学药免疫抑制剂相比，中药作为免疫抑制剂有以下特点：①成分多样化，药理作用广泛且复杂，除免疫抑制作用外，还有抗炎、抗过敏及免疫双向调节等作用；②毒性小、副作用少，减量或停药即可消失；③与其他免疫抑制剂合用，能提高疗效，或降低后者的毒副作用。单味药如穿心莲、大青叶、蒲公英、龙胆草、黄柏、大黄、蝉蜕、苍耳子、柴胡、麻黄、桂枝、细辛、雷公藤、砒石、喜树、蝮蛇、蟾酥、丹参、赤芍、川芎、桃仁、红花、甘草、乌梅、艾叶等，复方如二妙散、小青龙汤、石蓝草煎剂等都具有免疫抑制作用，其产生免疫抑制作用的机制为抑制 T、B 细胞的产生，抑制肿瘤细胞 DNA 合成等。

桑寄生提取液抑制肥大细胞脱颗粒的作用非常显著，在达到一定剂量时，对肥大细胞组胺释放的抑制率可达到 74%。麻杏石甘汤抑制肥大细胞脱颗粒的同时，也抑制了组胺、IL－4 及 TNF－α 等与Ⅰ型变态反应相关的因子。苍耳子提取物能明显抑制组胺的释放、细胞内钙摄入以及提高 cAMP 水平，从而发挥抗过敏作用。丹参酮Ⅰ、ⅡA 对肥大细胞增殖有明显的抑制作用，并能明显促进细胞凋亡，且对 RBL－2H3 肥大细胞活化脱颗粒有较强的抑制作用。

青蒿素具有一定的免疫抑制活性，对类风湿性关节炎、红斑狼疮等自身免疫性疾病都显示出不同程度的治疗作用。蒿甲醚等青蒿素类衍生物具有广泛的免疫抑制效应，包括抑制 T 细胞增殖分裂、阻止促炎因子及炎症介质的释放、抑制 B 细胞增殖和抗体分泌等；黄芪糖蛋白对小鼠脾淋巴细胞体外增殖具有明显的抑制作用。β－榄香烯作为莪术的成分之一，能有效抑制肿瘤细胞增殖，阻滞细胞周期，诱导肿瘤细胞凋亡，同时能够遏制肿瘤转移，抑制血管形成，逆转肿瘤细胞多药耐药性，并且能够辅助其他化疗药物，提高化疗疗效。

当归多糖对体液免疫有较强的抑制作用，它不仅对正常小鼠血清溶血素、IgG、IgM 的生成有较强的抑制作用，还表现出与环磷酰胺的协同作用，但却能促进小鼠非特异性免疫功能。发现甘草提取物甘草多糖能抑制抗体生成，并使 T 细胞分泌 IL－2 减少。白术汤可显著降低血清中升高的 TNF－α，显著提高血清 $CD8^+$ T 细胞的含量，降低血清 IgG、IgA、IgM 水平，降低 RF 阳性率。冬虫夏草水煎剂能明显抑制小鼠脾细胞对ConA、LPS 的增殖反应，抑制小鼠 MLR 以及 IL－1 和 IL－2 的合成。

雷公藤具有较好的免疫抑制作用，雷公藤多苷修饰的 DCs 能明显延长小肠移植受者小鼠术后存活期，减轻术后排斥反应。其机制可能是下调 DCs 表面分子 HLA－R、CD80 的表达，抑制 DCs 成熟和活化 T 细胞的能力，降低血清中与排斥反应强度相关的 IL－2 和 INF－γ 的水平；抑制 DCs 中 IL－2p40 分泌和 mRNA 表达，抑制排斥反应中 Th0 向 Th1 细胞的过度极化，减轻移植物炎细胞浸润和组织结构的破坏，抗移植排斥。雷公藤中分离到一种分子量为 480，分子式为 $C_{29}H_{36}O_6$ 的酚性去甲基三萜化合物，定名为去甲泽拉木醛（T－96）。T－96 可抑制 T 细胞的转化，主要是通过抑制淋巴细胞 IL－2 的生成和释放，降低 IL－2 的受体活性而起作用的。

加味黄连解毒汤干预 NF－κB 通路后，发现多器官功能障碍综合征（MODS）大鼠组织 NF－κB 表达显著降低，表明加味黄连解毒汤能有效改善 MODS 大鼠器官功能，其机制可能是通过抑制 NF－κB 表达从而减轻促炎介质及诱生型一氧化氮合成酶（iNOS）过度活化。青藤碱能够改善Ⅱ型胶原蛋白诱导性大鼠关节炎模型大鼠骨破坏，使外周血清抗酒石酸酸性磷酸酶（TRACP）降低；对 T 细胞的活化具有一定的抑制作用，能显著抑制 T 细胞活化后 Th1 细胞因子 TNF－α 和 IFN－γ 的表达，对人的滑膜细胞炎症因子基因表达具有抑制作用。

皂苷具广谱抑菌活性，在肠道内可抑制有害菌群，建立优势菌群，提高肠道免疫，发挥黏膜免疫屏障作用。白头翁皂苷可抑制有害菌群数量，且对有益菌群芽孢杆菌无作用，说明皂苷可通过调节肠道菌群平衡维持肠道内环境稳态。

（三）中药的免疫双向调节作用

中药因其成分复杂，药理作用往往不是单向的，其对于免疫系统的影响常常表现为双向调节作用。

黄芩苷对小鼠腹腔巨噬细胞具有双向调节作用，低剂量可增加吞噬细胞吞噬中性红和溶菌酶的含量，高剂量则起抑制作用。蓝芩注射液具有良好的促进刀豆蛋白诱导的猪外周血 T 细胞转化的作用，而高剂量则表现为明显的抑制作用。

巴戟天与鸡筋参都能够抑制环磷酰胺所引起的免疫抑制作用，增强巨噬细胞的吞噬能力。在不同浓度情况下两种药物的作用存在强弱变化。在有效浓度范围内存在上述作用，但超过一定范围就表现出明显的细胞毒性作用，导致大量巨噬细胞死亡。

对淫羊藿的研究也发现，免疫功能的改变不仅在不同剂量上有差异，而且在不同的配伍组成中也有区别。淫羊藿的主要成分淫羊藿黄酮和淫羊藿多糖在调节机体细胞免疫和体液免疫方面具有显著的双向调节作用，不仅能够增强巨噬细胞的吞噬能力而且对 T 细胞的增殖存在双向调节作用，不同的淫羊藿成分对 TS 细胞存在增强和抑制作用，在对 B 细胞和细胞因子分泌方面存在相似的促进作用。由于 T 细胞作为免疫应答的中枢部位，所以中药在影响 T 细胞功能改变的同时也间接影响整体免疫功能的改变。

黄芪含有多种生物活性成分，其中黄芪多糖对机体特异性免疫和非特异性免疫均有广泛的影响，能够增加机体 TNF 及 IL 的分泌，增强 NK 细胞活性，提高淋巴细胞转化能力，促进淋巴细胞亚群的分化等。黄芪糖蛋白（HQCP）对小鼠的淋巴细胞体外增殖具有明显的抑制作用，特别是针对 T 细胞的抑制，而对 B 细胞的抑制则在高剂量时才能体现。雷公藤及糖皮质激素类药物能够抑制 IFN－γ 的分泌，但 IFN－γ 的缺乏可引起自身免疫性疾病的发生或加重，如Ⅱ型胶原蛋白诱导的关节炎模型，实验发现 HQCP 在治疗佐剂性关节炎时 IFN－γ 的水平升高。由此可以看出，黄芪中各种有效成分之间存在特异性，针对不同的病理改变发挥不同的作用。

青蒿素对免疫系统存在复杂的调控机制，在不同条件下表现出双向免疫调节作用。研究发现，青蒿素能够增强小鼠 T 细胞介导的免疫应答，有利于免疫系统的重建。而青蒿的其他提取物，如蒿甲醚则具有广泛的免疫抑制作用，包括抑制 T 细胞分裂增殖，干预促炎症细胞因子和抗体的释放等。新近的研究也显示，青蒿的抑制作用甚至强于目前的主要免疫抑制剂环孢素 A。通过体外研究青蒿素对小鼠淋巴细胞增殖及细胞毒性的影响和体内干预 DTH（迟发型超敏反应）发现，青蒿素能够明显抑制刀豆蛋白诱导的 T 细胞增殖及 DTH 反应；影响 Th1/Th2 免疫失衡，促使 Th2 转变；促进抑制性 TGF 的产生及下调 p38MAPK 信号等。

（四）中药配伍增效减毒作用的免疫作用机制

中医在临床实践中，多数情况下是根据病情的需要，把两味或两味以上的中药组成方剂使用。中药的功效各有所长，也各有所短，尤其是单味中药并不适合人体复杂的病机，因此，只有通过合理的组合，调整偏性，增强或改变原有的功能，消除或缓解对机体的不良作用因素，发挥相辅相成或相反相成的综合作用，使各具特性的群药针对病机组合成一个新的有机整体。这种运用过程，中医称之为“配伍”。通过配伍，可增强疗效、减轻毒副作用。

现代药理实验也证实，中药配伍具有增效减毒的作用，在免疫药理研究中，也发现了类似的效应。

如不同配伍中药对雷公藤制剂的增效减毒作用。大量研究发现，五子衍宗丸、补阳方、益气活血方对雷公藤多苷（GTW）（30mg/kg）所致的胸腺、睾丸萎缩均有明显对抗作用。紫云金（紫草、白芷、冰片、金银花等的醇提物）对雷公藤内酯醇引起的小鼠尾静脉炎、大鼠足跖肿胀、小鼠耳郭水肿及疼痛反应均有显著的抑制作用，提示紫云金对雷公藤内酯醇灌胃引起的小鼠尾静脉炎有防治作用。现代药理研究也证实，黄芪、何首乌、冬虫夏草、甘草等均具有免疫增强作用，可对抗雷公藤免疫抑制作用。

刺五加皂苷 B、刺五加皂苷 E 和 4 –（1,2,3 – 三羟基丙基）– 2,6 – 二甲氧基苯 – 1 – O – β – D – 葡萄糖苷在一定浓度下可以明显增强斑蝥素对肿瘤细胞（SMMC – 7721、Hela、U251）的抑制作用，且呈明显量效关系，其中刺五加皂苷 E 效果最为明显。这三种化合物在一定浓度下与斑蝥素配伍后可以降低其对大鼠正常肾细胞（NRK）的毒性，且呈明显量效关系。注射用刺五加提取物与斑蝥素联合使用能明显提高斑蝥素抗瘤作用且降低斑蝥素的毒副作用。

苦参在治疗类风湿性关节炎时，可抑制炎症反应、血管生成等，加入青风藤后，可增强抗炎反应以及抗血管生成的效应。加入黄柏和萆薢后，可减轻苦参的副作用。苦参素可以与 IL1R1 结合，从而通过 IL1B 阻断 NF – κB 通路的活性抑制炎症和免疫反应。青藤碱可通过抑制 NF – κB1 和 SRC 来抑制血管生成和炎症反应，可增强苦参素引起的 NF – κB 失活作用，从而减少血管生成，抑制炎症反应和免疫反应。苦参素和苦参碱是苦参的两种重要成分，可能会产生协同作用。研究显示，NF – κB 与 RA 氧化应激有关，苦参素作为抗氧化剂，可能会抑制 NF – κB 活化。清络饮中的苦参、青风藤、黄柏与萆薢四味药物还可通过基于网络的协同通路，发挥协同作用。例如，苦参碱和小檗碱作用于两个通路（IL1B 和 VEGFA 途径）中不同的靶标（IL1R1 和 KDR）来调节 SRC 活性。苦参素和青藤碱作用于同一途径（AKT1 – SRC – PTK2 途径）中的不同靶标（AKT1 和 SRC）来调控 NF – κB1。苦参素和黄连素作用于两个相关途径（血管内皮生长因子和 NF – κB 途径）中的不同靶标（NF – κB1 和 KDR），调节不同的目标（SRC 和 NF – κB1）。苦参素和皂素在反馈回路中（NF – κB1 – NF – κB2 – RELA – RELB 复合物）作用于同一类型的靶标（NF – κB1 和 NF – κB2），以及两个相关途径的不同目标（PTK2

和 RAF1）。青风藤，黄柏和萆薢可通过类风湿性关节炎相关基因包括 NF－κB1、CASP1 和 PPARG，影响苦参的治疗作用。此外，黄柏中的顺式－芒烯氧化物 phellochinin A 和阿魏酸可通过调节 PTGS1 缓解苦参的副作用。

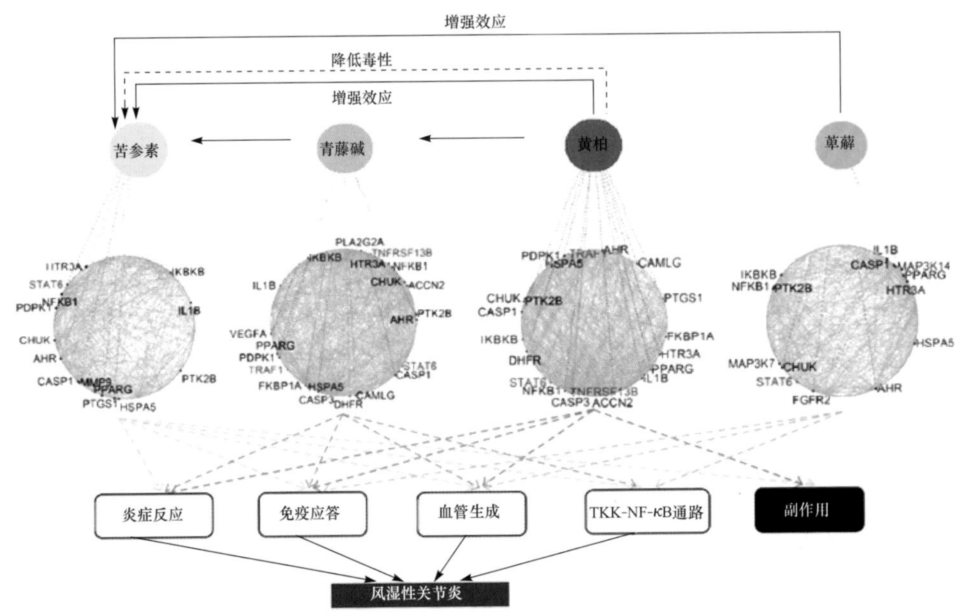

图 20－2　清络饮中四味药物增效减毒的网络调控

第二节　中药免疫毒理学

免疫毒理学（immunotoxicology）是一门研究外源物（化学性、物理性和生物性物质）对机体免疫系统的不良影响及其作用机制的学科。它是随着毒理学和免疫学的迅速发展和相互渗透而形成的边缘学科，是毒理学与免疫学之间的边缘学科，也是毒理学的一个新分支。

免疫毒性（immunotoxicity）是指化学物暴露引起机体正常免疫应答出现抑制或增强的不良反应；超敏反应和自身免疫反应也属免疫应答增强的表现。免疫抑制（immunosuppression）与机体对各种病原微生物感染抵抗力下降及恶性肿瘤（特别是病毒诱发的）发生率增高有关；免疫抑制产生的机制，可以是单一的非特异性或特异性免疫应答，亦或是二者的协同作用。超敏反应是免疫系统识别非自身分子或抗原，并通过免疫记忆对非自身抗原产生的强烈反应。其特点之一是致病机制多样性，在临床上各种超敏反应表现极为不同，且可累及机体所有组织和器官。自身免疫性疾病发生在免疫调节功能紊乱时，即自身识别、免疫调节、自身耐受三者间平衡遭到破坏的情况下。

免疫毒理学评价是运用免疫学与毒理学的原理研究外来因素对机体免疫系统的不良影响及其作用机制，并从整体、细胞和分子水平探讨这些因素对机体免疫系统的作用，识别上述因素对机体的免疫毒性，从而做出安全性的评价。免疫毒性评价多借助动物实验进行，这些实验方法也可用于危险度评估，用以确定最大无作用剂量（简称 NO-

AELS）和最小阈值作用剂量（简称 LOWELS）及对危险因素的作用机制。

一、中药免疫毒理学概述

中药在治病的同时，因其对靶器官选择性的差异，一般会有不同程度的副作用，或因其成分的特殊性甚至会有不同程度的毒性。中药在西汉之前，就有被统称为“毒药”以及“是药三分毒”的说法，可以看出人们对药物的毒副作用已具有一定认识。随着中药用药的逐步规范以及对中药现代研究的深入，中药的毒副作用逐渐引起人们的重视，但在中药免疫毒理研究方面，还远远滞后。以往认为中药作用缓和，副作用小，从某种意义上讲，是发挥治疗或毒性作用的成分含量不足。一旦有效成分被提纯，在作用强度加大的同时，毒副作用也会显著体现。

适当的免疫反应是维持机体正常生理功能的重要机制，不当的免疫应答则会导致免疫系统紊乱，引起机体功能障碍。中药作为外源性化合物，在使用不当时会引起免疫应答功能障碍，产生免疫毒性作用。随着研究的深入，中药的免疫毒性逐渐受到重视，中药免疫毒理学也随之诞生。

中药免疫毒理学（immunotoxicology of TCM）是中药免疫药理学和毒理学的边缘学科，主要探讨中药及其成分对机体免疫系统的不良影响及其机制。中药的免疫毒性主要包括中药导致的机体免疫应答过强或免疫功能的过度抑制，进而引起免疫失衡。临床常见超敏反应、免疫器官毒性与体液、细胞免疫功能降低等。

（一）超敏反应

中药成分中含有大分子动植物蛋白，如半夏蛋白、天花粉蛋白、蚕蛹蛋白、冬虫夏草粗蛋白或糖蛋白等，以及其他相对分子量较大的抗原物质或半抗原物质，如金银花中的绿原酸、异绿原酸与伞形科植物中所含的呋喃香豆素等。上述物质作为变应原进入机体，被免疫系统识别，启动机体的免疫应答，极易发生超敏反应。超敏反应是中药临床运用中最常见的免疫毒性反应，其中，过敏性皮肤疾病发生率最高，而过敏性休克最为严重。

中药引起的过敏性皮肤疾病多见于使用外用的中药制剂，也有部分患者因使用中药注射制剂引起。临床报道，何首乌、红花、鸦胆子、白芥子、补骨脂、白芷、威灵仙、无花果、冰片、硫黄、雄黄、土鳖虫、斑蝥等外用，牛黄上清丸、牛黄解毒片、维 C 银翘片、妇科千金片等口服，炎琥宁、双黄连注射液等静脉给药，均可能出现接触性皮炎、荨麻疹型药疹、麻疹样型或猩红热样型药疹、剥脱性皮炎、大疱性表皮松解型药疹，以及紫癜型药疹等过敏性皮肤疾患。

随着中药注射剂的广泛应用，其临床不良反应报道逐渐增加，其中以超敏反应多见。中药注射剂所致的超敏反应主要以Ⅰ型超敏反应为主。双黄连注射液、茵栀黄注射液、清开灵注射液、鱼腥草注射液、刺五加注射液、生脉注射液、黄芪注射液、复方丹参注射液、醒脑静注射液等都可导致不同程度的过敏反应，如红斑、荨麻疹、水肿等，严重者会引起循环系统、呼吸系统损害，如动脉血压下降、心率增加、呼吸异常、咳嗽、休克、心律失常、支气管痉挛等症状。

中药注射剂引起超敏反应的原因普遍认为与其所含成分或“杂质”及使用不当相

关。绿原酸、酶、皂苷和角质蛋白等大分子物质，是引起中药注射剂免疫毒性的最主要原因。绿原酸作为一种致敏成分，早在上世纪中叶就受到了关注。金银花、鱼腥草、茵陈、栀子等中药均含有绿原酸，并且，绿原酸作为植物的次生代谢产物，在植物类中药材中分布非常广泛。绿原酸引起超敏反应的机制主要是其作为半抗原物质进入机体，与蛋白质上的氨基酸结合成为完全抗原，从而激活机体的免疫应答。

此外，大部分中药都具有不同程度的免疫增强作用，尤其是以人参、黄芪、鹿茸、冬虫夏草等为代表的传统补益类中药可使机体免疫功能低下状态得到改善，然而，若免疫功能正常，这种免疫增强作用对于正常机体并非益事，甚至会产生免疫过度增强而致的免疫毒性。因此，补益中药的滥用，也是造成中药免疫毒性的重要原因。

（二）免疫器官毒性

大黄能抑制人体自身免疫力，大剂量可降低胸腺及脾脏指数。给予 BALB/C 小鼠腹腔注射大黄酸、大黄素和芦荟大黄素［70mg/(kg · d)］，连续 7 天后，发现大黄素明显减轻胸腺和脾脏的重量，大黄酸和芦荟大黄素明显降低胸腺重量，大黄素对胸腺的作用较强，其次是大黄酸和芦荟大黄素，对脾脏有一定作用的只有大黄素，比对胸腺的作用弱。雷公藤及其制剂对动物免疫器官具有毒性作用，大鼠急性中毒实验可见免疫器官中淋巴组织受损表现，大鼠淋巴器官萎缩和淋巴组织内淋巴细胞坏死、数目减少。淋巴细胞坏死以脾小结、脾索等 B 淋巴细胞分布区域最明显，也可累及脾动脉周围淋巴鞘、胸腺等 T 淋巴细胞分布区域，这种损害与免疫功能的抑制呈平行关系。苏木中所含氧化巴西木素对免疫器官有一定影响，50mg/kg 与 25mg/kg 的氧化巴西木素可显著降低小鼠胸腺与脾脏的重量，提示其能诱导胸腺与脾脏的淋巴细胞凋亡。

（三）体液免疫毒性

昆明山海棠注射剂有明显抑制小鼠溶血素抗体产生的作用，并且抑制作用随用药时间而增强。雷公藤能明显抑制溶血素抗体的形成，并且对移植物抗宿主反应和迟发型超敏反应均有明显的抑制作用，对网状内皮细胞吞噬功能亦有抑制作用。33 ~ 80mg/kg 的雷公藤多苷可明显抑制绵羊红细胞（SRBC）诱导的鼠血清溶血素含量。研究发现，雷公藤内酯醇能显著抑制巨噬细胞的活性，且对刀豆蛋白诱导的小鼠淋巴细胞 IL - 2R 表达有抑制作用。雷公藤总苷能抑制 APC 和特异性抗体产生，并可明显抑制 RA 患者外周血单核细胞在体外产生总 IgG - IgM - RF。雷公藤乙酸乙酯提取物及其总生物碱对小鼠体液及细胞免疫均存在不同程度的抑制作用，在一定剂量范围内，其免疫抑制作用随剂量加大而增强。

大黄素、大黄酸和芦荟大黄素［70mg/(kg · d)，连续 7 天］均可减少小鼠半数溶血值（HC_{50}），其中大黄酸的抑制作用与环磷酰胺相当，表明蒽醌类衍生物可抑制体液免疫中抗体生成环节。氧化巴西木素可抑制 LPS 诱导的小鼠脾细胞增殖，并可明显抑制 SRBC 诱导的小鼠溶血空斑形成细胞数，说明该成分具有明显的体液免疫毒性。

（四）细胞免疫毒性

雷公藤甲素在体外可抑制单向混合淋巴细胞，体内给药可以显著抑制 2,4 - 二硝基氟苯所致小鼠迟发性超敏反应（DTH），小鼠脾细胞的 IL－2 分泌活性也受到明显抑制，同时还可降低小鼠胸腺 Th/Ts 细胞比值。说明雷公藤甲素的免疫抑制机理可能与抑制 Th 细胞和 IL－2 活性及诱导 Ts 细胞有关。雷公藤红素在 200nmol/L 的低浓度下无细胞毒性，且能够显著抑制 IL－1β 和 INF－γ 等促炎性细胞因子的分泌，进而抑制细胞因子诱导的附黏分子表达和黏附，发挥抗炎免疫抑制作用。雷公藤内酯醇对 Th17 细胞和 IL－17 的产生均有抑制作用，并且可能通过抑制 IL－6 诱导 STAT3 磷酸化实现，而不诱导 Th17 细胞凋亡。10μg/L 的雷公藤内酯醇体外对人单核细胞衍生的树突状细胞（MoDC）的分化、成熟及其活化 T 细胞能力均有一定的抑制作用，对 MoDC 的形态学和增殖能力无明显影响，而 20μg/L 雷公藤内酯醇可诱导 MoDC 凋亡。

青藤碱在体给药和离体给药均能抑制丝裂原诱导的淋巴细胞增殖，降低佐剂关节炎中升高的 $CD4^{+}/CD8^{+}$ T 细胞比值，还可促进淋巴细胞凋亡。青藤碱还可抑制衍生的树突状细胞（MoDC）成熟，减弱 MoDC 对 T 细胞的活化能力。表明青藤碱对 T 淋巴细胞增殖、炎性细胞因子分泌以及树突状细胞等抗原提呈细胞功能的抑制作用是其发挥免疫抑制活性的主要途径。

天花粉蛋白（trichosanthin，Tk）对 T 细胞增殖及活化具有显著的抑制作用，可增加 IL－4 和 IL－10，减少 IFN－γ 分泌，抑制 Th1 分化。

二、中药免疫毒理学评价方法

随着中医中药的国际化，中药运用中的安全性日益受到重视，因此，对常用中药，特别是传统有毒中药进行系统的免疫毒理评价尤为重要。中药免疫毒性的评价可分为体内和体外两类实验方法，涵盖了对免疫病理、特异性免疫功能、非特异性免疫功能的检测。

（一）免疫病理学评价

为掌握中药对免疫系统潜在效应的最初评价，可将对免疫系统的一般毒理学和组织病理学评价作为常规的临床前安全性试验的一部分。对免疫器官如胸腺、脾脏和淋巴结进行常规大体观察及称重以便能够发现其细胞构成的变化，也可采集骨髓及外周血标本对各种细胞组分的异常进行评价。

1. 脏器重量及体重 免疫器官如胸腺和脾脏的重量、脏器与体重的比值等是评价中药免疫毒性的一般性指标。这些指标均是非特异性的，可以反映一般免疫毒性效应或间接反映免疫系统的内分泌功能。

2. 组织病理学检查 对胸腺、脾脏、淋巴结及内脏中的淋巴样组织如 Peyer's 斑和肠系膜淋巴结进行大体及常规显微镜检查，以便发现这些淋巴组织中的病理学改变。显微镜检查应包括描述性定性改变如细胞类型、细胞密度、已知 T 细胞区及 B 细胞区（如生发中心）的增殖情况、滤泡及生发中心（免疫激活）的相对数目以及萎缩或坏死的表现等。另外，在非淋巴组织中还能观察到诸如肉芽肿及散在性局部单核细胞浸润等不常见的病变，并可作为慢性变态反应或自身免疫的指标。完整的组织病理学评价还应包括通过直接计数每种淋巴组织中的各类型细胞而对其细胞构成的改变进行定量评价。

3. 血液学指标 免疫毒性潜在的血液学指标包括白细胞计数或白细胞分类比值的

改变，如淋巴细胞增多、减少或嗜酸性粒细胞增多。可用血细胞计数仪或电子细胞计数器对外周血中淋巴细胞、中性粒细胞、单核细胞、嗜酸性粒细胞等进行计数，或应用流式细胞仪分析技术、免疫染色技术对骨髓细胞增殖或T细胞亚群进行检测。

（二）体液免疫评价

抗原暴露及刺激后引起B细胞增殖、激活，继而产生抗体。针对引起体液免疫反应的三种主要免疫细胞（巨噬细胞、B细胞及T细胞）的功能及相互作用，可用外周血或淋巴组织细胞的多种体外试验进行评价。

1. 抗体空斑形成细胞（PFC）试验 PFC试验方法由一种溶血性空斑试验（或称Jerne空斑试验）发展而来。针对T细胞依赖性抗原如绵羊红细胞（SRBC）抗体产生的B细胞，其数量可以在体内暴露于受试物及抗原（离体试验）后用体外试验的方法进行评价。NTP将对T细胞依赖性抗原的PFC反应列在第1类试验中，因为该反应可能是暴露于免疫抑制剂后最常受到影响的功能性指标。但是，由于该项试验需要用抗原对动物进行体内免疫，因而不能作为早期毒性筛选的一部分来进行评价。

2. B细胞的淋巴增殖反应 常用检测体液免疫的方法是检测经脂多糖（LPS）或其他有丝分裂原（如美洲商陆有丝分裂原提取物）等刺激后外周血或脾脏B细胞的增殖能力。LPS是B细胞特异性有丝分裂原，能够作为抗原识别、激活及克隆扩增的自然过程的一部分刺激多克隆的增殖（有丝分裂）。

（三）细胞介导的免疫评价

1. T细胞的淋巴增殖反应试验 与B细胞的淋巴增殖反应试验相似，来源于外周血或脾脏的T细胞在对特异性抗原的反应中能够产生母细胞化及增殖，从而引起细胞介导的免疫反应。T细胞的增殖可用T细胞特异性有丝分裂原如植物凝集素、刀豆蛋白A（Con A），以及植物血凝素（PHA），或T细胞异性抗原（即马铃薯球蛋白）来进行评价。

2. 混合淋巴细胞反应（MLR）试验 混合淋巴细胞反应试验用来评价T细胞识别同源淋巴细胞上外来抗原的能力，是一种检测细胞介导的识别移植器官或肿瘤细胞是否为异物的能力的间接方法。

3. 细胞毒T淋巴细胞（CTL）介导的试验 CTL试验能够确定细胞毒T细胞溶解致敏的同源性靶细胞或特异性靶细胞的能力。该项试验可与MLR试验一同进行。

4. 迟发型变态反应（DTH） 通过检测针对某种抗原的DTH反应，可对细胞免疫的传入（抗原识别及处理）和传出（产生淋巴因子）两种功能状态进行评价。用于评价DTH的抗原有多种，包括锁眼扣血蓝蛋白（Key - hole limpet hemocyanin，KLH）、噁唑酮、二硝基氯苯，以及绵羊红细胞等。在功能发挥正常的细胞介导的免疫反应中，^{125}I标记的HSA将渗出到发生迟发型变态反应的水肿部位，标记的HSA渗出减少，表明细胞介导的免疫系统的传出功能出现免疫抑制。

（四）非特异性免疫评价

1. 自然杀伤细胞试验 自然杀伤（NK）细胞如细胞毒T细胞，具有攻击和破坏肿瘤细胞或病毒感染细胞的能力。但是，与 T 细胞不同，自然杀伤细胞不是抗原特异性的，没有唯一的以克隆进行分布的受体，也没有执行克隆选择的功能。在体外或离体试验时，将靶细胞（如 YAC－1 肿瘤细胞）在体外或体内用 ^{51}Cr 进行同位素标记，然后与取自给予外来物处理的动物脾脏的效应 NK 细胞共同孵育。

2. 巨噬细胞功能检测　多种试验可以用来检测巨噬细胞的各种功能，包括检测腹膜内细胞含量、抗原呈递、细胞因子的产生、吞噬功能、细胞内自由氧残基以及直接杀死肿瘤的能力等。

3. 肥大细胞/嗜碱性粒细胞的功能检测　肥大细胞及嗜碱性粒细胞脱颗粒的功能可以用一种被动皮肤过敏试验进行评价。应用该试验，可直接从培养基中检测细胞释放的组织胺含量。

（五）宿主抵抗力评价

宿主抵抗力试验可以用来评价受试动物（宿主）体液或细胞介导的免疫系统抵御病原性微生物感染或抵抗肿瘤发生及转移的整体免疫力。试验均在体内进行，目前已建立几种用不同的感染因子包括细菌（李斯特菌、链球菌及埃希大肠杆菌）、病毒（流感病毒、巨细胞病毒及疱疹病毒）、真菌（白色念珠菌）以及寄生虫（旋毛虫及疟原虫）进行的宿主抵抗力试验。

（六）变态反应评价

1. Ⅰ型变态反应　Ⅰ型变态反应的产生需要外来物的重复暴露，半抗原形式的药物必须与大分子（蛋白质，核酸）共价结合才能引起原发性抗体反应。一旦致敏，即使最小量暴露于外来物也能引起快速、强烈的 IgE 抗体介导的炎性反应。ELISA 试验或 RIA 试验可用以检测针对重组 DNA 蛋白产物或其污染物而产生的中和抗体。

2. Ⅱ型和Ⅲ型变态反应　目前尚无评价Ⅱ型（抗体介导的细胞毒）变态反应的简易动物模型。ELISA 或 RIA 试验可用来检测暴露于动物血清中的 IgE 抗体和免疫复合物，这两项试验均需用针对药物的特异性抗体。Ⅲ型（与免疫复合物有关的疾病）变态反应表现为 Brown－Norway、Lewis 以及 PVG/C 大鼠出现蛋白尿及在肾脏出现免疫复合物沉积。

3. Ⅳ型变态反应　目前已有几种较好的临床前试验模型可以评价皮肤暴露后出现的Ⅳ型（迟发型）变态反应，但不能预见全身暴露后出现的Ⅳ型变态反应。Ⅳ型变态反应由 T 淋巴细胞引起，并通过辅助 T 细胞和抑制 T 细胞进行控制。巨噬细胞也参与Ⅳ型变态反应，因为巨噬细胞能够分泌多种单核因子，引起 T 细胞的增殖和分化。用于常规检测受试物皮肤变态反应的试验系统有多个，最常用的两项试验是改良的布氏试验（Buehler test）和豚鼠最大量试验（GPMT）。

（七）光过敏反应评价

某些化合物能够起光抗原的作用，即需要暴露于紫外线（UV）以成为具有光活性的半抗原。目前已有几种体内试验可用于确定光过敏反应，如 Harber 法、Shalita 法与 Armstrong 法等。

小结

中药免疫毒理学是中药免疫药理学和毒理学的交叉学科，主要探讨中药及其成分对机体免疫系统的不良影响及其机制。中药的免疫毒性主要包括中药导致的机体免疫应答过强或免疫功能的过度抑制，进而引起免疫失衡，临床常见超敏反应、免疫器官毒性与体液、细胞免疫功能降低等。中药免疫毒性的评价是用药安全性的有力保障，其评价方法主要分为体内和体外两类实验方法，涵盖了对免疫病理、特异性免疫功能、非特异性免疫功能的检测。

第二十一章　针灸对神经－免疫系统的调节

针灸对免疫功能的调节和一些免疫系统疾病都显示出一定的优越性和较好的疗效。针灸引起的免疫调节作用主要表现为：①针灸对免疫细胞的调节作用；②针灸对免疫分子的调节作用；③针刺参与神经－免疫反应。

第一节　针灸调节免疫细胞

研究发现，针灸对T细胞、B细胞、NK细胞、巨噬细胞、树突状细胞等的数量及其功能均有明显的调节作用。

一、针灸调节淋巴细胞

（一）针灸调节T细胞和B细胞

研究表明，电针具有显著提高机体细胞免疫功能的作用。电针的这种作用不仅能增加E－玫瑰花形成细胞的量，并对它的质（ANAE分型）均有影响。提示电针对免疫反应的影响，主要源于ANAE阳性细胞总数变化及其亚型间比率的变动。电针能使正常人外周血中T淋巴细胞在正常范围内明显增加，T细胞内酯酶活性加强，因此认为针刺能增强正常机体免疫活性细胞的功能。针刺家兔“足三里”穴后，其血中淋巴细胞转化率和玫瑰花结形成率均有提高；可使人的末梢血中淋巴细胞数明显增加，T淋巴细胞对植物血凝素和刀豆素A的反应亦有所升高，同时天然杀伤细胞活动也明显上升。电针也能增加B淋巴细胞和其刺激物PWM的量。与此相反，抑制淋巴细胞和杀伤细胞的比率均明显下降，可见针刺能提高两种淋巴细胞的计数，减少不能发挥正常免疫功能的淋巴细胞的计数；用2V、5Hz的低频电针刺激穴位5分钟，用激光流动血细胞计数法以OKT、Leu系列单克隆抗体分析人体T淋巴细胞亚群的变化情况，提示电针对人体T淋巴细胞亚群的影响具有特异性。

对健康成人进行穴位针刺，其末梢血中的各种淋巴细胞比例出现了明显的变化，这提示针刺可直接对机体免疫系统发生影响。在针刺作用下，末梢血T细胞的PHA的反应性亢进。并且，这种反应性亢进对穴位刺激有特异性，而非穴位刺激下未见反应性亢进。末梢淋巴细胞的反应性改变并非物理性疼痛刺激所致，而是由于针刺穴位所产生，这点很重要。同样，用不同的淋巴细胞刺激物试验时看到，与 PHA 不同，可刺激 T 细胞并使之激活的刀豆素 A 反应性未因针刺而有所改变。T 细胞依赖性的 B 细胞刺激物 PWM 反应性则于针刺后亢进。通过针刺可使淋巴细胞的反应性改变持续 4 小时。这表明针刺能在相应的时间内对免疫系统显示其作用。

针刺后提取血浆亮氨酸脑啡肽与兔天然杀伤细胞孵育，发现天然杀伤细胞的杀伤力有所提高，显示了针刺调整免疫监视作用，而这种作用是通过针刺促进脑啡肽系统活动介导的。

以上研究表明，针刺无论是对实验动物（正常或病理）还是人类（包括健康人、老年人、病人）都能提高淋巴细胞的免疫功能，说明针刺对细胞免疫有明显的调节作用。

（二）针灸调节 T 细胞亚群

艾灸足三里穴和三阴交穴，可提高正常受试者的 $CD3^+$ 和 $CD4^+$T 淋巴细胞水平，同时降低系统性红斑狼疮患者 $CD8^+$ T 淋巴细胞的相对比例。针刺疼痛患者足三里和合谷穴，患者 β－内啡肽水平显著升高，同时 CD3、CD4、CD8 水平显著升高；针刺 GV14、BL12 以及 BL13 能够显著增加过敏性哮喘患者外周血中 $CD3^+$、$CD4^+$、$CD8^+$ T 淋巴细胞的数量。电针曲池穴，CD4 阳性细胞百分比与基线相比显著减少。CD8 阳性细胞百分比也显著减少。针刺手三里穴，CD4 和 CD8 水平显著减少。提示电针可以调节免疫系统中外周血淋巴细胞亚群及血清细胞因子水平。电针足三里、三阴交、中脘以及内关穴对化疗期的癌症（包括肺癌、胃癌以及乳腺癌）患者进行治疗，对 CD3、CD4、CD8 以及 CD4/CD8 具有良好的调节作用，提示电针能增加化疗患者的免疫功能。

临床研究表明，针刺治疗或电针治疗对 $Th1^-$ 或 $Th2^-$ 诱导的免疫失调具有双向调节作用，由此对变态反应性疾病起着有益的作用，如哮喘、慢性荨麻疹及过敏性鼻炎等。

（三）针灸加强自然杀伤细胞活性

连续电针足三里穴可增强正常大鼠和小鼠脾脏 NK 细胞的活性。临床研究也支持这些结果：经过电针干预的健康志愿者外周血中 $CD16^+$ 和 $CD56^+$ 细胞的数量（这些细胞与 NK 细胞活性密切相关）以及 IFN－γ 水平明显增加。Kim 等（2010）的研究证实，电针正常动物能够使其 NK 细胞活性上调。下丘脑侧面区域损伤破坏了电针对 NK 细胞毒性的干预作用，这提示下丘脑侧面区域可能是电针引起神经－免疫相互作用的主要位点。

二、针灸调节巨噬细胞

电针刺激能够保护受损轴突多巴胺能神经元并防止其退化。经过电针治疗，巨噬细胞的数量减少了 47%。这表明，电针刺激对 MFB 切断大鼠的多巴胺能神经元的神经保护性作用是通过抑制因切断轴索而引起的炎性反应而介导。认为电针刺激对多巴胺能神经元的神经保护性作用源于其抗炎效应和神经营养作用。

三、针灸调节粒细胞

对内毒素休克大鼠进行电针内关穴治疗，电针显著地缓解了 LPS 引起的中性粒细胞渗透，恢复血压并且能够降低血浆中一氧化氮浓度。

研究结果表明，针灸治疗可使呼吸爆发显著增加，β－脑啡肽水平有所降低但并不显著，这表明针刺治疗明显激活了中性粒细胞的呼吸爆发。

针灸治疗能够缓解焦虑引起的情绪症状，对焦虑女性白细胞（中性粒细胞和淋巴细胞）的黏附作用、趋药性、吞噬作用等产生影响。患有焦虑症的女性患者的受损免疫功能（趋药性、吞噬作用、淋巴组织增生，以及自然杀伤细胞活性）通过针灸治疗得到明显缓解，而增大的免疫参数（超氧阴离子水平以及淋巴组织增生程度）则被明显地消除。

四、针灸调节肥大细胞

中医经络系统是一个特殊的通道网络，包括分布着大量神经的皮肤和各种伤害性感受器，以及联系着流动的组织液系统的内部结缔组织。这些通道主要通过肥大细胞、纤维母细胞，以及其他细胞的寻常移位（durotaxis），也包括趋化学移位（chemotaxis）提供了有效的迁移通道。针灸作用于经穴，通过机械应力传导重塑了细胞支架，调节了基因表达及随后产生的相关蛋白。刺激细胞表面能够触发 Ca^{2+} 活性，引起细胞内外信号的级联反应。此外，经络通道的神经末梢与肥大细胞相互作用引起细胞脱颗粒，导致了多种特异性生物分子的释放，用于内稳态、免疫监控、伤口愈合及组织修复。因此，经络上的穴位是触发以上效应的功能位点，具有特异性和高效性。

五、针灸调节树突状细胞

蜂针可抑制小鼠骨髓成熟树突状细胞的上调。在 LPS 刺激的树突状细胞中，蜂针降低了致炎性细胞因子水平；蜂针能够通过作用于树突状细胞调节异常激活的免疫状态。

第二节　针灸调节免疫分子

癌症患者的免疫功能指数往往被抑制，例如，细胞因子 IL－2，自然杀伤细胞细胞毒性，T 淋巴细胞转换率以及辅助 T 细胞/抑制 T 细胞比率。临床试验和动物实验都表明，针灸能够改善这些指标。研究者认为，免疫细胞上的阿片类肽受体对免疫反应具有调节作用，包括增强效应和抑制效应。提示这些肽类物质可能是针灸调节免疫功能的通路，与上述假说直接相关的证据是针灸增加了人和动物脑脊液和血液中内源性阿片肽类物质，针刺或点按皮肤能启动免疫细胞释放肽类物质。阿片类肽激活更多免疫细胞的趋药性和吞噬作用，并且释放细胞因子，这些抗菌肽类对细菌进行即刻攻击。针刺皮肤激活了免疫细胞，通过阿片类肽信号进行免疫调节。

电针或针灸能激活下丘脑分泌等量的 β－脑啡肽和 ACTH。脑啡肽在垂体腺穿过血脑屏障，作用于外周细胞和组织，它们也传向脑脊液中的阿片类受体。在免疫系统的细胞中，内源性阿片样肽受体的存在已经被确定。人们证实了针灸能够提高血浆和脑组织内源性阿片样物质的浓度，针灸影响着血清免疫球蛋白水平。神经内分泌系统中的阿片类受体和免疫系统中的阿片类受体具有化学和物理相似性。针灸的免疫调节作用与内源性阿片类物质水平的增加有关。脑啡肽和脑髓苷增加了自然杀伤细胞活性及单核细胞的趋药性，促进了细胞毒性 T 淋巴细胞、INF－γ、IL－1、IL－2、IL－4、IL－6 的产生，刺激了 B 淋巴细胞增殖。INF－γ 刺激了 IgG 亚类的产生，激活了补体通路，并且促进了调理素作用。

针刺或电针促进中枢神经系统特定神经递质的释放，特别是阿片类物质，并且激活了交感神经系统或副交感神经系统，这引起了深度的精神－物理学反应，包括强效镇痛作用、调节内脏功能，以及免疫调节。有趣的是，许多动物和人的脑成像研究表明，电针治疗激活了下丘脑，下丘脑是神经内分泌－免疫调节的初级中枢，同时调节着自主神经系统的活动。电针能够调节正常大鼠 NK 细胞活性，这种作用随着下丘脑侧面区域被破坏而消失。此外，有研究表明，在电针作用下下丘脑释放的 β 内啡肽总量在脾脏和脑中都显著增加，同时，IFN－γ 水平以及 NK 细胞活性也有所增加。纳洛酮（一种阿片类拮抗剂）预处理减弱了电针对 IFN－γ 和 NK 细胞的调节作用。表达在免疫细胞上的阿片受体和阿片肽能够直接调节这些细胞的免疫反应。总之，针刺引起的神经－免疫相互作用的机制主要是激活下丘脑以及释放内源性阿片肽。

第三节 针灸激活迷走神经调控炎症反应

针灸可通过神经－内分泌－免疫网络，发挥对免疫的调节，影响炎症反应。

一、针灸与胆碱能抗炎通路

胆碱能抗炎通路（the cholinergic anti－inflammatory pathway，CAP）是近些年来发现的以传出性迷走神经为基础的抑制炎症反应的神经免疫通路。直接刺激迷走神经可以激活此通路，使传出性迷走神经冲动增加，释放乙酰胆碱，进而抑制巨噬细胞等免疫细胞释放炎症相关因子，最终达到控制炎症的目的。中枢神经系统通过神经环路协调生理反射，并且通过神经冲动控制有害的细胞因子反应。

近来，人们发现针刺与胆碱能通路的激活存在某种联系。电针“足三里”通过激活胆碱能抗炎通路，拮抗全身性炎症反应来实现对感染性休克动物的保护作用；电针“足三里”对失血性休克大鼠同样有保护作用，这种保护作用也可能是通过激活胆碱能抗炎通路而实现的。

迷走神经耳支主要分布于耳郭的耳甲艇和耳甲腔，耳针干预机体免疫调节的作用与迷走神经通路密切相关（图 21－2）。根据实验研究，认为耳针参与调节机体免疫系统功能的基本机制是：电针耳甲区激活了迷走神经耳支，针刺信号通过传入性迷走神经投射到迷走神经中枢孤束核，再经由迷走神经背核发出传出冲动激活传出性迷走神经，进而激活胆碱能抗炎通路，通过此通路的调控作用最终发挥其参加干预免疫系统反应的作用（图 21－3）。

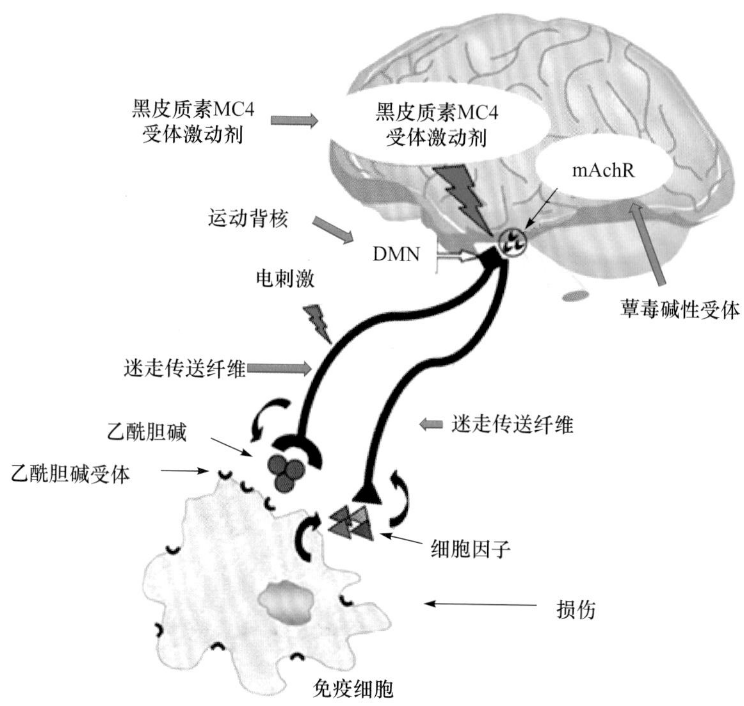

图 21－1　胆碱能抗炎通路

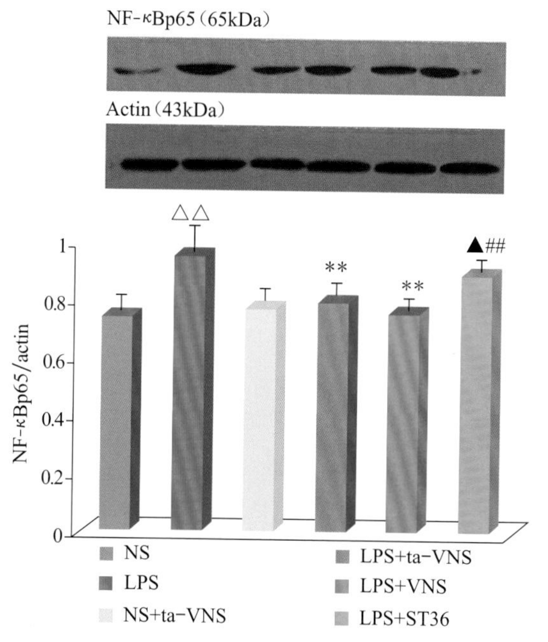

图 21－2　迷走神经刺激或电针耳甲区均可抑制内毒素血症大鼠 LPS 引起的 NF－κB 表达；电针“足三里”的作用不明显。电针耳甲区不影响正常大鼠的 NF－κB 表达

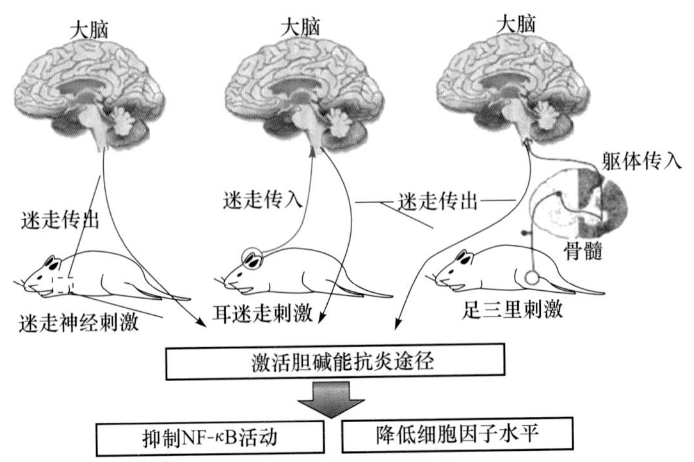

图 21-3 耳迷走神经刺激和足三里刺激的效应途径

二、针灸与其他迷走神经相关抗炎通路

Kavoussi 和 Ross（2007）系统整理了相关研究，归纳总结了针刺抗炎的神经免疫学机制。他们认为，自主神经系统和先天免疫系统之间存在负反馈环路，针刺通过激活传出性迷走神经并灭活炎症巨噬细胞，直接或间接地抑制系统性炎症反应；电针的抗炎作用有赖于中枢神经系统毒蕈碱型受体的激活，与交感神经的活动无关；在外周神经系统中，电针的抗炎作用是交感神经和副交感神经（迷走神经）共同作用的结果。